内科临床与实践创新

曹凤霞 于大林 奚 萍 编著

汕头大学出版社

图书在版编目（CIP）数据

内科临床与实践创新 / 曹凤霞，于大林，奚萍编著
. -- 汕头：汕头大学出版社，2021.12
ISBN 978-7-5658-4527-7

Ⅰ．①内… Ⅱ．①曹… ②于… ③奚… Ⅲ．①内科－
疾病－诊疗 Ⅳ．①R5

中国版本图书馆 CIP 数据核字（2021）第 253233 号

内科临床与实践创新
NEIKE LINCHUANG YU SHIJIAN CHUANGXIN

编　　著：曹凤霞　于大林　奚　萍
责任编辑：郭　炜
责任技编：黄东生
封面设计：中图时代
出版发行：汕头大学出版社
　　　　　广东省汕头市大学路 243 号汕头大学校园内　邮政编码：515063
电　　话：0754-82904613
印　　刷：廊坊市海涛印刷有限公司
开　　本：710 mm × 1000 mm　1/16
印　　张：17
字　　数：280 千字
版　　次：2021 年 12 月第 1 版
印　　次：2022 年 5 月第 1 次印刷
定　　价：158.00 元
ISBN 978-7-5658-4527-7

目　录

第一章　急性上呼吸道感染和急性气管-支气管炎

第一节　急性上呼吸道感染

急性上呼吸道感染简称上感，为鼻腔、咽或喉部急性炎症的总称。主要病原体是病毒，少数是细菌。发病不分年龄、性别、职业和地区，免疫功能低下者易感。通常病情较轻、病程短、有自限性，预后良好。但由于发病率高，不仅可影响工作和生活，有时还可伴有严重并发症，特别是在有基础疾病病人，婴幼儿，孕妇和老年人等特殊人群，并有一定的传染性，应积极防治。

【流行病学】

上感是人类最常见的传染病之一，好发于冬春季节，多为散发，且可在气候突变时小规模流行。主要通过病人喷嚏和含有病毒的飞沫空气传播，或经污染的手和用具接触传播。可引起上感的病原体大多为自然界中广泛存在的多种类型病毒，同时健康人群亦可携带，机体对其感染后产生的免疫力较弱、短暂，病毒间也无交叉免疫，故可反复发病。

【病因和发病机制】

大约有 200 种病毒可以引起上呼吸道感染。急性上感约有 70%~80% 由病毒引起，包括鼻病毒、冠状病毒、腺病毒、流感和副流感病毒以及呼吸道合胞病毒、埃可病毒和柯萨奇病毒等。另有 20%~30% 的上感为细菌引起，可单纯发生或继发于病毒感染后发生，多见口腔定植菌溶血性链球菌，其次为流感嗜血杆菌、肺炎链球菌和葡萄球菌等，偶见革兰阴性杆菌。但接触病原体后是否发病，还取决于传播途径和人群易感性。淋雨、受凉、气候突变、过度劳累等可降低呼吸道局部防御功能，致使原存的病毒或细菌迅速繁殖，或者直接接触携带病原体的病人，由喷嚏、空气以及污染的手和用具诱发本病。老幼体弱，免疫功能低下或有慢性呼吸道疾病，如鼻窦炎、扁桃体炎者更易发病。成年人平均每年 2~4 次，学龄前儿童每年上呼吸道感染次数为 4~8 次。

【病理】

组织学上可无明显病理改变，亦可出现上皮细胞损伤。可有炎症因子参与发病，使上呼吸道黏膜血管充血和分泌物增多、单核细胞浸润、浆液性及黏液性炎性渗出。继发细菌感染者可有中性粒细胞浸润及脓性分泌物。黏膜局部充血导致临床上出现鼻塞，咽喉疼痛，咽鼓管水肿导致听力障碍或诱发中耳炎。呼吸道上皮损伤及炎症因子的释放入血导致病人出现发热，全身肌肉酸痛等症状。

【临床表现】

临床表现有以下类型。

(一) 普通感冒

普通感冒为病毒感染引起，俗称"伤风"，又称急性鼻炎或上呼吸道卡他。起病较急，主要表现为鼻部症状，如喷嚏、鼻塞、流清水样鼻涕，也可表现为咳嗽、咽干、咽痒或烧灼感甚至鼻后滴漏感。后三种表现与病毒诱发的炎症介质导致的上呼吸道传入神经高敏状态有关。2~3 天后鼻涕变稠，可伴咽痛、头痛、流泪、味觉迟钝、呼吸不畅、声嘶等，有时可由于咽鼓管炎致听力减退。严重者有发热、轻度畏寒和头痛等。体检可见鼻腔黏膜充血、水肿、有分泌物，咽部可为轻度充血。一般 5~7 天痊愈，伴发并发症者可致病程迁延。

(二) 急性病毒性咽炎和喉炎

由鼻病毒、腺病毒、流感病毒、副流感病毒以及肠道病毒、呼吸道合胞病毒等引起。临床表现为咽痒和灼热感，咽痛不明显。咳嗽少见。急性喉炎多为流感病毒、副流感病毒及腺病毒等引起，临床表现明显声嘶、讲话困难、可有发热、咽痛或咳嗽，咳嗽又使咽痛加重。体检可见喉部充血、水肿，局部淋巴结轻度肿大和触痛，有时可闻及喉部的喘息声。

（三）急性疱疹性咽峡炎

多发于夏季，多见于儿童，偶见于成人。由柯萨奇病毒 A 引起，表现为明显咽痛、发热，病程约一周。查体可见咽部充血，软腭、悬雍垂、咽及扁桃体表面有灰白色疱疹及浅表溃疡，周围伴红晕。

（四）急性咽结膜炎

多发于夏季，由游泳传播，儿童多见。主要由腺病毒、柯萨奇病毒等引起。表现发热、咽痛、畏光、流泪、咽及结膜明显充血。病程 4~6 天。

（五）急性咽扁桃体炎

病原体多为溶血性链球菌，其次为流感嗜血杆菌、肺炎链球菌和葡萄球菌等。起病急，咽痛明显，伴发热、畏寒，体温可达 39℃ 以上。查体可发现咽部明显充血，扁桃体肿大和充血，表面有黄色脓性分泌物，有时伴有颌下淋巴结肿大、压痛，而肺部查体无异常体征。

【实验室检查】

（一）血液检查

因多为病毒性感染，白细胞计数正常或偏低，伴淋巴细胞比例升高。细菌感染者可有白细胞计数与中性粒细胞增多和核左移现象。

（二）病原学检查

因病毒类型繁多，且明确类型对治疗无明显帮助，一般无须病原学检查。需要时可用鼻拭子、咽拭子或鼻咽拭子免疫荧光法、酶联免疫吸附法、血清学诊断或病毒分离鉴定等方法确定病毒的类型。细菌培养可判断细菌类型并做药物敏感试验以指导临床用药。

【并发症】

少数病人可并发急性鼻窦炎、中耳炎、气管–支气管炎。以咽炎为表现的上呼吸道感染，部分病人可继发溶血性链球菌引起的风湿热、肾小球肾炎等，少数病人可并发病毒性心肌炎，应予警惕。有基础疾病的病人如慢阻肺和哮喘、支气管扩张等，可诱发急性加重。心功能不全病人可出现心衰加重。

【诊断与鉴别诊断】

根据鼻咽部症状和体征，结合周围血象和阴性的胸部 X 线检查可做出临床诊断。一般无须病因诊断，特殊情况下可进行细菌培养和病毒分离，或病毒血清学检查等确定病原体。但须与初期表现为感冒样症状的其他疾病鉴别。

（一）过敏性鼻炎

起病急，常表现为鼻黏膜充血和分泌物增多，伴有突发性连续喷嚏、鼻痒、鼻塞和大量清涕，无发热，咳嗽较少。多由过敏因素如螨虫、灰尘、动物毛皮、低温等刺激引起。如脱离过敏原，数分钟至 1~2 小时内症状即消失。检查可见鼻黏膜苍白、水肿，鼻分泌物涂片可见嗜酸性粒细胞增多，皮肤过敏试验可明确过敏原。

（二）流行性感冒

为流感病毒引起，可为散发，时有小规模流行，病毒发生变异时可大规模暴发。起病急，鼻咽部症状较轻，但全身症状较重，伴高热、全身酸痛和眼结膜炎症状。取病人鼻洗液中黏膜上皮细胞涂片，免疫荧光标记的流感病毒免疫血清染色，置荧光显微镜下检查，有助于诊断。近来已有快速血清 PCR 方法检查病毒，可供鉴别。

（三）急性气管–支气管炎

表现为咳嗽、咳痰，血白细胞计数可升高，鼻部症状较轻，X 线胸片常见肺纹理增强。

(四) 急性传染病前驱症状

很多病毒感染性疾病,如麻疹、脊髓灰质炎、脑炎、肝炎和心肌炎等疾病前期表现类似。初期可有鼻塞、头痛等类似症状,应予重视。但如果在一周内呼吸道症状减轻反而出现新的症状,需进行必要的实验室检查,以免误诊。

【治疗】

由于目前尚无特效抗病毒药物,以对症治疗为主,同时戒烟、注意休息、多饮水、保持室内空气流通和防治继发性细菌感染。

(一) 对症治疗

对有急性咳嗽、鼻后滴漏和咽干的病人可予伪麻黄碱治疗以减轻鼻部充血,亦可局部滴鼻应用,必要时加用解热镇痛类药物,包括对乙酰氨基酚、布洛芬等。小儿感冒忌用阿司匹林,以防 Reye 综合征。有哮喘病史者忌用阿司匹林。

(二) 抗生素治疗

普通感冒无须使用抗生素。有白细胞升高、咽部脓苔、咳黄痰和流鼻涕等细菌感染证据,可根据当地流行病学史和经验选用口服青霉素类、第一代头孢菌素、大环内酯类药物或喹诺酮类药物。16 岁以下禁用喹诺酮类抗生素。极少需要根据病原菌选用敏感的抗生素。

(三) 抗病毒药物治疗

由于目前药物滥用而造成流感病毒耐药现象,所以对于无发热、免疫功能正常、发病不超过 2 天的病人一般无须应用抗病毒药物。对于免疫缺陷病人,可早期常规使用。奥司他韦和利巴韦林有较广的抗病毒谱,对流感病毒、副流感病毒和呼吸道合胞病毒等有较强的抑制作用,可缩短病程。

(四) 中药治疗

可辩证给予清热解毒或辛温解表和有抗病毒作用的中药,有助于改善症状,缩短病程。

【预防】

重在预防，隔离传染源有助于避免传染。加强锻炼、增强体质、改善营养、饮食生活规律、避免受凉和过度劳累有助于降低易感性，是预防上呼吸道感染最好的方法。年老体弱易感者应注意防护，上呼吸道感染流行时应戴口罩，避免在人多的公共场合出入。

第二节　急性气管-支气管炎

急性气管-支气管炎是由生物、理化刺激或过敏等因素引起的急性气管-支气管黏膜炎症。多散发，无流行倾向，年老体弱者易感。症状主要为咳嗽和咳痰，常发生于寒冷季节或气候突变时，也可由急性上呼吸道感染迁延不愈所致。

【病因和发病机制】

（一）微生物

病原体与上呼吸道感染类似。病毒常为腺病毒、流感病毒（甲、乙型）、冠状病毒、鼻病毒、单纯疱疹病毒、呼吸道合胞病毒和副流感病毒。细菌常为流感嗜血杆菌、肺炎链球菌、卡他莫拉菌等。近年来衣原体和支原体感染明显增加，在病毒感染的基础上继发细菌感染亦较多见。

（二）理化因素

冷空气、粉尘、刺激性气体或烟雾（如二氧化硫、二氧化氮、氨气、氯气等）吸入，可刺激气管-支气管黏膜引起急性损伤和炎症反应。

（三）过敏反应

机体对吸入性致敏原如花粉、有机粉尘、真菌孢子、动物毛皮及排泄物等过敏，或对细菌蛋白质过敏。钩虫、蛔虫的幼虫在肺内移行也可引起气管-支气管急性炎症反应。

【病理】

气管、支气管黏膜充血水肿，淋巴细胞和中性粒细胞浸润，同时可伴纤毛上皮细胞损伤、脱落和黏液腺体肥大增生。合并细菌感染时，分泌物呈脓性。

【临床表现】

（一）症状

通常起病较急，全身症状较轻，可有发热。初为干咳或少量黏痰，随后痰量增多，咳嗽加剧，偶伴痰中带血。咳嗽、咳痰可延续 2~3 周，如迁延不愈，可演变成慢性支气管炎。伴支气管痉挛时，可出现程度不等的胸闷气促。

（二）体征

可无明显阳性表现，或在两肺闻及散在干、湿性啰音，部位不固定，咳嗽后可减少或消失。

【实验室和其他辅助检查】

周围血白细胞计数可正常，但由细菌感染引起者，可伴白细胞总数和中性粒细胞百分比升高，血沉加快，痰培养可见致病菌。X 线胸片大多为肺纹理增强，少数无异常发现。

【诊断与鉴别诊断】

根据病史、咳嗽和咳痰等症状，两肺散在干、湿性啰音等体征，结合血象和 X 线胸片，可做出临床诊断。病毒和细菌检查有助于病因诊断，需与下列疾病相鉴别。

（一）流行性感冒

起病急骤，发热较高，全身中毒症状（如全身酸痛、头痛、乏力等）明显，呼吸道局部症状较轻。流行病史、分泌物病毒分离和血清学检查有助于鉴别。

（二）急性上呼吸道感染

鼻咽部症状明显，咳嗽轻微，一般无痰。肺部无异常体征。胸部 X 线正常。

（三）其他

其他肺部疾病如支气管肺炎、肺结核、肺癌、肺脓肿、麻疹、百日咳等多种疾病可有类似的咳嗽、咳痰表现，应详细检查，以资鉴别。

【治疗】

（一）对症治疗

咳嗽、无痰或少痰，可用右美沙芬、喷托维林（咳必清）镇咳。咳嗽、有痰而不易咳出，可选用盐酸氨溴索、溴己新（必嗽平）、桃金娘油化痰，也可雾化祛痰。较常用的为兼顾止咳和化痰的复方甘草合剂，也可选用其他中成药止咳祛痰。发生支气管痉挛时可用平喘药如茶碱、β_2 受体激动剂、胆碱能阻滞剂等。发热可用解热镇痛药对症处理。

（二）抗生素治疗

仅在有细菌感染证据时使用。一般咳嗽 10 天以上，细菌、支原体、肺炎衣原体、鲍特菌等感染的概率较大。可首选新大环内酯类或青霉素类药物，亦可选用头孢菌素类或喹诺酮类等药物。美国疾病控制与预防中心推荐服用阿奇霉素 5 天，克拉霉素 7 天或红霉素 14 天。多数病人口服抗生素即可，症状较重者可肌内注射或静脉滴注给药，少数病人需根据病原体培养结果指导用药。

（三）一般治疗

多休息，多饮水，避免劳累。

【预后】

多数病人预后良好，少数体质弱者可迁延不愈，应引起足够重视。

【预防】

增强体质，避免劳累，防止感冒。改善生活卫生环境，避免接触污染空气及过敏物质。

第二章 慢性支气管炎和慢性阻塞性肺疾病

第一节 慢性支气管炎

慢性支气管炎简称慢支，是气管、支气管黏膜及其周围组织的慢性非特异性炎症。临床上以咳嗽、咳痰为主要症状，或有喘息，每年发病持续 3 个月或更长时间，连续 2 年或 2 年以上，并排除具有咳嗽、咳痰、喘息症状的其他疾病。

【病因和发病机制】

本病的病因尚不完全清楚，可能是多种环境因素与机体自身因素长期相互作用的结果。

（一）吸烟

吸烟是最重要的环境发病因素，吸烟者慢性支气管炎的患病率比不吸烟者高 2~8 倍。烟草中的焦油、尼古丁和氢氰酸等化学物质具有多种损伤效应，如损伤气道上皮细胞和纤毛运动，使气道净化能力下降；促使支气管黏液腺和杯状细胞增生肥大，黏液分泌增多；刺激副交感神经而使支气管平滑肌收缩，气道阻力增加；使氧自由基产生增多，诱导中性粒细胞释放蛋白酶，破坏肺弹力纤维，诱发肺气肿形成等。

（二）职业粉尘和化学物质

接触职业粉尘及化学物质，如烟雾、变应原、工业废气及室内空气污染等，浓度过高或接触时间过长，均可能促进慢性支气管炎发病。

（三）空气污染

大量有害气体如二氧化硫、二氧化碳、氯气等可损伤气道黏膜上皮，使纤毛清除功能下降，黏液分泌增加，为细菌感染增加条件。

（四）感染因素

病毒、支原体、细菌等感染是慢性支气管炎发生发展的重要原因之一。病毒感染以流感病毒、鼻病毒、腺病毒和呼吸道合胞病毒为常见。细菌感染常继发于病毒感染，常见病原体为肺炎链球菌、流感嗜血杆菌、卡他莫拉菌和葡萄球菌等。这些感染因素同样造成气管、支气管黏膜的损伤和慢性炎症。

（五）其他因素

免疫功能紊乱、气道高反应性、自主神经功能失调、年龄增大等机体因素和气候等环境因素均与慢性支气管炎的发生和发展有关。如老年人肾上腺皮质功能减退，细胞免疫功能下降，溶菌酶活性降低，从而容易造成呼吸道的反复感染。寒冷空气可以刺激腺体增加黏液分泌，纤毛运动减弱，黏膜血管收缩，局部血液循环障碍，有利于继发感染。

【病理】

支气管上皮细胞变性、坏死、脱落，后期出现鳞状上皮化生，纤毛变短、粘连、倒伏、脱失；各级支气管管壁均有多种炎症细胞浸润，以中性粒细胞、淋巴细胞为主，急性发作期可见大量中性粒细胞，严重者为化脓性炎症，黏膜充血、水肿；杯状细胞和黏液腺肥大增生、分泌旺盛，大量黏液潴留；病情继续发展，炎症由支气管壁向其周围组织扩散，黏膜下层平滑肌束可断裂萎缩，黏膜下和支气管周围纤维组织增生；支气管壁的损伤-修复过程反复发生，进而引起支气管结构重塑，胶原含量增加，瘢痕形成；进一步发展成阻塞性肺气肿时见肺泡腔扩大，肺泡弹性纤维断裂。

【临床表现】

（一）症状

缓慢起病，病程长，反复急性发作而使病情加重。主要症状为咳嗽、咳痰或伴有喘息。急性加重系指咳嗽、咳痰、喘息等症状突然加重。急性加重的主要原因是呼吸道感染，病原体可以是病毒、细菌、支原体和衣原体等。

1. 咳嗽

一般晨间咳嗽为主，睡眠时有阵咳或排痰。

12. 咳痰

一般为白色黏液或浆液泡沫性，偶可带血。清晨排痰较多，起床后或体位变动可刺激排痰。

3. 喘息或气急

喘息明显者可能伴发支气管哮喘。若伴肺气肿时可表现为活动后气促。

（二）体征

早期多无异常体征。急性发作期可在背部或双肺底听到干、湿啰音，咳嗽后可减少或消失。如伴发哮喘可闻及广泛哮鸣音并伴呼气期延长。

【实验室和其他辅助检查】

（一）X 线检查

早期可无异常。反复发作者表现为肺纹理增粗、紊乱，呈网状或条索状、斑点状阴影，以双下肺明显。

（二）呼吸功能检查

早期无异常。如有小气道阻塞时，最大呼气流速-容量曲线在 75% 和 50% 肺容量时流量明显降低。当使用支气管扩张剂后第一秒用力呼气容积（FEV_1）与用力肺活量（FVC）的比值（FEV_1/FVC）<0.70 提示已发展为慢性阻塞性肺疾病。

（三）血液检查

细菌感染时可出现白细胞总数和（或）中性粒细胞计数增高。

（四）痰液检查

可培养出致病菌。涂片可发现革兰阳性菌或革兰阴性菌，或大量破坏的白细胞和杯状细胞。

【诊断】

依据咳嗽、咳痰或伴有喘息，每年发病持续 3 个月，连续 2 年或 2 年以上，并排除其他可以引起类似症状的慢性疾病。

【鉴别诊断】

（一）支气管哮喘

部分哮喘病人以刺激性咳嗽为特征，灰尘、油烟、冷空气等容易诱发咳嗽，常有家庭或个人过敏性疾病史。对抗生素无效，支气管激发试验阳性。

（二）嗜酸性粒细胞性支气管炎

临床症状类似，X 线检查无明显改变或肺纹理增加，支气管激发试验多阴性，临床上容易误诊。诱导痰检查嗜酸性粒细胞比例增加（≥3%）可以诊断。

（三）肺结核

常有发热、乏力、盗汗及消瘦等症状。痰液查找抗酸杆菌及胸部 X 线检查可以鉴别。

（四）支气管肺癌

多数有数年吸烟史，顽固性刺激性咳嗽或过去有咳嗽史，近期咳嗽性质发生改变，常有痰中带血。有时表现为反复同一部位的阻塞性肺炎，经抗生素治疗未能完全消退。痰脱落细胞学、胸部 CT 及支气管镜等检查可明确诊断。

（五）特发性肺纤维化

临床经过多缓慢，开始仅有咳嗽、咳痰，偶有气短。仔细听诊在胸部下后侧可闻及爆裂音（Velcro 啰音）。血气分析示动脉血氧分压降低，而二氧化碳分压可不升高。高分辨率螺旋 CT 检查有助诊断。

（六）支气管扩张

典型者表现为反复大量咯脓痰或反复咯血。X 线胸部检查常见肺野纹理粗乱或呈卷发状。高分辨率螺旋 CT 检查可确定诊断。

（七）其他引起慢性咳嗽的疾病

慢性咽炎、上呼吸道咳嗽综合征、胃食管反流、某些心血管疾病（如二尖瓣狭窄）等均有其各自的特点。

【治疗】

（一）急性加重期的治疗

1. 控制感染

多依据病人所在地常见病原菌经验型选用抗生素，一般口服，病情严重时静脉给药。如左氧氟沙星 0.4g，每日 1 次；罗红霉素 0.3g，每日 2 次；阿莫西林 2~4g/d，分 2~4 次口服；头孢呋辛 1.0g/d，分 2 次口服；复方磺胺甲噁唑片（SMZ-TMP），每次 2 片，每日 2 次。如果能培养出致病菌，可按药敏试验选用抗生素。

2. 镇咳祛痰

可使用复方甘草合剂 10ml，每日 3 次；或复方氯化铵合剂 10ml，每日 3 次；或溴己新 8~16mg，每日 3 次；或盐酸氨溴索 30mg，每日 3 次；或桃金娘油 0.3g，每日 3 次。干咳为主者可用镇咳药物，如右美沙芬或其合剂等。

3. 平喘

有气喘者可加用支气管扩张剂，如氨茶碱 0.1g，每日 3 次，或用茶碱控释剂或 β_2 受体激动剂吸入。

（二）缓解期治疗

1. 戒烟

应避免吸入有害气体和其他有害颗粒。

2. 增强体质

预防感冒。

3. 增加免疫力

反复呼吸道感染者可试用免疫调节剂或中医中药，如流感疫苗、肺炎疫苗、卡介苗多糖核酸、胸腺素等，部分病人或可见效。

【预后】

部分病人可控制，不影响工作、学习；部分病人可发展成慢性阻塞性肺疾病甚至肺源性心脏病（肺心病）。

第二节　慢性阻塞性肺疾病

慢性阻塞性肺疾病（chronic obstructive pulmonary disease，COPD）简称慢阻肺，是一种常见的、可以预防和治疗的疾病，其特征是持续存在的呼吸系统症状和气流受限，通常与显著暴露于有害颗粒或气体引起的气道和（或）肺泡异常有关。肺功能检查对确定气流受限有重要意义，在吸入支气管扩张剂后，第一秒用力呼气容积（FEV_1）占用力肺活量（FVC）之比值（FEV_1/FVC）<70%表明存在持续气流受限。

慢阻肺与慢性支气管炎和肺气肿有密切关系。慢性支气管炎是指在除外慢性咳嗽的其他已知原因后，病人每年咳嗽、咳痰3个月以上并连续2年者。肺气肿是指肺部终末细支气管远端气腔出现异常持久的扩张，并伴有肺泡和细支气管的破坏，而无明显的肺纤维化。当慢性支气管炎、肺气肿病人肺功能检查出现持续气流受限时，则能诊断为慢阻肺；如病人只有慢性支气管炎和（或）肺气肿，而无持续气流受限，则不能诊断为慢阻肺。

一些已知病因或具有特征病理表现的疾病也可导致持续气流受限，如支气管扩张症、肺结核纤维化病变、严重的间质性肺疾病、弥漫性泛细支气管炎以及闭塞性细支气管炎等，但均不属于慢阻肺。

慢阻肺是呼吸系统疾病中的常见病和多发病，患病率和病死率均居高不下。2018 年新发布的我国慢阻肺流行病学调查结果显示，慢阻肺的患病率占 40 岁以上人群的 13.7%。在我国，慢阻肺是导致慢性呼吸衰竭和慢性肺源性心脏病最常见的病因，约占全部病例的 80%。因肺功能进行性减退，严重影响病人的劳动力和生活质量。

【病因】

本病的病因与慢性支气管炎相似，可能是多种环境因素与机体自身因素长期相互作用的结果。

【发病机制】

（一）炎症机制

气道、肺实质和肺血管的慢性炎症是慢阻肺的特征性改变，中性粒细胞、巨噬细胞、T 淋巴细胞等炎症细胞参与了慢阻肺的发病过程。中性粒细胞的活化和聚集是慢阻肺炎症过程的一个重要环节，通过释放中性粒细胞弹性蛋白酶等多种生物活性物质，引起慢性黏液高分泌状态并破坏肺实质。

（二）蛋白酶-抗蛋白酶失衡机制

蛋白水解酶对组织有损伤、破坏作用；抗蛋白酶对弹性蛋白酶等多种蛋白酶具有抑制功能，其中 α_1-抗胰蛋白酶（α_1-AT）是活性最强的一种。蛋白酶增多或抗蛋白酶不足均可导致组织结构破坏，产生肺气肿。吸入有害气体和有害物质可以导致蛋白酶产生增多或活性增强，抗蛋白酶产生减少或灭活加快；同时氧化应激、吸烟等危险因素也可以降低抗蛋白酶的活性。先天性 α_1-AT 缺乏多见于北欧血统的个体，我国尚未见正式报道。

（三）氧化应激机制

许多研究表明慢阻肺病人的氧化应激增加。氧化物主要有超氧阴离子、羟根、次氯酸、H_2O_2 和一氧化氮等。氧化物可直接作用并破坏许多生化大分子如蛋白质、脂质、核酸等，导致细胞功能障碍或细胞死亡，还可以破坏细胞外基质；引起蛋白酶-抗蛋白酶失衡；促进炎症反应，如激活转录因子 NF-κB，参与多种炎症介质的转录，如 IL-8、TNF-α 以及诱导型一氧化氮合酶（NOS）和环氧合物酶等的转录。

（四）其他机制

如自主神经功能失调、营养不良、气温变化等都有可能参与慢阻肺的发生、发展。

上述机制共同作用，最终产生两种重要病变：①小气道病变，包括小气道炎症、小气道纤维组织形成、小气道管腔黏液栓等，使小气道阻力明显升高。②肺气肿病变，使肺泡对小气道的正常拉力减小，小气道较易塌陷；同时肺气肿使肺泡弹性回缩力明显降低。这种小气道病变与肺气肿病变共同作用，造成慢阻肺特征性的持续性气流受限。

【病理】

慢阻肺的病理改变主要表现为慢性支气管炎及肺气肿的病理变化。肺气肿的病理改变可见肺过度膨胀，弹性减退。外观灰白或苍白，表面可见多个大小不一的大疱。镜检见肺泡壁变薄，肺泡腔扩大、破裂或形成大疱，血液供应减少，弹力纤维网破坏。按照累及肺小叶的部位，可将阻塞性肺气肿分为小叶中央型、全小叶型及介于两者之间的混合型三类，其中以小叶中央型为多见。小叶中央型是由于终末细支气管或一级呼吸性细支气管炎症导致管腔狭窄，其远端的二级呼吸性细支气管呈囊状扩张，其特点是囊状扩张的呼吸性细支气管位于二级小叶的中央区。全小叶型是呼吸性细支气管狭窄，引起所属终末肺组织，即肺泡管、肺泡囊及肺泡的扩张，其特点是气肿囊腔较小，遍布于肺小叶内。有时两型存在一个肺内称混合型肺气肿，多在小叶中央型基础上，并发小叶周边区肺组织膨胀。

【病理生理】

慢阻肺特征性的病理生理变化是持续气流受限致肺通气功能障碍。随着病情的发展，肺组织弹性日益减退，肺泡持续扩大，回缩障碍，则残气量及残气量占肺总量的百分比增加。肺气肿加重导致大量肺泡周围的毛细血管受肺泡膨胀的挤压而退化，致使肺毛细血管大量减少，肺泡间的血流量减少，此时肺泡虽有通气，但肺泡壁无血液灌流，导致生理无效腔气量增大；也有部分肺区虽有血液灌流，但肺泡通气不良，不能参与气体交换，导致功能性分流增加，从而产生通气与血流比例失调。同时，肺泡及毛细血管大量丧失，弥散面积减少，进而导致换气功能发生障碍。通气和换气功能障碍引起缺氧和二氧化碳潴留，可发生不同程度的低氧血症和高碳酸血症，最终出现呼吸衰竭。

【临床表现】

（一）症状

起病缓慢，病程较长，早期可以没有自觉症状。主要症状包括：

1. 慢性咳嗽

随病程发展可终身不愈。常晨间咳嗽明显，夜间阵咳或排痰。

2. 咳痰

一般为白色黏液或浆液泡沫性痰，偶可带血丝，清晨排痰较多。急性发作期痰量增多，可有脓性痰。

3. 气短或呼吸困难

早期在较剧烈活动时出现，后逐渐加重，以致在日常活动甚至休息时也感到气短，是慢阻肺的标志性症状。

4. 喘息和胸闷

部分病人特别是重度病人或急性加重时出现喘息。

5. 其他

晚期病人有体重下降，食欲减退等。

（二）体征

1. 视诊

胸廓前后径增大，肋间隙增宽，剑突下胸骨下角增宽，称为桶状胸。部分病人呼吸变浅，频率增快，严重者可有缩唇呼吸等。

2. 触诊

双侧语颤减弱。

3. 叩诊

肺部过清音，心浊音界缩小，肺下界和肝浊音界下降。

4. 听诊

两肺呼吸音减弱，呼气期延长，部分病人可闻及湿啰音和（或）干啰音。

【实验室和其他辅助检查】

（一）肺功能检查

是判断持续气流受限的主要客观指标。吸入支气管扩张剂后，$FEV_1/FVC < 70\%$可确定为持续气流受限。肺总量（TLC）、功能残气量（FRC）和残气量（RV）增高，肺活量（VC）减低，表明肺过度充气。

（二）胸部 X 线检查

慢阻肺早期胸片无异常变化。以后可出现肺纹理增粗、紊乱等非特异性改变，也可出现肺气肿。X 线胸片改变对慢阻肺诊断的特异性不高，但对于与其他肺疾病进行鉴别具有重要价值，对于明确自发性气胸、肺炎等常见并发症也十分有用。

（三）胸部 CT 检查

CT 检查可见慢阻肺小气道病变的表现、肺气肿的表现以及并发症的表现，但其主要临床意义在于排除其他具有相似症状的呼吸系统疾病。高分辨率 CT 对辨别小叶中央型或全小叶型肺气肿以及确定肺大疱的大小和数量，有较高的敏感性和特异性，对预估肺大疱切除或外科减容手术等效果有一定价值。

（四）血气检查

对确定发生低氧血症、高碳酸血症、酸碱平衡失调以及判断呼吸衰竭的类型有重要价值。

（五）其他

慢阻肺合并细菌感染时，外周血白细胞计数增高，核左移。痰培养可能查出病原菌。

【诊断与稳定期病情严重程度评估】

（一）诊断

根据吸烟等高危因素史、临床症状和体征等资料，临床可以怀疑慢阻肺。肺功能检查确定持续气流受限是慢阻肺诊断的必备条件，吸入支气管扩张剂后，$FEV_1/FVC<70\%$ 为确定存在持续气流受限的界限，若能同时排除其他已知病因或具有特征病理表现的气流受限疾病，则可明确诊断为慢阻肺。

（二）稳定期病情严重程度评估

目前多主张对稳定期慢阻肺采用综合指标体系进行病情严重程度评估。

1. 肺功能评估

可使用 GOLD 分级，慢阻肺病人吸入支气管扩张剂后 $FEV_1/FVC<70\%$，再依据其 FEV_1 下降幅度进行气流受限的严重度分级，见表4-1。

表 4-1 COPD 病人气流受限严重程度的肺功能分级

肺功能分级	病人肺功能 FEV_1 占预计值的百分比（%pred）
GOLD1 级：轻度	≥80
GOLD2 级：中度	50~79
GOLD3 级：重度	30~49
GOLD4 级：极重度	<30

2. 症状评估

可采用改良版英国医学研究委员会呼吸困难问卷（mMRC 问卷）评估呼吸困难程度（表 4-2），采用慢阻肺评估测试（COPD assessment test，CAT）问卷评估慢阻肺病人的健康损害程度。

表 4-2 mMRC 问卷

mMRC 分级	呼吸困难症状
0 级	剧烈活动时出现呼吸困难
1 级	平地快步行走或爬缓坡时出现呼吸困难
2 级	由于呼吸困难，平地行走时比同龄人慢或需要停下来休息
3 级	平地行走 100 米左右或数分钟后即需要停下来喘气
4 级	因严重呼吸困难而不能离开家，或在穿衣脱衣时即出现呼吸困难

3. 急性加重风险评估

上一年发生 2 次或以上急性加重，或者 1 次及 1 次以上需要住院治疗的急性加重，均提示今后急性加重风险增加。

依据上述症状、急性加重风险和肺功能改变等，即可对稳定期慢阻肺病人的病情严重程度做出综合性评估，并依据该评估结果选择稳定期的主要治疗药物（表 4-3）。外周血嗜酸性粒细胞计数有可能在预估慢阻肺急性加重风险及吸入糖皮质激素（ICS）对急性加重的预防效果有一定价值。

表 4-3　稳定期 COPD 病人病情严重程度的综合性评估及其主要治疗药物

病人综合评估分组	特征	上一年急性加重次数	mMRC 分级或 CAT 评分	首选治疗药物
A 组	低风险，症状少	≤1 次	0~1 级或<10	SAMA 或 SABA，必要时
B 组	低风险，症状多	≤1 次	≥2 级或≥10	LAMA 或（和）LABA
C 组	高风险，症状少	≥2 次[*]	0~1 级或<10	LAMA，或 LAMA 加 LABA 或 ICS 加 LABA
D 组	高风险，症状多	≥2 次[*]	≥2 级或≥10	LAMA 加 LABA，或加 ICS

注：SABA：短效 β_2 受体激动剂；SAMA：短效抗胆碱能药物；LABA：长效 β_2 受体激动剂；LAMA：长效抗胆碱能药物；ICS：吸入糖皮质激素；[*] 或因急性加重住院≥1 次

在对慢阻肺病人进行病情严重程度的综合评估时，还应注意慢阻肺病人的全身合并疾病，如心血管疾病、骨质疏松、焦虑和抑郁、肺癌、感染、代谢综合征和糖尿病等，治疗时应予兼顾。

（三）急性加重期病情严重程度评估

慢阻肺急性加重是指咳嗽、咳痰、呼吸困难比平时加重，或痰量增多，或咯黄痰，需要改变用药方案。根据临床征象将慢阻肺急性加重分为 3 级（表 4-4）。

表 4-4　AECOPD 的临床分级

	Ⅰ级	Ⅱ级	Ⅲ级
呼吸衰竭	无	有	有
呼吸频率（次/分）	20~30	>30	>30
应用辅助呼吸肌群	无	有	有
意识状态改变	无	无	有

续　表

	Ⅰ级	Ⅱ级	Ⅲ级
低氧血症	能通过鼻导管或文丘里面罩28%~35%浓度吸氧而改善	能通过文丘里面罩28%~35%浓度吸氧而改善	低氧血症不能通过文丘里面罩吸氧或 > 40吸氧浓度而改善
高碳酸血症	无	有，$PaCO_2$增加到50~60mmHg	有，$PaCO_2 > 60$mraHg，或存在酸中毒（pH ≤ 7.25）

【鉴别诊断】

（一）哮喘

慢阻肺多为中年发病，症状缓慢进展，多有长期吸烟史。哮喘多为儿童或青少年期起病，症状起伏大，常伴有过敏史、鼻炎和（或）湿疹等，部分病人有哮喘家族史。大多数哮喘病人的气流受限有显著的可逆性，合理吸入糖皮质激素等药物常能有效控制病情，是其与慢阻肺相鉴别的一个重要特征。但是，部分病程长的哮喘病人可发生气道重塑，气流受限的可逆性减小，两者的鉴别诊断比较困难。此时应根据临床及实验室所见全面分析，进行鉴别。在少部分病人中这两种疾病可以重叠存在。

（二）其他引起慢性咳嗽、咳痰症状的疾病

如支气管扩张、肺结核、肺癌、特发性肺纤维化、弥漫性泛细支气管炎等。

（三）其他引起劳力性气促的疾病

如冠心病、高血压心脏病、心脏瓣膜疾病等。

（四）其他原因导致的呼吸气腔扩大

呼吸气腔均匀规则扩大而不伴有肺泡壁破坏时，虽不符合肺气肿的严格定义，但临床上也常习惯称为肺气肿，如代偿性肺气肿、老年性肺气肿。临床表现可以出现劳力性呼吸困难和肺气肿体征。需要综合分析临床资料以进行鉴别。

【并发症】

(一) 慢性呼吸衰竭

常在慢阻肺急性加重时发生，其症状明显加重，发生低氧血症和（或）高碳酸血症，出现缺氧和二氧化碳潴留的临床表现。

(二) 自发性气胸

如有突然加重的呼吸困难，并伴有明显发绀，患侧肺部叩诊为鼓音，听诊呼吸音减弱或消失，应考虑并发自发性气胸，通过 X 线检查可以确诊。

(三) 慢性肺源性心脏病

由于慢阻肺引起肺血管床减少及缺氧致肺动脉收缩和血管重塑，导致肺动脉高压，右心室肥厚扩大，最终发生右心功能不全。

【治疗】

(一) 稳定期的治疗

1. 教育与管理

其中最重要的是劝导吸烟的病人戒烟，这是减慢肺功能损害最有效的措施，也是最难落实的措施。医务人员自己首先应该不吸烟。对吸烟的病人采用多种宣教措施，有条件者可以考虑使用辅助药物。因职业或环境粉尘、刺激性气体所致者，应脱离污染环境。

2. 支气管扩张剂

是现有控制症状的主要措施，可依据病人病情严重程度、用药后病人的反应等因素选用。联合应用不同药理机制的支气管扩张剂可增加支气管扩张效果。

(1) β_2 肾上腺素受体激动剂：短效制剂如沙丁胺醇气雾剂，每次 $100\sim200\mu g$（1~2喷），雾化吸入，疗效持续 4 小时，每 24 小时不超过 8~12 喷。

长效制剂如沙美特罗、福莫特罗等，每日吸入 2 次，茚达特罗每日仅吸入 1 次。

（2）抗胆碱药：短效制剂如异丙托溴铵气雾剂，雾化吸入，持续 6~8 小时，每次 40~80μg（每喷 20μg），每天 3~4 次。长效制剂有噻托溴铵粉吸入剂，剂量为 18μg，每天吸入 1 次；噻托溴铵喷雾剂，剂量为 5μg，每天吸入 1 次。

（3）茶碱类药：茶碱缓释或控释片，0.2g，每 12 小时 1 次；氨茶碱，0.1g，每天 3 次。

3. 糖皮质激素

对高风险病人（C 组和 D 组病人），有研究显示长期吸入糖皮质激素与长效 $β_2$ 肾上腺素受体激动剂的联合制剂可增加运动耐量、减少急性加重频率、提高生活质量。目前常用剂型有沙美特罗加氟替卡松、福莫特罗加布地奈德。

4. 祛痰药

对痰不易咳出者可应用，常用药物有盐酸氨溴索，30mg，每日 3 次；N-乙酰半胱氨酸，0.6g，每日 2 次；或羧甲司坦，0.5g，每日 3 次。后两种药物可以降低部分病人急性加重的风险。

5. 其他药物

磷酸二酯酶-4 抑制剂罗氟司特用于具有 COPD 频繁急性加重病史的病人，可以降低急性加重风险。有研究表明大环内酯类药物（红霉素或阿奇霉素）应用 1 年可以减少某些频繁急性加重的慢阻肺病人的急性加重频率，但有可能导致细菌耐药及听力受损。

6. 长期家庭氧疗（LTOT）

对慢阻肺并发慢性呼吸衰竭者可提高生活质量和生存率，对血流动力学、运动能力和精神状态均会产生有益的影响。LTOT 的使用指征为：①$PaO_2 \leqslant$ 55mmHg 或 $SaO_2 \leqslant 88\%$，有或没有高碳酸血症。②PaO_2 55~60mmHg，或 $SaO_2 <$ 89%，并有肺动脉高压、右心衰竭或红细胞增多症（血细胞比容 >0.55）。一般用鼻导管吸氧，氧流量为 1.0~2.0L/min，吸氧时间 >15h/d。目的是使病人在海平面、静息状态下，达到 $PaO_2 \geqslant 60$mmHg 和（或）使 SaO_2 升至 90% 以上。

7. 康复治疗

可以使因进行性气流受限、严重呼吸困难而很少活动的病人改善活动能力、提高生活质量，是稳定期病人的重要治疗手段，具体包括呼吸生理治疗、肌肉训练、营养支持、精神治疗与教育等多方面措施。

（二）急性加重期治疗

1. 确定急性加重的原因

最多见的原因是细菌或病毒感染及病情的严重程度，根据病情严重程度决定门诊或住院治疗。

2. 支气管扩张剂

药物同稳定期。有严重喘息症状者可给予较大剂量雾化吸入治疗，如应用沙丁胺醇 500μg，或沙丁胺醇 1000μg 加异丙托溴铵 250～500μg，通过小型雾化器给病人吸入治疗以缓解症状。

3. 低流量吸氧

发生低氧血症者可用鼻导管吸氧，或通过文丘里（Venturi）面罩吸氧。鼻导管给氧时，吸入的氧浓度为 28%～30%，应避免吸入氧浓度过高引起二氧化碳潴留。

4. 抗生素

当病人呼吸困难加重，咳嗽伴痰量增加、有脓性痰时，应依据病人所在地常见病原菌及其药物敏感情况积极选用抗生素治疗。门诊可用阿莫西林/克拉维酸、头孢唑肟、头孢呋辛、左氧氟沙星、莫西沙星口服治疗；较重者可应用第三代头孢菌素，如头孢曲松 2.0g 加在生理盐水中静脉滴注，每天 1 次。住院病人应根据预计的病原菌及当地细菌耐药情况选用抗生素，如 β-内酰胺类/β-内酰胺酶抑制剂、大环内酯类或呼吸喹诺酮类，一般多静脉滴注给药。如果找到确切的病原菌，应根据药敏结果选用抗生素。

5. 糖皮质激素

对需要住院治疗的急性加重期病人可考虑泼尼松龙 30~40mg/d，也可静脉给予甲泼尼龙 40~80mg，每日 1 次。连续 5~7 天。

6. 机械通气

对于并发较严重呼吸衰竭的病人可使用机械通气治疗。

7. 其他治疗措施

合理补充液体和电解质以保持身体水电解质平衡。注意补充营养，根据病人胃肠功能状况调节饮食，保证热量和蛋白质、维生素等营养素的摄入，必要时可以选用肠外营养治疗。积极排痰治疗，最有效的措施是保持机体有足够体液，使痰液变稀薄；其他措施如刺激咳嗽、叩击胸部、体位引流等方法。积极处理伴随疾病（如冠心病、糖尿病等）及并发症（如自发性气胸、休克、弥散性血管内凝血、上消化道出血、肾功能不全等）。

（三）外科治疗

外科方法仅适用于少数有特殊指征的病人，选择适当病例可以取得一定疗效，使病人肺功能有所改善，呼吸困难有所减轻。鉴于较高的手术风险及昂贵的手术费用，选择手术治疗应十分谨慎。术前必须进行动脉血气分析、肺功能测定和胸部 CT 检查，全面评估呼吸功能。手术方式包括肺大疱切除术和肺减容手术。肺移植术为终末期慢阻肺病人提供了一种新的治疗选择，但存在着技术要求高、供体资源有限、手术费用昂贵等诸多问题。

【预防】

戒烟是预防慢阻肺最重要的措施，在疾病的任何阶段戒烟都有助于防止慢阻肺的发生和发展。控制环境污染，减少有害气体或有害颗粒的吸入。积极防治婴幼儿和儿童期的呼吸系统感染。流感疫苗、肺炎链球菌疫苗、细菌溶解物、卡介苗多糖核酸等对防止慢阻肺病人反复感染可能有益。加强体育锻炼，增强体质，提高机体免疫力，可帮助改善机体一般状况。此外，对于有慢阻肺高危因素的人群，应定期进行肺功能监测，以尽可能早期发现慢阻肺并及时予以干预。慢阻肺的早期发现和早期干预十分重要。

第三章 支气管哮喘

支气管哮喘简称哮喘，是一种以慢性气道炎症和气道高反应性为特征的异质性疾病。主要特征包括气道慢性炎症，气道对多种刺激因素呈现的高反应性，多变的可逆性气流受限，以及随病程延长而导致的一系列气道结构的改变，即气道重构。临床表现为反复发作的喘息、气急、胸闷或咳嗽等症状，常在夜间及凌晨发作或加重，多数病人可自行缓解或经治疗后缓解。根据全球和我国哮喘防治指南提供的资料，经过长期规范化治疗和管理，80%以上的病人可以达到哮喘的临床控制。

【流行病学】

哮喘是世界上最常见的慢性疾病之一，全球约有 3 亿、我国约有 3000 万哮喘病人。各国哮喘患病率从 1%~18% 不等，我国成人哮喘的患病率为 1.24%，且呈逐年上升趋势。一般认为发达国家哮喘患病率高于发展中国家，城市高于农村。哮喘病死率在（1.6~36.7）/10 万，多与哮喘长期控制不佳、最后一次发作时治疗不及时有关，其中大部分是可预防的。我国已成为全球哮喘病死率最高的国家之一。

【病因和发病机制】

（一）病因

哮喘是一种复杂的、具有多基因遗传倾向的疾病，其发病具有家族集聚现象，亲缘关系越近，患病率越高。近年来，点阵单核苷酸多态性基因分型技术，也称全基因组关联研究（GWAS）的发展给哮喘的易感基因研究带来了革命性的突破。目前采用 GWAS 鉴定了多个哮喘易感基因，如 YLK40、IL6R、PDE4D、

IL33 等。具有哮喘易感基因的人群发病与否受环境因素的影响较大，深入研究基因-环境相互作用将有助于揭示哮喘发病的遗传机制。

环境因素包括变应原性因素，如室内变应原（尘螨、家养宠物、蟑螂）、室外变应原（花粉、草粉）、职业性变应原（油漆、活性染料）、食物（鱼、虾、蛋类、牛奶）、药物（阿司匹林、抗生素）和非变应原性因素，如大气污染、吸烟、运动、肥胖等。

（二）发病机制

哮喘的发病机制尚未完全阐明，目前可概括为气道免疫-炎症机制、神经调节机制及其相互作用。

1. 气道免疫-炎症机制

（1）气道炎症形成机制：气道慢性炎症反应是由多种炎症细胞、炎症介质和细胞因子共同参与、相互作用的结果。

外源性变应原通过吸入、食入或接触等途径进入机体后，被抗原提呈细胞内吞并激活 T 细胞。一方面，活化的辅助性 Th2 细胞产生白介素（IL）如 IL-4、IL-5 和 IL-13 等激活 B 淋巴细胞并合成特异性 IgE，后者结合于肥大细胞和嗜碱性粒细胞等表面的 IgE 受体。若变应原再次进入体内，可与结合在细胞表面的 IgE 交联，使该细胞合成并释放多种活性介质，导致气道平滑肌收缩、黏液分泌增加和炎症细胞浸润，产生哮喘的临床症状，这是一个典型的变态反应过程。另一方面，活化的辅助性 Th2 细胞分泌的 IL 等细胞因子可直接激活肥大细胞、嗜酸性粒细胞及巨噬细胞等，并使之聚集在气道。这些细胞进一步分泌多种炎症因子如组胺、白三烯、前列腺素、活性神经肽、嗜酸性粒细胞趋化因子、转化生长因子（TGF）等，构成了一个与炎症细胞相互作用的复杂网络，导致气道慢性炎症。近年来认识到嗜酸性粒细胞在哮喘发病中不仅发挥着终末效应细胞的作用，还具有免疫调节作用。Th1 细胞在以中性粒细胞浸润为主的激素抵抗型哮喘和重症哮喘发病中起到了重要作用。

根据变应原吸入后哮喘发生的时间，可分为早发型哮喘反应、迟发型哮喘反应和双相型哮喘反应。早发型哮喘反应几乎在吸入变应原的同时立即发生，15~30 分钟达高峰，2 小时后逐渐恢复正常。迟发型哮喘反应约 6 小时后发生，持续时间长，可达数天。约半数以上病人出现迟发型哮喘反应。

（2）气道高反应性（airway hyperresponsiveness，AHR）：是指气道对各种刺激因子如变应原、理化因素、运动、药物等呈现的高度敏感状态，表现为病人接触这些刺激因子时气道出现过强或过早的收缩反应。AHR 是哮喘的基本特征，可通过支气管激发试验来量化和评估，有症状的哮喘病人几乎都存在 AHR。目前普遍认为气道慢性炎症是导致 AHR 的重要机制之一，当气道受到变应原或其他刺激后，多种炎症细胞释放炎症介质和细胞因子，引起气道上皮损害、上皮下神经末梢裸露等，从而导致气道高反应性。长期存在无症状的气道高反应性者出现典型哮喘症状的风险明显增加。然而，出现 AHR 者并非都是哮喘，如长期吸烟、接触臭氧、病毒性上呼吸道感染、慢性阻塞性肺疾病等也可出现 AHR，但程度相对较轻。

2. 神经调节机制

神经因素是哮喘发病的重要环节之一。支气管受复杂的自主神经支配，除肾上腺素能神经、胆碱能神经外，还有非肾上腺素能非胆碱能（NANC）神经系统。哮喘病人 β 肾上腺素受体功能低下，而病人对吸入组胺和乙酰甲胆碱的气道反应性显著增高则提示存在胆碱能神经张力的增加。NANC 神经系统能释放舒张支气管平滑肌的神经介质如血管活性肠肽、一氧化氮及收缩支气管平滑肌的介质如 P 物质、神经激肽，两者平衡失调则可引起支气管平滑肌收缩。此外，从感觉神经末梢释放的 P 物质、降钙素基因相关肽、神经激肽 A 等导致血管扩张、血管通透性增加和炎症渗出，此即为神经源性炎症。神经源性炎症能通过局部轴突反射释放感觉神经肽而引起哮喘发作。

【病理】

气道慢性炎症作为哮喘的基本特征，存在于所有的哮喘病人，表现为气道上皮下肥大细胞、嗜酸性粒细胞、巨噬细胞、淋巴细胞及中性粒细胞等的浸润，以及气道黏膜下组织水肿、微血管通透性增加、支气管平滑肌痉挛、纤毛上皮细胞脱落、杯状细胞增殖及气道分泌物增加等病理改变。若哮喘长期反复发作，可见支气管平滑肌肥大/增生、气道上皮细胞黏液化生、上皮下胶原沉积和纤维化、血管增生以及基底膜增厚等气道重构的表现。

【临床表现】

（一）症状

典型症状为发作性伴有哮鸣音的呼气性呼吸困难，可伴有气促、胸闷或咳嗽。症状可在数分钟内发作，并持续数小时至数天，可经平喘药物治疗后缓解或自行缓解。夜间及凌晨发作或加重是哮喘的重要临床特征。有些病人尤其是青少年，其哮喘症状在运动时出现，称为运动性哮喘。此外，临床上还存在没有喘息症状的不典型哮喘，病人可表现为发作性咳嗽、胸闷或其他症状。对以咳嗽为唯一症状的不典型哮喘称为咳嗽变异性哮喘（cough variant asthma，CVA）；对以胸闷为唯一症状的不典型哮喘，有人称之为胸闷变异性哮喘（chest tightness variant asthma，CTVA）。哮喘的具体临床表现形式及严重程度在不同时间表现为多变性。

（二）体征

发作时典型的体征为双肺可闻及广泛的哮鸣音，呼气音延长。但非常严重的哮喘发作，哮鸣音反而减弱，甚至完全消失，表现为"沉默肺"，是病情危重的表现。非发作期体检可无异常发现，故未闻及哮鸣音，不能排除哮喘。

【实验室和其他检查】

（一）痰嗜酸性粒细胞计数

大多数哮喘病人诱导痰液中嗜酸性粒细胞计数增高（>2.5%），且与哮喘症状相关。诱导痰嗜酸性粒细胞计数可作为评价哮喘气道炎症指标之一，也是评估糖皮质激素治疗反应性的敏感指标。

（二）肺功能检查

1. 通气功能检测

哮喘发作时呈阻塞性通气功能障碍表现，用力肺活量（FVC）正常或下降，第一秒用力呼气容积（FEV_1）、1 秒率（$FEV_1/FVC\%$）以及最高呼气流量（PEF）均下降；残气量及残气量与肺总量比值增加。其中以 $FEV_1/FVC\% < 70\%$ 或 FEV_1 低于正常预计值的 80% 为判断气流受限的最重要指标。缓解期上述通气功能指标可逐渐恢复。病变迁延、反复发作者，其通气功能可逐渐下降。

2. 支气管激发试验（BPT）

用于测定气道反应性。常用吸入激发剂为乙酰甲胆碱和组胺，其他激发剂包括变应原、单磷酸腺苷、甘露醇、高渗盐水等，也有用物理激发因素如运动、冷空气等作为激发剂。观察指标包括 FEV_1、PEF 等。结果判断与采用的激发剂有关，通常以使 FEV_1 下降 20% 所需吸入乙酰甲胆碱或组胺累积剂量（PD20-FEV_1）或浓度（PC20-FEV_1）来表示，如 FEV_1 下降 ≥20%，判断结果为阳性，提示存在气道高反应性。BPT 适用于非哮喘发作期、FEV_1 在正常预计值 70% 以上病人的检查。

3. 支气管舒张试验（BDT）

用于测定气道的可逆性改变。常用吸入支气管舒张剂有沙丁胺醇、特布他林。当吸入支气管舒张剂 20 分钟后重复测定肺功能，FEV_1 较用药前增加 ≥12%，且其绝对值增加 ≥200ml，判断结果为阳性，提示存在可逆性的气道阻塞。

4. 呼吸流量峰值（PEF）及其变异率测定

哮喘发作时 PEF 下降。由于哮喘有通气功能时间节律变化的特点，监测 PEF 日间、周间变异率有助于哮喘的诊断和病情评估。PEF 平均每日昼夜变异率（连续 7 天，每日 PEF 昼夜变异率之和/7）>10%，或 PEF 周变异率〔（2 周内最高 PEF 值−最低 PEF 值）/〔（2 周内最高 PEF 值+最低 PEF 值）×1/2〕×100%〕>20%，提示存在气道可逆性的改变。

（三）胸部 X 线/CT 检查

哮喘发作时胸部 X 线可见两肺透亮度增加，呈过度通气状态，缓解期多无明显异常。胸部 CT 在部分病人可见支气管壁增厚、黏液阻塞。

（四）特异性变应原检测

外周血变应原特异性 IgE 增高结合病史有助于病因诊断；血清总 IgE 测定对哮喘诊断价值不大，但其增高的程度可作为重症哮喘使用抗 IgE 抗体治疗及调整剂量的依据。体内变应原试验包括皮肤变应原试验和吸入变应原试验。

（五）动脉血气分析

严重哮喘发作时可出现缺氧。由于过度通气可使 $PaCO_2$ 下降，pH 上升，表现为呼吸性碱中毒。若病情进一步恶化，可同时出现缺氧和 CO_2 滞留，表现为呼吸性酸中毒。当 $PaCO_2$ 较前增高，即使在正常范围内也要警惕严重气道阻塞的发生。

（六）呼出气一氧化氮（FeNO）检测

FeNO 测定可以作为评估气道炎症和哮喘控制水平的指标，也可以用于判断吸入激素治疗的反应。

【诊断】

（一）诊断标准

1. 典型哮喘的临床症状和体征

（1）反复发作喘息、气急，胸闷或咳嗽，夜间及晨间多发，常与接触变应原、冷空气、理化刺激以及病毒性上呼吸道感染、运动等有关。

（2）发作时双肺可闻及散在或弥漫性哮鸣音，呼气相延长。

（3）上述症状和体征可经治疗缓解或自行缓解。

2. 可变气流受限的客观检查

①支气管舒张试验阳性；②支气管激发试验阳性；③平均每日 PEF 昼夜变

异率>10%或 PEF 周变异率>20%。

符合上述症状和体征，同时具备气流受限客观检查中的任一条，并除外其他疾病所引起的喘息、气急、胸闷和咳嗽，可以诊断为哮喘。

咳嗽变异性哮喘：指咳嗽作为唯一或主要症状，无喘息、气急等典型哮喘症状，同时具备可变气流受限客观检查中的任一条，除外其他疾病所引起的咳嗽。

（二）哮喘的分期及控制水平分级

哮喘可分为急性发作期、慢性持续期和临床缓解期。

1. 急性发作期

指喘息、气急、胸闷或咳嗽等症状突然发生或症状加重，伴有呼气流量降低，常因接触变应原等刺激物或治疗不当所致。哮喘急性发作时其程度轻重不一，病情加重可在数小时或数天内出现，偶尔可在数分钟内即危及生命，故应对病情做出正确评估并及时治疗。急性发作时严重程度可分为轻度、中度、重度和危重 4 级。

轻度：步行或上楼时气短，可有焦虑，呼吸频率轻度增加，闻及散在哮鸣音，肺通气功能和血气检查正常。

中度：稍事活动感气短，讲话常有中断，时有焦虑，呼吸频率增加，可有三凹征，闻及响亮、弥漫的哮鸣音，心率增快，可出现奇脉，使用支气管舒张剂后 PEF 占预计值的 60%~80%，SaO_2 91%~95%。

重度：休息时感气短，端坐呼吸，只能发单字表达，常有焦虑和烦躁，大汗淋漓，呼吸频率>30 次/分，常有三凹征，闻及响亮、弥漫的哮鸣音，心率增快常>120 次/分，奇脉，使用支气管舒张剂后 PEF 占预计值<60%或绝对值<100L/min 或作用时间<2 小时，PaO_2<60mmHg，$PaCO_2$>45mmHg，SaO_2≤90%，pH 可降低。

危重：病人不能讲话，嗜睡或意识模糊，胸腹矛盾运动，哮鸣音减弱甚至消失，脉率变慢或不规则，严重低氧血症和高二氧化碳血症，pH 降低。

2. 慢性持续期

指病人虽然没有哮喘急性发作，但在相当长的时间内仍有不同频度和不同程度的喘息、咳嗽、胸闷等症状，可伴有肺通气功能下降。可根据白天、夜间哮喘症状出现的频率和肺功能检查结果，将慢性持续期哮喘病情严重程度分为间歇性、轻度持续、中度持续和重度持续 4 级，但这种分级方法在日常工作中已少采用，主要用于临床研究。目前应用最为广泛的慢性持续期哮喘严重性评估方法为哮喘控制水平，这种评估方法包括目前临床控制评估和未来风险评估，临床控制又可分为良好控制、部分控制和未控制 3 个等级，具体指标见表 3-1。

表 3-1 哮喘控制水平的分级

A：哮喘症状控制	哮喘症状控制水平		
	良好控制	部分控制	未控制
过去四周，病人存在：			
日间哮喘症状>2 次/周 　　是□ 否□			
夜间因哮喘憋醒 　　是□ 否□	无	存在 1~2 项	存在 3~4 项
使用缓解药次数>2 次/周 　　是□ 否□			
哮喘引起的活动受限 　　是□ 否□			

B：未来风险评估（急性发作风险，病情不稳定，肺功能迅速下降，药物不良反应）

与未来不良事件风险增加的相关因素包括：

临床控制不佳；过去一年频繁急性发作；曾因严重哮喘而住院治疗；FEV_1 低；烟草暴露；高剂量药物治疗

3. 临床缓解期

指病人无喘息、气急、胸闷、咳嗽等症状，并维持 1 年以上。

【鉴别诊断】

（一）左心衰竭引起的呼吸困难

该病与重症哮喘症状相似，极易混淆。鉴别要点：病人多有高血压、冠状动脉粥样硬化性心脏病、风湿性心脏病等病史和体征，突发气急，端坐呼吸，阵发性咳嗽，常咳出粉红色泡沫痰，两肺可闻及广泛的湿啰音和哮鸣音，左心界扩大，心率增快，心尖部可闻及奔马律。胸部 X 线检查可见心脏增大、肺淤血征。若一时难以鉴别，可雾化吸入 β_2 受体激动剂或静脉注射氨茶碱缓解症状后进一步检查。忌用肾上腺素或吗啡。

（二）慢性阻塞性肺疾病（COPD）

多见于中老年人，多有长期吸烟或接触有害气体的病史和慢性咳嗽史，喘息长年存在，有加重期。体检双肺呼吸音明显下降，可有肺气肿体征，两肺或可闻及湿啰音。对中老年病人，严格将慢阻肺和哮喘区分有时十分困难，用支气管舒张剂和口服或吸入激素做治疗性试验可能有所帮助。如病人同时具有哮喘和慢阻肺的特征，可以诊断哮喘合并慢阻肺或慢阻肺合并哮喘。

（三）上气道阻塞

中央型支气管肺癌、气管支气管结核、复发性多软骨炎等气道疾病或异物气管吸入，导致支气管狭窄或伴发感染时，可出现喘鸣或类似哮喘样呼吸困难，肺部可闻及哮鸣音。但根据病史，特别是出现吸气性呼吸困难，痰细胞学或细菌学检查，胸部影像、支气管镜检查，常可明确诊断。

（四）变态反应性支气管肺曲菌病（ABPA）

常以反复哮喘发作为特征，可咳出棕褐色黏稠痰块或咳出树枝状支气管管型。痰嗜酸性粒细胞数增加，痰镜检或培养可查及曲菌。胸部 X 线呈游走性或固定性浸润病灶，CT 可显示近端支气管呈囊状或柱状扩张。曲菌抗原皮肤试验呈双相反应，曲菌抗原特异性沉淀抗体（IgG）测定阳性，血清总 IgE 显著升高。

【并发症】

严重发作时可并发气胸、纵隔气肿、肺不张；长期反复发作或感染可致慢性并发症，如慢阻肺、支气管扩张、间质性肺炎和肺源性心脏病。

【治疗】

虽然目前哮喘不能根治，但长期规范化治疗可使大多数病人达到良好或完全的临床控制。哮喘治疗的目标是长期控制症状、预防未来风险的发生，即在使用最小有效剂量药物治疗的基础上或不用药物，能使病人与正常人一样生活、学习和工作。

（一）确定并减少危险因素接触

部分病人能找到引起哮喘发作的变应原或其他非特异刺激因素，使病人脱离并长期避免接触这些危险因素是防治哮喘最有效的方法。

（二）药物治疗

1. 药物分类和作用特点

哮喘治疗药物分为控制性药物和缓解性药物。前者指需要长期使用的药物，主要用于治疗气道慢性炎症而使哮喘维持临床控制，亦称抗炎药。后者指按需使用的药物，通过迅速解除支气管痉挛从而缓解哮喘症状，亦称解痉平喘药。各类药物介绍见表 3-2。

表 3-2　哮喘治疗药物分类

缓解性药物	控制性药物
短效 β_2 受体激动剂（SABA）	吸入型糖皮质激素（ICS）
短效吸入型抗胆碱能药物（SAMA）	白三烯调节剂
短效茶碱	长效 β_2 受体激动剂（LABA，不单独使用）
全身用糖皮质激素	缓释茶碱
	色甘酸钠
	抗 IgE 抗体
	抗 IL-5 抗体
	联合药物（如 ICS/LABA）

（1）糖皮质激素：简称激素，是目前控制哮喘最有效的药物。激素通过作用于气道炎症形成过程中的诸多环节，如抑制嗜酸性粒细胞等炎症细胞在气道的聚集、抑制炎症因子的生成和介质释放、增强平滑肌细胞 β_2 受体的反应性等，有效抑制气道炎症。分为吸入、口服和静脉用药。

吸入：ICS 由于其局部抗炎作用强、全身不良反应少，已成为目前哮喘长期治疗的首选药物。常用药物有倍氯米松、布地奈德、氟替卡松、环索奈德、莫米松等。通常需规律吸入 1~2 周或以上方能起效。根据哮喘病情选择吸入不同 ICS 剂量。虽然吸入 ICS 全身不良反应少，但少数病人可出现口咽念珠菌感染、声音嘶哑，吸入药后用清水漱口可减轻局部反应和胃肠吸收。长期吸入较大剂量 ICS >100（µg/d）者应注意预防全身性不良反应。为减少吸入大剂量激素的不良反应，可采用低、中剂量 ICS 与长效 β_2 受体激动剂、白三烯调节剂或缓释茶碱联合使用。布地奈德、倍氯米松还有雾化用混悬液制剂，经以压缩空气为动力的射流装置雾化吸入，起效快，在应用短效支气管舒张剂的基础上，可用于轻、中度哮喘急性发作的治疗。

口服：常用泼尼松和泼尼松龙。用于吸入激素无效或需要短期加强治疗的病人。起始 30~60mg/d，症状缓解后逐渐减量至 ≤10mg/d，然后停用或改用吸入剂。不主张长期口服激素用于维持哮喘控制的治疗。

静脉：重度或严重哮喘发作时应及早静脉给予激素。可选择琥珀酸氢化可的松，常用量 100~400mg/d，或甲泼尼龙，常用量 80~160mg/d。地塞米松因在体内半衰期较长、不良反应较多，宜慎用。无激素依赖倾向者，可在短期（3~5天）内停药；有激素依赖倾向者应适当延长给药时间，症状缓解后逐渐减量，然后改口服和吸入剂维持。

（2）β_2 受体激动剂：主要通过激动气道的 β_2 受体，舒张支气管、缓解哮喘症状。分为 SABA（维持 4~6 小时）和 LABA（维持 10~12 小时），LABA 又可分为快速起效（数分钟起效）和缓慢起效（30 分钟起效）2 种。

SABA：为治疗哮喘急性发作的首选药物。有吸入、口服和静脉三种制剂，首选吸入给药。常用药物有沙丁胺醇（salbutamol）和特布他林（terbutaline）。

吸入剂包括定量气雾剂（MDI）、干粉剂和雾化溶液。SABA 应按需间歇使用，不宜长期、单一使用。主要不良反应有心悸、骨骼肌震颤、低钾血症等。

LABA：与 ICS 联合是目前最常用的哮喘控制性药物。常用 LABA 有沙美特罗（salmeterol）和福莫特罗（formoteml）。福莫特罗属快速起效的 LABA，也可按需用于哮喘急性发作的治疗。目前常用 ICS 加 LABA 的联合制剂有：氟替卡松/沙美特罗吸入干粉剂，布地奈德/福莫特罗吸入干粉剂。特别注意：LABA 不能单独用于哮喘的治疗。

（3）白三烯调节剂：通过调节白三烯的生物活性而发挥抗炎作用，同时可以舒张支气管平滑肌，是目前除 ICS 外唯一可单独应用的哮喘控制性药物，可作为轻度哮喘 ICS 的替代治疗药物和中、重度哮喘的联合治疗用药，尤适用于阿司匹林哮喘、运动性哮喘和伴有过敏性鼻炎哮喘病人的治疗。常用药物有孟鲁司特（montelukast）和扎鲁司特（zafirlukast）。不良反应通常较轻微，主要是胃肠道症状，少数有皮疹、血管性水肿、转氨酶升高，停药后可恢复正常。

（4）茶碱类药物：通过抑制磷酸二酯酶，提高平滑肌细胞内的 cAMP 浓度，拮抗腺苷受体，增强呼吸肌的力量以及增强气道纤毛清除功能等，从而起到舒张支气管和气道抗炎作用，是目前治疗哮喘的有效药物之一。

口服：用于轻至中度哮喘急性发作以及哮喘的维持治疗，常用药物有氨茶碱和缓释茶碱，常用剂量每日 6~10mg/kg。口服缓释茶碱尤适用于夜间哮喘症状的控制。小剂量缓释茶碱与 ICS 联合是目前常用的哮喘控制性药物之一。

静脉：氨茶碱首剂负荷剂量为 4~6mg/kg，注射速度不宜超过 0.25mg/（kg·min），维持剂量为 0.6~0.8mg/（kg·h）。每日最大用量一般不超过 1.0g（包括口服和静脉给药）。静脉给药主要用于重症和危重症哮喘。

茶碱的主要不良反应包括恶心、呕吐、心律失常、血压下降及多尿，偶可兴奋呼吸中枢，严重者可引起抽搐乃至死亡。静脉注射速度过快可引起严重不良反应，甚至死亡。由于茶碱的"治疗窗"窄，以及茶碱代谢存在较大的个体差异，有条件的应在用药期间监测其血药浓度，安全有效浓度为 6~15mg/L。发热、妊娠、小儿或老年，患有肝、心、肾功能障碍及甲状腺功能亢进者尤须慎用。合用西咪替丁、喹诺酮类、大环内酯类药物等可影响茶碱代谢而使其排泄减慢，应减少用药量。

（5）抗胆碱药：通过阻断节后迷走神经通路，降低迷走神经张力而起到舒张支气管、减少黏液分泌的作用，但其舒张支气管的作用比 β_2 受体激动剂弱。分为 SAMA（维持 4~6 小时）和长效抗胆碱药（LAMA，维持 24 小时）。常用的 SAMA 异丙托溴铵（ipratropine bromide）有 MDI 和雾化溶液两种剂型。SAMA 主要用于哮喘急性发作的治疗，多与 β_2 受体激动剂联合应用。少数病人可有口苦或口干等不良反应。常用的 LAMA 噻托溴铵（tiotropium bromide）是近年发展的选择性 M_1、M_3 受体拮抗剂，作用更强，持续时间更久（可达 24 小时），目前有干粉吸入剂和喷雾剂。LAMA 主要用于哮喘合并慢阻肺以及慢阻肺病人的长期治疗。

（6）抗 IgE 抗体：是一种人源化的重组鼠抗人 IgE 单克隆抗体，具有阻断游离 IgE 与 IgE 效应细胞表面受体结合的作用。主要用于经吸入 ICS 和 LABA 联合治疗后症状仍未控制，且血清 IgE 水平增高的重症哮喘病人。可显著改善重症哮喘病人的症状、肺功能和生活质量，减少口服激素和急救用药，降低哮喘严重急性发作率和住院率，且具有较好的安全性和耐受性。该药临床使用的时间尚短，其远期疗效与安全性有待进一步观察。

（7）抗 IL-5 治疗：IL-5 是促进嗜酸性粒细胞增多、在肺内聚集和活化的重要细胞因子。抗 IL-5 单抗治疗哮喘，可以减少病人体内嗜酸性粒细胞浸润，减少哮喘急性加重和改善病人生命质量，对于高嗜酸性粒细胞血症的哮喘病人治疗效果好。

2. 急性发作期的治疗

急性发作的治疗目标是尽快缓解气道痉挛，纠正低氧血症，恢复肺功能，预防进一步恶化或再次发作，防治并发症。

（1）轻度：经 MDI 吸入 SABA，在第 1 小时内每 20 分钟吸入 1~2 喷。随后轻度急性发作可调整为每 3~4 小时吸入 1~2 喷。效果不佳时可加缓释茶碱片，或加用短效抗胆碱药气雾剂吸入。

（2）中度：吸入 SABA（常用雾化吸入），第 1 小时内可持续雾化吸入。联合应用雾化吸入短效抗胆碱药、激素混悬液，也可联合静脉注射茶碱类。如果治疗效果欠佳，尤其是在控制性药物治疗的基础上发生的急性发作，应尽早口服激素，同时吸氧。

（3）重度至危重度：持续雾化吸入 SABA，联合雾化吸入短效抗胆碱药、激素混悬液以及静脉茶碱类药物，吸氧。尽早静脉应用激素，待病情得到控制和缓解后改为口服给药。注意维持水、电解质平衡，纠正酸碱失衡，当 pH<7.20 且合并代谢性酸中毒时，应适当补碱。经过上述治疗，临床症状和肺功能无改善甚至继续恶化，应及时给予机械通气治疗，其指征主要包括：呼吸肌疲劳、$PaCO_2$ ≥45mmHg，意识改变（需进行有创机械通气）。此外，应预防呼吸道感染等。

对所有急性发作的病人都要制订个体化的长期治疗方案。

3. 慢性持续期的治疗

慢性持续期的治疗应在评估和监测病人哮喘控制水平的基础上，定期根据长期治疗分级方案做出调整，以维持病人的控制水平。

对哮喘病人进行健康教育、有效控制环境、避免诱发因素，要贯穿于整个哮喘治疗过程中。对大多数未经治疗的持续性哮喘病人，初始治疗应从第 2 级方案开始，如果初始评估提示哮喘处于严重未控制，治疗应从第 3 级方案开始。从第 2 级到第 5 级的治疗方案中都有不同的哮喘控制药物可供选择。而在每一级中缓解药物都应按需使用，以迅速缓解哮喘症状。

如果使用该级治疗方案不能够使哮喘得到控制，治疗方案应该升级直至达到哮喘控制为止。当达到哮喘控制之后并能够维持至少 3 个月以上，且肺功能恢复并维持平稳状态，可考虑降级治疗。建议减量方案如下：①单独使用中至高剂量 ICS 的病人，将剂量减少 50%；②单独使用低剂量 ICS 的病人可改为每日 1 次用药；③联合吸入 ICS/LABA 的病人，先将 ICS 剂量减少 50%，继续使用联合治疗。当达到低剂量联合治疗时，可选择改为每日 1 次联合用药或停用 LABA，单用 ICS 治疗。若病人使用最低剂量控制药物达到哮喘控制 1 年，并且哮喘症状不再发作，可考虑停用药物治疗。以上方案为基本原则，必须个体化，以最小量、最简单的联合、不良反应最少、达到最佳哮喘控制为原则。

4. 免疫疗法

分为特异性和非特异性两种。特异性免疫治疗是指将诱发哮喘发作的特异性变应原（如螨、花粉、猫毛等）配制成各种不同浓度的提取液，通过皮下注射、舌下含服或其他途径给予对该变应原过敏的病人，使其对此种变应原的耐受性增高，当再次接触此变应原时，不再诱发哮喘发作，或发作程度减轻，此法又称脱敏疗法或减敏疗法。适用于变应原明确，且在严格的环境控制和药物治疗后仍控制不良的哮喘病人。一般需治疗 1~2 年，若治疗反应良好，可坚持 3~5 年。非特异性免疫治疗，如注射卡介苗及其衍生物、转移因子、疫苗等，有一定辅助的疗效。

咳嗽变异性哮喘和胸闷变异性哮喘的治疗原则与典型哮喘治疗相同。大多数病人可选择吸入低剂量 ICS 联合长效 β_2 受体激动剂或白三烯调节剂、缓释茶碱，必要时可短期口服小剂量激素治疗。疗程则可以短于典型哮喘。

重症哮喘，是指在过去 1 年中>50%时间需要给予高剂量 ICS 联合 LABA 和（或）LTRA/缓释茶碱，或全身激素治疗，才能维持哮喘控制，或即使在上述治疗下仍不能控制的哮喘。治疗包括：①首先排除病人治疗依从性不佳，并排除诱发加重或使哮喘难以控制的因素；②给予高剂量 ICS 联合/不联合口服激素，加用白三烯调节剂、抗 IgE 抗体联合治疗；③其他可选择的治疗包括免疫抑制剂、支气管热成形术等。

【哮喘的教育与管理】

哮喘病人的教育与管理是提高疗效，减少复发，提高病人生活质量的重要措施。为每位初诊哮喘病人制订长期防治计划，使病人在医生和专科护士指导下学会自我管理，包括了解哮喘的激发因素及避免诱因的方法、熟悉哮喘发作先兆表现及相应处理办法、学会在家中自行监测病情变化并进行评定、重点掌握峰流速仪的使用方法、坚持记哮喘日记、学会哮喘发作时进行简单的紧急自我处理方法、掌握正确的吸入技术、知道什么情况下应去医院就诊，以及和医生共同制订防止复发、保持长期稳定的方案。

【预后】

通过长期规范化治疗，儿童哮喘临床控制率可达95%，成人可达80%。轻症病人容易控制；病情重，气道反应性增高明显，出现气道重构，或伴有其他过敏性疾病者则不易控制。若长期反复发作，可并发肺源性心脏病。

第四章　支气管扩张症

支气管扩张症最早在 1819 年由发明听诊器的雷奈克（Laennec）首先描述，主要指急、慢性呼吸道感染和支气管阻塞后，反复发生支气管化脓性炎症，致使支气管壁结构破坏，管壁增厚，引起支气管异常和持久性扩张的一类异质性疾病的总称，可以是原发或继发，主要分为囊性纤维化导致的支气管扩张症和非囊性纤维化导致的支气管扩张症。本章主要讨论非囊性纤维化支气管扩张症。支气管扩张症临床表现主要为慢性咳嗽、咯大量脓痰和（或）反复咯血，近年来随着急、慢性呼吸道感染的恰当治疗，其发病率有减少趋势，但随着 CT 的普及，尤其是高分辨 CT 的应用，在某些晚期慢阻肺病人也发现了一定比例的支气管扩张症。

【流行病学】

支气管扩张症的患病率各国报道差别较大，约为（1~52）/10 万。我国报道 40 岁以上人群中支气管扩张症的患病率可达到 1.2%。部分慢阻肺病人合并支气管扩张的比例高达 30%。支气管扩张症病人反复发生呼吸道感染，导致肺功能下降，最后出现呼吸衰竭，整体预后较差。慢阻肺合并支气管扩张者病死率增加一倍。

【病因和发病机制】

本病可以分为先天性和继发性。先天性支气管扩张症少见，有些病例无明显病因，但弥漫性支气管扩张常发生于有遗传、免疫或解剖缺陷的病人，如囊性纤维化、纤毛运动障碍和严重的 α_1-抗胰蛋白酶缺乏病人。低免疫球蛋白血症、免疫缺陷和罕见的气道结构异常也可引起弥漫性支气管扩张，如巨大气管-支气管症（Mounier-Kuhn综合征）、支气管软骨发育不全（Williams-Campbell综合征）等。此外，其他气道疾病，如变态反应性支气管肺曲菌病（allergic bronchopulmonary aspergillosis，ABPA）也是诱发支气管扩张症的原因之一。局灶性支气管扩张可源于未进行治疗的肺炎或气道阻塞，例如异物或肿瘤、外源性压迫或肺叶切除后解剖移位。

上述疾病损伤了宿主气道清除和防御功能，易发生感染和炎症。细菌反复感染可使充满炎症介质和病原菌黏稠脓性液体的气道逐渐扩大，形成瘢痕和扭曲。支气管壁由于水肿、炎症和新血管形成而变厚。周围间质组织和肺泡的破坏导致了纤维化、肺气肿，或二者兼有。

【病理和病理生理】

支气管扩张常常是位于段或亚段支气管管壁的破坏和炎性改变，受累管壁的结构，包括软骨、肌肉和弹性组织被破坏并被纤维组织替代，进而形成三种不同类型。①柱状扩张：支气管呈均一管形扩张且突然在一处变细，远处的小气道往往被分泌物阻塞。②囊状扩张：扩张支气管腔呈囊状改变，支气管末端的盲端也呈无法辨认的囊状结构。③不规则扩张：支气管腔呈不规则改变或串珠样改变。显微镜下可见支气管炎症和纤维化、支气管壁溃疡、鳞状上皮化生和黏液腺增生。病变支气管相邻肺实质也可有纤维化、肺气肿、支气管肺炎和肺萎陷。炎症可致支气管壁血管增多，并伴相应支气管动脉扩张及支气管动脉和肺动脉吻合。支气管扩张症是呼吸科化脓性疾病之一，由于各种致病因素导致慢性气道炎症，气道内分泌物增多，气道廓清障碍，出现痰液积聚，气道梗阻，进而出现病原微生物定植，增生及感染的概率增加，而反复的细菌感染会加重气道炎症反应气道壁的破坏和增厚，反过来降低痰液廓清的能力。

【临床表现】

主要症状为持续或反复的咳嗽、咳痰或咳脓痰。痰液为黏液性、黏液脓性或脓性，可呈黄绿色，收集后分层：上层为泡沫，中间为浑浊黏液，下层为脓性成分，最下层为坏死组织。无明显诱因者常隐匿起病，无症状或症状轻微。呼吸困难和喘息常提示有广泛的支气管扩张或有潜在的慢阻肺。随着感染加重，可出现痰量增多和发热，可仅为支气管感染加重，也可为病变累及周围肺实质出现肺炎所致。当支气管扩张伴急性感染时，病人可表现为咳嗽、咳脓痰和伴随肺炎。50%～70%的病例可发生咯血，大出血常为小动脉被侵蚀或增生的血管被破坏所致。部分病人以反复咯血为唯一症状，称为"干性支气管扩张"。

气道内有较多分泌物时，体检可闻及湿啰音和干啰音。病变严重尤其是伴有慢性缺氧、肺源性心脏病和右心衰竭的病人可出现杵状指及右心衰竭体征。

【实验室和其他辅助检查】

主要影像学检查包括胸部 X 线和胸部高分辨 CT；实验室检查包括血常规和炎症标志物如 C 反应蛋白，免疫球蛋白（IgG，IgA，IgM），微生物学检查，血气分析；还有肺功能检查。次要检查包括鼻窦 CT，血 IgE，特异性 IgE，烟曲霉皮试，类风湿因子，抗核抗体，细胞免疫功能检查，CF 和 PCD 相关检查，如汗液氯化钠，鼻呼出气 NO，基因检测，黏膜纤毛电镜检查，以及必要时纤支镜检查等。

（一）影像学检查

1. 胸部 X 线检查

囊状支气管扩张的气道表现为显著的囊腔，腔内可存在气液平面。囊腔内无气液平面时，很难与大疱性肺气肿或严重肺间质病变的蜂窝肺鉴别。支气管扩张的其他表现为气道壁增厚，主要由支气管周围炎症所致。由于受累肺实质通气不足、萎陷，扩张的气道往往聚拢，纵切面可显示为"双轨征"，横切面显示"环形阴影"。这是由于扩张的气道内充满分泌物，管腔显像较透亮区致密，产生不透明的管道或分支的管状结构。但是这一检查对判断有无支气管扩张缺乏特异性，病变轻时影像学检查可正常。

2. 胸部高分辨 CT 扫描（HRCT）

HRCT 可在横断面上清楚地显示扩张的支气管，且兼具无创、易重复、易接受的特点，现已成为支气管扩张的主要诊断方法。支气管扩张症在 HRCT 上的主要表现为支气管呈柱状及囊状改变，气道壁增厚（支气管内径<80%外径）、黏液阻塞、树芽征及马赛克征。当 CT 扫描层面与支气管平行时，扩张的支气管呈"双轨征"或"串珠"状改变；当扫描层面与支气管垂直时，扩张的支气管与伴行的肺动脉形成"印戒征"；当多个囊状扩张的支气管彼此相邻时，则表现为"蜂窝"状改变。

3. 支气管碘油造影

可确诊支气管扩张，但因其为创伤性检查，现已被高分辨 CT（HRCT）所取代。

（二）实验室检查

1. 血常规及炎症标志物

当细菌感染导致支气管扩张症急性加重时，血常规白细胞计数、中性粒细胞分类及 C 反应蛋白可升高。

2. 血清免疫球蛋白

合并免疫功能缺陷者可出现血清免疫球蛋白（IgG、IgA、IgM）缺乏。

3. 血气分析

可判断病人是否合并低氧血症和（或）高碳酸血症。

4. 微生物学检查

应留取合格的痰标本送检涂片染色以及痰细菌培养，痰培养和药敏试验结果可指导抗菌药物的选择，痰液中找到抗酸杆菌时需要进一步分型是结核杆菌还是非结核分枝杆菌。

5. 其他

必要时可检测类风湿因子、抗核抗体、抗中性粒细胞胞浆抗体。怀疑 ABPA 的病人可选择性进行血清 IgE 测定、烟曲霉皮试、曲霉沉淀素检查。如病人自幼起病，合并慢性鼻窦炎或中耳炎，或合并右位心，需怀疑 PCD 可能，可行鼻呼出气一氧化氮测定筛查，疑诊者需进一步取纤毛上皮行电镜检查，必要时行基因检测。

（三）其他

1. 纤维支气管镜检查

当支气管扩张呈局灶性且位于段支气管以上时，可发现弹坑样改变，可通过纤维支气管镜采样用于病原学诊断及病理诊断。纤支镜检查还可明确出血、扩张或阻塞的部位。还可经纤支镜进行局部灌洗，采取灌洗液标本进行涂片、细菌学和细胞学检查，协助诊断和指导治疗。

2. 肺功能测定

可证实由弥漫性支气管扩张或相关阻塞性肺病导致的气流受限以及指导临床使用支气管舒张剂。

【诊断与鉴别诊断】

（一）诊断

根据反复咳脓痰、咯血病史和既往有诱发支气管扩张的呼吸道感染病史，HRCT 显示支气管扩张的异常影像学改变，即可明确诊断为支气管扩张。诊断支气管扩张症的病人还应进一步仔细询问既往病史、评估上呼吸道症状、根据病情完善相关检查以明确病因诊断。

（二）评估

病人初次诊断后的评估包括：痰液检查，包括痰涂片（包括真菌和抗酸染色），痰培养加药敏试验。肺部 CT 随访，尤其是肺内出现空洞，无法解释的咯血或痰中带血，治疗反应不佳，反复急性加重等。肺功能用于评估疾病进展程度和指导药物治疗。血气分析判断是否存在低氧血症和（或）CO_2 潴留。以及实验室检查评估病人的炎症反应，免疫状态，是否合并其他病原体感染等。

（三）鉴别诊断

需鉴别的疾病主要为慢性支气管炎、肺脓肿、肺结核、先天性肺囊肿、支气管肺癌和弥漫性泛细支气管炎等。仔细研究病史和临床表现，参考影像学、纤维支气管镜和支气管造影的特征常可做出明确的鉴别诊断。下述要点对鉴别性诊断有一定参考意义：

1. 慢性支气管炎

多发生在中年以上病人，在气候多变的冬、春季节咳嗽、咳痰明显，多咳白色黏液痰，感染急性发作时可出现脓性痰，但无反复咯血史。听诊双肺可闻及散在干、湿啰音。

2. 肺脓肿

起病急，有高热、咳嗽、大量脓臭痰。X 线检查可见局部浓密炎症阴影，内有空腔液平。

3. 肺结核

常有低热、盗汗、乏力、消瘦等结核毒性症状，干、湿啰音多局限于上肺，X 线胸片和痰结核菌检查可做出诊断。

4. 先天性肺囊肿

X 线检查可见多个边界纤细的圆形或椭圆形阴影，壁较薄，周围组织无炎症浸润。胸部 CT 和支气管造影可协助诊断。

5. 弥漫性泛细支气管炎

有慢性咳嗽、咳痰、活动时呼吸困难及慢性鼻窦炎。胸片和胸部 CT 显示弥漫分布的小结节影。大环内酯类抗生素治疗有效。

6. 支气管肺癌

多见于 40 岁以上病人，可伴有咳嗽、咳痰、胸痛，痰中带血。大咯血少见。影像学、痰细胞学、支气管镜检查等有助于确诊。

【治疗】

（一）治疗基础疾病

对活动性肺结核伴支气管扩张应积极抗结核治疗，低免疫球蛋白血症可用免疫球蛋白替代治疗。

（二）控制感染

支气管扩张症病人出现痰量增多及其脓性成分增加等急性感染征象时，需应用抗感染药物。急性加重期开始抗菌药物治疗前应常规送痰培养，根据痰培养和药敏结果指导抗生素应用，但在等待培养结果时即应开始经验性抗菌药物治疗。无铜绿假单胞菌感染高危因素的病人应立即经验性使用对流感嗜血杆菌有活性的抗菌药物，如氨苄西林/舒巴坦，阿莫西林/克拉维酸，第二代头孢菌素，第三代头孢菌素（头孢曲松钠、头孢噻肟），莫西沙星、左氧氟沙星。对于存在铜绿假单胞菌感染高危因素的病人［如存在以下 4 条中的 2 条：①近期住院；②每年 4 次以上或近 3 个月以内应用抗生素；③重度气流阻塞（$FEV_1 < 30\%$ 预计值）；④最近 2 周每日口服泼尼松<10mg］，可选择具有抗假单胞菌活性的 β-内酰胺类抗生素（如头孢他啶、头孢吡肟、哌拉西林/他唑巴坦、头孢哌酮/舒巴坦），碳青霉烯类（如亚胺培南、美罗培南），氨基糖苷类，喹诺酮类（环丙沙星或左氧氟沙星），可单独应用或联合应用。对于慢性咳脓痰病人，还可考虑使用疗程更长的抗生素，如口服阿莫西林或吸入氨基糖苷类药物，或间断并规则使用单一抗生素以及轮换使用抗生素以加强对下呼吸道病原体的清除。合并 ABPA 时，除一般需要糖皮质激素（泼尼松 $0.5 \sim 1mg/kg$）外，还需要抗真菌药物（如伊曲康唑）联合治疗，疗程较长。支气管扩张症病人出现肺内空洞，尤其是内壁光滑的空洞，合并或没有合并树芽征，要考虑到不典型分枝杆菌感染的可能，可采用痰抗酸染色，痰培养及痰的微生物分子检测进行诊断。本病也容易合并结核，病人可以有肺内空洞或肺内结节，渗出合并增殖性改变等，可合并低热，夜间盗汗，需要在随访过程中密切注意上述相关的临床表现。支气管扩张症病人容易合并曲霉菌的定植和感染，表现为管腔内有曲霉球，或出现慢性纤维空洞样改变，或急性、亚急性侵袭性感染。曲霉菌的侵袭性感染治疗一般选择伏立康唑。

（三）改善气流受限

建议支气管扩张症病人常规随访肺功能的变化，尤其是已经有阻塞性通气功能障碍的病人。长效支气管舒张剂（长效 β$_2$ 受体激动剂，长效抗胆碱能药物，吸入糖皮质激素/长效 β$_2$ 受体激动剂）可改善气流受限并帮助清除分泌物，对伴有气道高反应及可逆性气流受限的病人常有一定疗效。但由于缺乏循证医学的依据，在支气管舒张剂的选择上，目前并无常规推荐的指征。

（四）清除气道分泌物

包括物理排痰和化痰药物。物理排痰包括体位引流，一般头低臀部抬高，可配合震动拍击背部协助痰液引流。气道内雾化吸入生理盐水，短时间内吸入高渗生理盐水，或吸入黏液松解剂如乙酰半胱氨酸等，可有助于痰液的稀释和排出。其他如胸壁震荡，正压通气，主动呼吸训练等合理使用也可以起到排痰作用。药物包括黏液溶解剂，痰液促排剂，抗氧化剂等。N-乙酰半胱氨酸具有较强的化痰和抗氧化作用。切忌在非囊性纤维化支气管扩张病人使用重组脱氧核糖核酸酶。

（五）免疫调节剂

使用一些促进呼吸道免疫增强的药物如细菌细胞壁裂解产物可以减少支气管扩张症病人的急性发作。部分支气管扩张症病人长期使用十四环或十五环大环内酯类抗生素可以减少急性发作和改善病人的症状，但需要注意长期口服抗生素带来的其他副作用，包括心血管、听力、肝功能的损害及出现细菌耐药等。

（六）咯血的治疗

对反复咯血的病人，如果咯血量少，可以对症治疗或口服卡巴克洛（安络血）、云南白药。若出血量中等，可静脉给予垂体后叶素或酚妥拉明；若出血量大，经内科治疗无效，可考虑介入栓塞治疗或手术治疗。使用垂体后叶素需要注意低钠血症的产生。

（七）外科治疗

如支气管扩张为局限性，经充分内科治疗仍顽固反复发作者，可考虑外科手术切除病变肺组织。如大出血来自增生的支气管动脉，经休息和抗生素等保守治疗不能缓解仍反复大咯血时，病变局限者可考虑外科手术，否则采用支气管动脉栓塞术治疗。对于那些尽管采取了所有治疗仍致残的病例，合适者可考虑肺移植。

（八）预防

可考虑应用肺炎球菌疫苗和流感病毒疫苗预防或减少急性发作，免疫调节剂对于减轻症状和减少发作有一定帮助。吸烟者应予以戒烟。康复锻炼对于保持肺功能有一定作用。

【预后】

支气管扩张症的危重程度评分有 BIS 评分，取决于支气管扩张范围和有无并发症。支气管扩张范围局限者，积极治疗可改善生命质量和延长寿命。支气管扩张范围广泛者易损害肺功能，甚至发展至呼吸衰竭而引起死亡。大咯血也可严重影响预后。支气管扩张症合并肺实质损害如肺气肿和肺大疱者预后较差。慢阻肺病人合并支气管扩张症后死亡率增加。

第五章　肺部感染性疾病

第一节　肺炎概述

肺炎指终末气道、肺泡和肺间质的炎症，可由病原微生物、理化因素、免疫损伤、过敏及药物所致。细菌性肺炎是最常见的肺炎，也是最常见的感染性疾病之一。在抗菌药物应用以前，细菌性肺炎对儿童及老年人的健康威胁极大，抗菌药物的出现及发展曾一度使肺炎病死率明显下降。但近年来，尽管应用强力的抗菌药物和有效的疫苗，肺炎的病死率并未进一步降低，甚至有所上升。

【流行病学】

社区获得性肺炎（community acquired pneumonia，CAP）和医院获得性肺炎（hospital acquired pneumonia，HAP）年发病率分别为（5～11）/1000 人口和（5～10）/1000 住院病人。CAP 病人门诊治疗者病死率<1%～5%，住院治疗者平均为 12%，入住重症监护病房者约为 40%。由 HAP 引起的相关病死率为 15.5%～38.2%。发病率和病死率高的原因与社会人口老龄化、吸烟、伴有基础疾病和免疫功能低下有关，如慢性阻塞性肺病、心力衰竭、肿瘤、糖尿病、尿毒症、神经系统疾病、药瘾、嗜酒、艾滋病、久病体衰、大型手术、应用免疫抑制剂和器官移植等。此外，亦与病原体变迁、新病原体出现、医院获得性肺炎发病率增加、病原学诊断困难、不合理使用抗菌药物导致细菌耐药性增加，尤其是多耐药（multidrug-resistant，MDR）病原体增加等有关。

【病因、发病机制和病理】

正常的呼吸道免疫防御机制（支气管内黏液-纤毛运载系统、肺泡巨噬细胞等细胞防御的完整性等）使下呼吸道免除于细菌等致病菌感染。是否发生肺炎取决于两个因素：病原体和宿主因素。如果病原体数量多、毒力强和（或）宿主呼吸道局部和全身免疫防御系统损害，即可发生肺炎。病原体可通过下列途径引起社区获得性肺炎：①空气吸入；②血行播散；③邻近感染部位蔓延；④上呼吸道定植菌的误吸。医院获得性肺炎则更多是通过误吸胃肠道的定植菌（胃食管反流）和（或）通过人工气道吸入环境中的致病菌引起。病原体直接抵达下呼吸道后，孳生繁殖，引起肺泡毛细血管充血、水肿，肺泡内纤维蛋白渗出及细胞浸润。除了金黄色葡萄球菌、铜绿假单胞菌和肺炎克雷伯杆菌等可引起肺组织的坏死性病变易形成空洞外，肺炎治愈后多不遗留瘢痕，肺的结构与功能均可恢复。

【分类】

肺炎可按解剖、病因或患病环境加以分类。

（一）解剖分类

1. 大叶性（肺泡性）肺炎

病原体先在肺泡引起炎症，经肺泡间孔（Cohn 孔）向其他肺泡扩散，致使部分肺段或整个肺段、肺叶发生炎症。典型者表现为肺实质炎症，通常并不累及支气管。致病菌多为肺炎链球菌。X 线影像显示肺叶或肺段的实变阴影。

2. 小叶性（支气管性）肺炎

病原体经支气管入侵，引起细支气管、终末细支气管及肺泡的炎症，常继发于其他疾病，如支气管炎、支气管扩张、上呼吸道病毒感染以及长期卧床的危重病人。其病原体有肺炎链球菌、葡萄球菌、病毒、肺炎支原体以及军团菌等。X线影像显示为沿着肺纹理分布的不规则斑片状阴影，边缘密度浅而模糊，无实变征象，肺下叶常受累。

3. 间质性肺炎

以肺间质为主的炎症，累及支气管壁和支气管周围组织，有肺泡壁增生及间质水肿，因病变仅在肺间质，故呼吸道症状较轻，病变广泛则呼吸困难明显。可由细菌、支原体、衣原体、病毒或肺孢子菌等引起。X 线影像表现为一侧或双侧肺下部不规则阴影，可呈磨玻璃状、网格状，其间可有小片肺不张阴影。

（二）病因分类

1. 细菌性肺炎

如肺炎链球菌、金黄色葡萄球菌、甲型溶血性链球菌、肺炎克雷伯杆菌、流感嗜血杆菌、铜绿假单胞菌肺炎和鲍曼不动杆菌等。

2. 非典型病原体所致肺炎

如军团菌、支原体和衣原体等。

3. 病毒性肺炎

如冠状病毒、腺病毒、呼吸道合胞病毒、流感病毒、麻疹病毒、巨细胞病毒、单纯疱疹病毒等。

4. 肺真菌病

如念珠菌、曲霉、隐球菌、肺孢子菌、毛霉等。

5. 其他病原体所致肺炎

如立克次体（如 Q 热立克次体）、弓形体（如鼠弓形体）、寄生虫（如肺包虫、肺吸虫、肺血吸虫）等。

6. 理化因素所致的肺炎

如放射性损伤引起的放射性肺炎，胃酸吸入引起的化学性肺炎，对吸入或内源性脂类物质产生炎症反应的类脂性肺炎等。通常所说的肺炎不包括理化因素所致的肺炎。

（三）患病环境分类

由于细菌学检查阳性率低，培养结果滞后，病因分类在临床上应用较为困难，目前多按肺炎的获得环境分成两类，这是因为不同场所发生的肺炎病原学有相应的特点，因此有利于指导经验性治疗。

1. 社区获得性肺炎（CAP）

是指在医院外罹患的感染性肺实质（含肺泡壁，即广义上的肺间质）炎症，包括具有明确潜伏期的病原体感染在入院后于潜伏期内发病的肺炎。其临床诊断依据是：①社区发病。②肺炎相关临床表现：a. 新近出现的咳嗽、咳痰或原有呼吸道疾病症状加重并出现脓性痰，伴或不伴胸痛/呼吸困难/咯血；b. 发热；c. 肺实变体征和（或）闻及湿性啰音；d. WBC>10×10^9/L 或<4×10^9/L，伴或不伴中性粒细胞核左移。③胸部影像学检查显示片状、斑片状浸润性阴影或间质性改变，伴或不伴胸腔积液。符合①、③及②中任何 1 项，并除外肺结核、肺部肿瘤、非感染性肺间质性疾病、肺水肿、肺不张、肺栓塞、肺嗜酸性粒细胞浸润症及肺血管炎等后，可建立临床诊断。CAP 常见病原体为肺炎链球菌、支原体、衣原体、流感嗜血杆菌和呼吸道病毒（甲、乙型流感病毒，腺病毒，呼吸道合胞病毒和副流感病毒）等。

2. 医院获得性肺炎（HAP）

亦称医院内肺炎，指病人住院期间没有接受有创机械通气，未处于病原感染的潜伏期，且入院 ≥ 48 小时后在医院内新发生的肺炎。呼吸机相关性肺炎（ventilator associated pneumonia，VAP）是指气管插管或气管切开病人，接受机械通气 48 小时后发生的肺炎及机械通气撤机、拔管后 48 小时内出现的肺炎。胸部 X 线或 CT 显示新出现或进展性的浸润影、实变影、磨玻璃影，加上下列三个临床症状中的两个或以上，可建立临床诊断：①发热，体温>38℃；②脓性气道分泌物；③外周血白细胞计数>10×10^9/L 或<4×10^9/L。肺炎相关的临床表现，满足的条件越多，临床诊断的准确性越高。HAP 的临床表现、实验室和影像学检查特异性低，应注意与肺不张、心力衰竭和肺水肿、基础疾病肺侵犯、药物性肺损伤、肺栓塞和急性呼吸窘迫综合征等相鉴别。临床诊断 HAP/VAP 后，应积极留取标本行微生物学检测。非免疫缺陷的病人 HAP/VAP 通常由细菌感染引起，常见病原菌的分布及其耐药性特点随地区、医院等级、病人人群、暴露于抗菌药物情况不同而异，并且随时间而改变。我国 HAP/VAP 常见病原菌包括鲍曼不动杆菌、铜绿假单胞菌、肺炎克雷伯杆菌、大肠埃希菌、金黄色葡萄球菌等。需要

强调的是，在经验性治疗时了解当地医院的病原学监测数据更为重要，应根据本地区、本医院甚至特定科室的病原谱和耐药特点，结合病人个体因素来选择抗菌药物。

【临床表现】

细菌性肺炎的症状可轻可重，决定于病原体和宿主的状态。常见症状为咳嗽、咳痰，或原有呼吸道症状加重，并出现脓性痰或血痰，伴或不伴胸痛。病变范围大者可有呼吸困难、呼吸窘迫。大多数病人有发热。早期肺部体征无明显异常，重症者可有呼吸频率增快，鼻翼扇动，发绀。肺实变时有典型的体征，如叩诊浊音、语颤增强和支气管呼吸音等，也可闻及湿性啰音。并发胸腔积液者，患侧胸部叩诊浊音，语颤减弱，呼吸音减弱。

【诊断与鉴别诊断】

肺炎的诊断程序如下。

（一）确定肺炎诊断

首先必须把肺炎与呼吸道感染区别开来。呼吸道感染虽然有咳嗽、咳痰和发热等症状，但有其特点，上、下呼吸道感染无肺实质浸润，胸部 X 线检查可鉴别。其次，必须把肺炎与其他类似肺炎的疾病区别开来。

1. 肺结核

多有全身中毒症状，如午后低热、盗汗、疲乏无力、体重减轻、失眠、心悸，女性病人可有月经失调或闭经等。X 线胸片见病变多在肺尖或锁骨上下，密度不均，消散缓慢，且可形成空洞或肺内播散。痰中可找到结核分枝杆菌。一般抗菌治疗疗效不佳。

2. 肺癌

多无急性感染中毒症状，有时痰中带血丝，血白细胞计数不高。但肺癌可伴发阻塞性肺炎，经抗菌药物治疗炎症消退后肿瘤阴影渐趋明显，或可见肺门淋巴结肿大，有时出现肺不张。若抗菌药物治疗后肺部炎症不见消散，或消散后于同一部位再次出现肺炎，应密切随访。对有吸烟史及年龄较大的病人，必要时做CT、MRI、支气管镜和痰液脱落细胞等检查，以免贻误诊断。

3. 肺血栓栓塞症

多有静脉血栓的危险因素，如血栓性静脉炎、心肺疾病、创伤、手术和肿瘤等病史，可发生咯血、晕厥，呼吸困难较明显。X线胸片示区域性肺血管纹理减少，有时可见尖端指向肺门的楔形阴影。动脉血气分析常见低氧血症及低碳酸血症。D-二聚体、CT肺动脉造影、放射性核素肺通气/灌注扫描和MRI等检查可帮助鉴别。

4. 非感染性肺部浸润

需排除非感染性肺部疾病，如间质性肺炎、肺水肿、肺不张和肺血管炎等。

（二）评估严重程度

如果肺炎的诊断成立，评价病情的严重程度对于决定在门诊或入院治疗甚或ICU治疗至关重要。肺炎严重性决定于三个主要因素市部局部炎症程度，肺部炎症的播散和全身炎症反应程度。重症肺炎目前还没有普遍认同的诊断标准，如果肺炎病人需要通气支持（急性呼吸衰竭、气体交换严重障碍伴高碳酸血症或持续低氧血症）、循环支持（血流动力学障碍、外周灌注不足）和需要加强监护与治疗，可认为是重症肺炎。目前许多国家制定了重症肺炎的诊断标准，虽然有所不同，但均注重肺部病变的范围、器官灌注和氧合状态。

目前我国推荐使用CURB-65作为判断CAP病人是否需要住院治疗的标准。CURB-65共5项指标，满足1项得1分：①意识障碍；②尿素氮>7mmol/L；③呼吸频率≥30次/分；④收缩压<90mmHg或舒张压≤60mmHg；⑤年龄≥65岁。评分0~1分，原则上门诊治疗即可；2分建议住院或严格随访下的院外治疗；3~5分应住院治疗。同时应结合病人年龄、基础疾病、社会经济状况、胃肠功能、治疗依从性等综合判断。若CAP符合下列1项主要标准或≥3项次要标准者可诊断为重症肺炎，需密切观察，积极救治，有条件时收住ICU治疗。主要标

准：①需要气管插管行机械通气治疗；②脓毒症休克经积极液体复苏后仍需要血管活性药物治疗。次要标准：①呼吸频率>30 次/分；②$PaO_2/FiO_2 \leqslant 250mmHg$（$1mmHg = 0.133kPa$）；③多肺叶浸润；④意识障碍和（或）定向障碍；⑤血尿素氮$\geqslant 20mg/dl$（$7.14mmol/L$）收缩压<90mmHg，需要积极的液体复苏。

（三）确定病原体

由于人上呼吸道黏膜表面及其分泌物含有许多微生物，即所谓的正常菌群，因此，途经口咽部的下呼吸道分泌物或痰无疑极易受到污染。有慢性气道疾病者、老年人和危重病病人等，其呼吸道定植菌明显增加，影响痰中致病菌的分离和判断。另外，应用抗菌药物后可影响细菌培养结果。因此，在采集呼吸道标本进行细菌培养时尽可能在抗菌药物应用前采集，避免污染，及时送检，其结果才能起到指导治疗的作用。目前常用的方法有：

1. 痰

采集方便，是最常用的下呼吸道病原学标本。采集后在室温下 2 小时内送检。先直接涂片，光镜下观察细胞数量，如每低倍视野鳞状上皮细胞<10 个，白细胞>25 个，或鳞状上皮细胞：白细胞<1∶2.5，可作为污染相对较少的"合格"标本接种培养。痰定量培养分离的致病菌或条件致病菌浓度$\geqslant 10^7 cfu/ml$，可以认为是肺部感染的致病菌；$\leqslant 10^4 cfu/ml$ 则为污染菌；介于两者之间建议重复痰培养；如连续分离到相同细菌，$10^5 \sim 10^6 cfu/ml$ 连续两次以上，也可认为是致病菌。

2. 经支气管镜或人工气道吸引

受口咽部细菌污染的机会较咳痰为少，如吸引物细菌培养其浓度$\geqslant 10^5 cfu/ml$，可认为是致病菌，低于此浓度则多为污染菌。

3. 防污染样本毛刷

如细菌$\geqslant 10^3 cfu/ml$，可认为是致病菌。

4. 支气管肺泡灌洗

如细菌$\geqslant 10^4 cfu/ml$，防污染 BAL 标本细菌$\geqslant 10^3 cfu/ml$，可认为是致病菌。

5. 经皮细针吸检和开胸肺活检

敏感性和特异性均很好，但由于是创伤性检查，容易引起并发症，如气胸、出血等，临床一般用于对抗菌药物经验性治疗无效或其他检查不能确定者。

6. 血培养和胸腔积液培养

肺炎病人血培养和痰培养分离到相同细菌，可确定为肺炎的病原菌。如仅为血培养阳性，但不能用其他原因如腹腔感染、静脉导管相关性感染解释菌血症的原因，血培养的细菌也可认为是肺炎的病原菌。胸腔积液培养到的细菌则基本可认为是肺炎的致病菌。由于血或胸腔积液标本的采集均经过皮肤，故其结果须排除操作过程中皮肤细菌的污染。

7. 尿抗原试验

包括军团菌和肺炎链球菌尿抗原。

8. 血清学检查

测定特异性 IgM 抗体滴度，如急性期和恢复期之间抗体滴度有 4 倍增高可诊断，例如支原体、衣原体、嗜肺军团菌和病毒感染等，多为回顾性诊断。

虽然目前有许多病原学诊断方法，仍有高达 40%～50% 的肺炎不能确定相关病原体。病原体低检出率以及病原学和血清学诊断的滞后性，使大多数肺部感染治疗特别是初始的抗菌治疗都是经验性的，而且相当一部分病人的抗菌治疗始终是在没有病原学诊断的情况下进行。但是，对 HAP、免疫抑制宿主肺炎和抗感染治疗无反应的重症肺炎等，仍应积极采用各种手段确定病原体，以指导临床的抗菌药物治疗。临床可根据各种肺炎的临床和放射学特征估计可能的病原体。

【治疗】

抗感染治疗是肺炎治疗的关键环节，包括经验性治疗和抗病原体治疗。前者主要根据本地区、本单位的肺炎病原体流行病学资料，选择可能覆盖病原体的抗菌药物；后者则根据病原学的培养结果或肺组织标本的培养或病理结果以及药物敏感试验结果，选择体外试验敏感的抗菌药物。此外，还应该根据病人的年龄、有无基础疾病、是否有误吸、住普通病房还是重症监护病房、住院时间长短和肺炎的严重程度等，选择抗菌药物和给药途径。

青壮年和无基础疾病的 CAP 病人，常用青霉素类、第一代头孢菌素等。由于我国肺炎链球菌对大环内酯类耐药率高，故对该菌所致的肺炎不单独使用大环内酯类药物治疗。对耐药肺炎链球菌可使用呼吸氟喹诺酮类药物（莫西沙星、吉米沙星和左氧氟沙星）。老年人、有基础疾病或住院的 CAP，常用呼吸氟喹诺酮类药物，第二、三代头孢菌素，β-内酰胺类/β-内酰胺酶抑制剂或厄他培南，可联合大环内酯类药物。HAP 常用第二、三代头孢菌素，内酰胺类/β-内酰胺酶抑制剂、氟喹诺酮类或碳青霉烯类药物。

重症肺炎首先应选择广谱的强力抗菌药物，并应足量、联合用药。因为初始经验性治疗不足或不合理，或尔后根据病原学培养结果调整抗菌药物，其病死率均明显高于初始治疗正确者。重症 CAP 常用 β-内酰胺类联合大环内酯类或氟喹诺酮类药物；青霉素过敏者用呼吸氟喹诺酮类和氨曲南。HAP 可用抗假单胞菌的 β 内酰胺类、广谱青霉素/β-内酰胺酶抑制剂、碳青霉烯类的任何一种联合呼吸氟喹诺酮类或氨基糖苷类药物，如怀疑有 MDR 球菌感染可选择联合万古霉素、替考拉宁或利奈唑胺。

抗菌药物治疗应尽早进行，一旦怀疑为肺炎即应马上给予首剂抗菌药物，越早治疗预后越好。病情稳定后可从静脉途径转为口服治疗。抗感染治疗一般可于热退 2~3 天且主要呼吸道症状明显改善后停药，但疗程应视病情严重程度、缓解速度、并发症以及不同病原体而异，不必以肺部阴影吸收程度作为停用抗菌药物的指征。通常轻、中度 CAP 病人疗程 5~7 天，重症以及伴有肺外并发症病人可适当延长抗感染疗程。非典型病原体治疗反应较慢者疗程延长至 10~14 天。金黄色葡萄球菌、铜绿假单胞菌、克雷伯菌属或厌氧菌等容易导致肺组织坏死，抗菌药物疗程可延长至 14~21 天。

大多数 CAP 病人在初始治疗后 72 小时临床症状改善，表现为体温下降，症状改善，临床状态稳定，白细胞、C 反应蛋白和降钙素原逐渐降低或恢复正常，但影像学改善滞后于临床症状。应在初始治疗后 12 小时对病情进行评价，部分病人对治疗的反应相对较慢，只要临床表现无恶化，可以继续观察，不必急于更换抗感染药物。经治疗后达到临床稳定，可以认定为初始治疗有效。临床稳定标准需符合下列所有五项指标：①体温≤37.8℃；②心率≤100次/分；③呼吸频率≤24次/分；④收缩压≥90mmHg；⑤氧饱和度≥90%（或者动脉氧分压≥60mmHg，吸空气条件下）。对达到临床稳定且能接受口服药物治疗的病人，改用同类或抗菌谱相近、对致病菌敏感的口服制剂进行序贯治疗。

如72小时后症状无改善，其原因可能有：①药物未能覆盖致病菌，或细菌耐药；②特殊病原体感染，如结核分枝杆菌、真菌、病毒等；③出现并发症或存在影响疗效的宿主因素（如免疫抑制）；④非感染性疾病误诊为肺炎；⑤药物热。需仔细分析，做必要的检查，进行相应处理。

【预防】

加强体育锻炼，增强体质。减少危险因素如吸烟、酗酒。年龄大于65岁者可接种流感疫苗。对年龄大于65岁或不足65岁，但有心血管疾病、肺疾病、糖尿病、酗酒、肝硬化和免疫抑制者可接种肺炎疫苗。

第二节　细菌性肺炎

一、肺炎链球菌肺炎

肺炎链球菌肺炎是由肺炎链球菌（SP）或称肺炎球菌所引起的肺炎，约占CAP的半数。通常急骤起病，以高热、寒战、咳嗽、血痰及胸痛为特征。胸部影像学检查呈肺段或肺叶急性炎症实变。因抗菌药物的广泛使用，使本病的起病方式、症状及X线影像改变均不典型。

【病因和发病机制】

SP为革兰染色阳性球菌，多成双排列或短链排列。有荚膜，其毒力大小与荚膜中的多糖结构及含量有关。根据荚膜多糖的抗原特性，SP 可分为 86 个血清型。成人致病菌多属 1~9 型及 12 型，以第 3 型毒力最强，儿童则多为 6、14、19 及 23 型。SP 在干燥痰中能存活数个月，但在阳光直射 1 小时或加热至 52℃10 分钟即可被杀灭，对苯酚等消毒剂亦甚敏感。机体免疫功能正常时，SP 是寄居在口腔及鼻咽部的一种正常菌群，带菌率随年龄、季节及免疫状态的变化而有差异。机体免疫功能受损时，有毒力的 SP 入侵人体而致病。SP 除引起肺炎外，少数可发生菌血症或感染性休克，老年人及婴幼儿的病情尤为严重。

SP 不产生毒素，不引起组织坏死或形成空洞。其致病力是由于高分子多糖体的荚膜对组织的侵袭作用，首先引起肺泡壁水肿，出现白细胞与红细胞渗出，之后含菌的渗出液经 Cohn 孔向肺的中央部分扩展，甚至累及几个肺段或整个肺叶。因病变开始于肺的外周，故肺叶间分界清楚，易累及胸膜，引起渗出性胸膜炎。

【病理】

病理改变有充血期、红肝变期、灰肝变期及消散期。表现为肺组织充血水肿，肺泡内浆液渗出及红、白细胞浸润，白细胞吞噬细菌，继而纤维蛋白渗出物溶解、吸收、肺泡重新充气。肝变期病理阶段实际并无明确分界，经早期应用抗菌药物治疗，典型病理的分期已经很少见。病变消散后肺组织结构多无损坏，不留纤维瘢痕。极个别病人肺泡内纤维蛋白吸收不完全，甚至有成纤维细胞形成，形成机化性肺炎。老年人及婴幼儿感染可沿支气管分布（支气管肺炎）。若未及时治疗，5%~10% 的病人可并发脓胸，10%~20% 的病人因细菌经淋巴管、胸导管进入血液循环，可引起脑膜炎、心包炎、心内膜炎、关节炎和中耳炎等肺外感染。

【临床表现】

冬季与初春多见，常与呼吸道病毒感染相伴行。病人多为原来健康的青壮年或老年与婴幼儿，男性较多见。吸烟者、痴呆者、慢性支气管炎、支气管扩张、充血性心力衰竭、慢性病病人以及免疫抑制者均易受 SP 感染。

（一）症状

发病前常有受凉、淋雨、疲劳、醉酒、病毒感染史，多有上呼吸道感染的前驱症状。起病急骤，高热、寒战、全身肌肉酸痛，体温在数小时内升至 39～40℃，高峰在下午或傍晚，或呈稽留热，脉率随之增速。可有患侧胸部疼痛，放射到肩部或腹部，咳嗽或深呼吸时加剧。痰少，可带血或呈铁锈色，胃纳锐减，偶有恶心、呕吐、腹痛或腹泻，易被误诊为急腹症。

（二）体征

病人呈急性热病容，面颊绯红，鼻翼扇动，皮肤灼热、干燥，口角及鼻周有单纯疱疹；病变广泛时可出现发绀。有脓毒症者，可出现皮肤、黏膜出血点，巩膜黄染。早期肺部体征无明显异常，仅有胸廓呼吸运动幅度减小，叩诊稍浊，听诊可有呼吸音减低及胸膜摩擦音。肺实变时叩诊浊音，触觉语颤增强并可闻及支气管呼吸音。消散期可闻及湿啰音。心率增快，有时心律不齐。重症病人有肠胀气，上腹部压痛多与炎症累及膈胸膜有关。重症感染时可伴休克、急性呼吸窘迫综合征及神经精神症状。

自然病程大致 1~2 周。发病 5~10 天，体温可自行骤降或逐渐消退；使用有效的抗菌药物后可使体温在 1～3 天恢复正常。病人的其他症状与体征亦随之逐渐消失。

【并发症】

SP 肺炎的并发症近年已很少见。严重脓毒症或毒血症病人易发生感染性休克，尤其是老年人。表现为血压降低、四肢厥冷、多汗、发绀、心动过速、心律失常等，而高热、胸痛、咳嗽等症状并不突出。其他并发症有胸膜炎、脓胸、心包炎、脑膜炎和关节炎等。

【实验室和其他检查】

血白细胞计数升高，中性粒细胞多在 80% 以上，并有核左移。年老体弱、酗酒、免疫功能低下者的白细胞计数可不增高，但中性粒细胞百分比仍增高。痰直接涂片作革兰染色及荚膜染色镜检，如发现典型的革兰染色阳性、带荚膜的双球菌或链球菌，即可初步做出病原学诊断。痰培养 24~48 小时可以确定病原体。痰标本要及时送检，在抗菌药物应用之前漱口后采集，取深部咳出的脓性或铁锈色痰。聚合酶链反应（PCR）及荧光标记抗体检测可提高病原学诊断率。尿 SP 抗原可阳性。约 10%~20% 的病人合并菌血症，故重症肺炎应做血培养。如合并胸腔积液，应积极抽取积液进行细菌培养。

胸部影像学检查早期仅见肺纹理增粗，或受累的肺段、肺叶稍模糊。随着病情进展，表现为大片炎症浸润阴影或实变影，在实变阴影中可见支气管充气征，肋膈角可有少量胸腔积液。在消散期，炎症浸润逐渐吸收，可有片状区域吸收较快而呈现"假空洞"征，多数病例在起病 3~4 周后才完全消散。老年肺炎病灶消散较慢，容易吸收不完全而成为机化性肺炎。

【诊断】

根据典型症状与体征，结合胸部 X 线检查，容易做出初步诊断。年老体衰、继发于其他疾病或灶性肺炎表现者，临床常不典型，需认真加以鉴别。病原菌检测是确诊本病的主要依据。

【治疗】

（一）抗菌药物治疗

首选青霉素，用药途径及剂量视病情轻重及有无并发症而定。轻症病人，可用 240 万 U/d，分 3 次肌内注射，或用普鲁卡因青霉素每 12 小时肌内注射 60 万 U。病情稍重者，宜用青霉素 240 万~480 万 U/d，分次静脉滴注，每 6~8 小时 1 次；重症及并发脑膜炎者，可增至 1000 万~3000 万 U/d，分 4 次静脉滴注。鉴于目前 SP 对青霉素不敏感率的升高以及对青霉素 MIC 敏感阈值的提高，最近欧洲下呼吸道感染处理指南建议大剂量青霉素治疗，对怀疑 SP 肺炎者，青霉素 320 万 U，每 4 小时 1 次，对青霉素 MIC≤8mg/L 的 SP 有效，并可预防由于广谱抗菌药物应用引起的耐药 SP、MRSA 和艰难梭菌的传播。对青霉素过敏者，或感染耐青霉素菌株者，用呼吸氟喹诺酮类、头孢噻肟或头孢曲松等药物，感染 MDR 菌株者可用万古霉素、替考拉宁或利奈唑胺。

（二）支持疗法

病人卧床休息，补充足够的蛋白质、热量及维生素。密切监测病情变化，防止休克。剧烈胸痛者，可酌用少量镇痛药。不用阿司匹林或其他解热药，以免过度出汗、脱水及干扰真实热型，导致临床判断错误。鼓励饮水每日 1~2L，失水者可输液。中等或重症病人（PaO_2<60mmHg 或有发绀）应给氧。若有明显麻痹性肠梗阻或胃扩张，应暂时禁食、禁饮和胃肠减压，直至肠蠕动恢复。烦躁不安、谵妄、失眠酌用镇静药，禁用抑制呼吸的镇静药。

（三）并发症的处理

经抗菌药物治疗后，高热常在 24 小时内消退，或数日内逐渐下降。若体温降而复升或 3 天后仍不降者，应考虑 SP 的肺外感染，如脓胸、心包炎或关节炎等；若持续发热应寻找其他原因。约 10%~20%SP 肺炎伴发胸腔积液，应酌情取胸液检查及培养以确定其性质。若治疗不当，约 5%并发脓胸，应积极引流排脓。

二、葡萄球菌肺炎

葡萄球菌肺炎是由葡萄球菌引起的急性肺化脓性炎症。常发生于有基础疾病如糖尿病、血液病、艾滋病、肝病、营养不良、酒精中毒、静脉吸毒或原有支气管肺疾病者，流感后、病毒性肺炎后或儿童患麻疹时也易罹患。多急骤起病，高热、寒战、胸痛，脓性痰，可早期出现循环衰竭。胸部影像学表现为坏死性肺炎，如肺脓肿、肺气囊肿和脓胸。若治疗不及时或不当，病死率甚高。

【病因和发病机制】

葡萄球菌为革兰染色阳性球菌，可分为凝固酶阳性的葡萄球菌（主要为金黄色葡萄球菌，简称金葡菌）及凝固酶阴性的葡萄球菌（如表皮葡萄球菌和腐生葡萄球菌等）。其致病物质主要是毒素与酶，如溶血毒素、杀白细胞素、肠毒素等，具有溶血、坏死、杀白细胞及血管痉挛等作用。葡萄球菌致病力可用血浆凝固酶来测定，阳性者致病力较强。金黄色葡萄球菌凝固酶为阳性，是化脓性感染的主要原因，但其他凝固酶阴性葡萄球菌亦可引起感染。随着医院内感染的增多，由凝固酶阴性葡萄球菌引起的肺炎也不断增多。HAP 中葡萄球菌感染占 11%~25%。近年有耐甲氧西林金黄色葡萄球菌（MRSA）在医院内暴发流行的报道。另外，社区获得性 MRSA（community acquired MRSA，CA-MRSA）肺炎的出现也引起高度的重视。

【病理】

经呼吸道吸入的肺炎常呈大叶性分布或广泛的融合性的支气管肺炎。支气管及肺泡破溃可使气体进入肺间质，并与支气管相通。当坏死组织或脓液阻塞细支气管，形成单向活瓣作用，产生张力性肺气囊肿。浅表的肺气囊肿若张力过高，可溃破形成气胸或脓气胸，并可形成支气管胸膜瘘。偶可伴发化脓性心包炎、脑膜炎等。

皮肤感染灶（疖、痈、毛囊炎、蜂窝织炎、伤口感染）中的葡萄球菌可经血液循环抵达肺部，引起多处肺实变、化脓及组织破坏，形成单个或多发性肺脓肿。

【临床表现】

（一）症状

起病多急骤，寒战、高热，体温多高达 39~40℃，胸痛，痰脓性，量多，带血丝或呈脓血状。毒血症状明显，全身肌肉、关节酸痛，体质衰弱，精神萎靡，病情严重者可早期出现周围循环衰竭。院内感染者通常起病较隐袭，体温逐渐上升。老年人症状可不典型。血源性葡萄球菌肺炎常有皮肤伤口、疖、痈或中心静脉导管置入等，或静脉吸毒史，较少咳脓性痰。

（二）体征

早期可无体征，常与严重的中毒症状和呼吸道症状不平行，然后可出现两肺散在性湿啰音。病变较大或融合时可有肺实变体征，气胸或脓气胸则有相应体征。血源性葡萄球菌肺炎应注意肺外病灶，静脉吸毒者多有皮肤针口和三尖瓣赘生物，可闻及心脏杂音。

【实验室和其他检查】

外周血白细胞计数明显升高，中性粒细胞比例增加，核左移。胸部 X 线检查显示肺段或肺叶实变，可早期形成空洞，或呈小叶状浸润，其中有单个或多发的液气囊腔。另一特征是 X 线影像阴影的易变性，表现为一处的炎性浸润消失而在另一处出现新的病灶，或很小的单一病灶发展为大片阴影。治疗有效时，病变消散，阴影密度逐渐减低，约 2~4 周后病变完全消失，偶可遗留少许条索状阴影或肺纹理增多等。

【诊断】

根据全身毒血症状，咳嗽、脓血痰，白细胞计数增高、中性粒细胞比例增加、核左移并有中毒颗粒和 X 线影像表现，可做出初步诊断。细菌学检查是确诊的依据，可行痰、胸腔积液、血和肺穿刺物培养。

【治疗】

强调早期清除和引流原发病灶，选用敏感的抗菌药物。近年来，金黄色葡萄球菌对青霉素的耐药率已高达 90% 左右，因此可选用耐青霉素酶的半合成青霉素或头孢菌素，如苯唑西林钠、氯唑西林、头孢呋辛钠等，联合氨基糖苷类如阿米卡星等，亦有较好疗效。阿莫西林、氨苄西林与酶抑制剂组成的复方制剂对产酶金黄色葡萄球菌有效。对于 MRSA，则应选用万古霉素、替考拉宁和利奈唑胺等，如万古霉素 1.5~2.0g/d 静脉滴注，偶有药物热、皮疹、静脉炎等不良反应。临床选择抗菌药物时可参考细菌培养的药物敏感试验。

第三节　肺脓肿

肺脓肿是由多种病原体所引起的肺组织化脓性病变，早期为化脓性肺炎，继而坏死、液化，脓肿形成。临床特征为高热、咳嗽和咳大量脓臭痰，胸部 X 线或 CT 显示肺实质内厚壁空洞或伴液平，如多个直径小于 2cm 的空洞也称为坏死性肺炎。原发性肺脓肿多见于易于误吸的无基础疾病者，继发性肺脓肿多继发于肺部新生物引起的气道堵塞或免疫抑制（如 AIDS、器官移植）病人。肺脓肿多发生于壮年，男性多于女性。病原体主要是厌氧菌和兼性厌氧菌，近年来需氧菌感染比率增高。

【病因和发病机制】

肺脓肿的病原体与感染途径密切相关。根据感染途径，肺脓肿可分为以下几种类型：

（一）吸入性肺脓肿

病原体经口、鼻、咽腔吸入致病。正常情况下，吸入物经气道黏液-纤毛运载系统、咳嗽反射和肺巨噬细胞可迅速清除。但当有意识障碍如在麻醉、醉酒、药物过量、癫痫、脑血管意外时，或由于受寒、极度疲劳等诱因，全身免疫力与气道防御清除功能降低，吸入的病原菌可致病。此外，还可由于鼻窦炎、牙槽脓肿等脓性分泌物被吸入致病。脓肿常为单发，其部位与支气管解剖和体位有关。由于右主支气管较陡直，且管径较粗大，吸入物易进入右肺。仰卧位时，好发于上叶后段或下叶背段；坐位时好发于下叶后基底段；右侧卧位时，则好发于右上叶前段或后段。最常分离到的厌氧菌有消化链球菌属、普雷沃菌属、拟杆菌属、梭杆菌属等，常为混合感染。除上述厌氧菌外，还有需氧或兼性厌氧菌存在，其中最常见需氧和兼性厌氧菌为肺炎球菌、金黄色葡萄球菌、溶血性链球菌、草绿色链球菌、肺炎克雷伯杆菌、大肠埃希菌、铜绿假单胞菌、军团菌、奴卡菌等。

（二）继发性肺脓肿

某些细菌性肺炎，如金黄色葡萄球菌、铜绿假单胞菌和肺炎克雷伯杆菌肺炎等可以继发肺脓肿。支气管扩张、支气管囊肿、支气管肺癌、肺结核空洞等继发感染也可导致继发性肺脓肿。支气管异物阻塞，是导致肺脓肿特别是小儿肺脓肿的重要因素。肺部邻近器官化脓性病变，如膈下脓肿、肾周围脓肿、脊柱脓肿或食管穿孔等波及肺也可引起肺脓肿。阿米巴肝脓肿好发于右肝顶部，易穿破膈肌至右肺下叶，形成阿米巴肺脓肿。

（三）血源性肺脓肿

因皮肤外伤感染、疖、痈、中耳炎或骨髓炎等所致的脓毒症，菌栓经血行播散到肺，引起小血管栓塞、炎症和坏死而形成肺脓肿。静脉吸毒者如有右心细菌性心内膜炎，三尖瓣赘生物脱落阻塞肺小血管形成肺脓肿。血源性肺脓肿常为两肺外野的多发性脓肿，致病菌以金黄色葡萄球菌、表皮葡萄球菌及链球菌为常见。

【病理】

感染物阻塞细支气管，致病菌繁殖引起小血管炎性栓塞，肺组织化脓性炎症、坏死，形成肺脓肿，继而坏死组织液化破溃到支气管，脓液部分排出，形成有气液平的脓腔，空洞壁表面常见残留坏死组织。病变有向周围扩展的倾向，甚至超越叶间裂波及邻接的肺段。若脓肿靠近胸膜，可发生局限性纤维蛋白性胸膜炎，发生胸膜粘连；如为张力性脓肿，破溃到胸膜腔，则可形成脓胸、脓气胸或支气管胸膜瘘。肺脓肿可完全吸收或仅剩少量纤维瘢痕。

如急性肺脓肿治疗不彻底，或支气管引流不畅，导致大量坏死组织残留脓腔，炎症迁延3个月以上则称为慢性肺脓肿。脓腔壁成纤维细胞增生，肉芽组织使脓腔壁增厚，并可累及周围细支气管，致其变形或扩张。

【临床表现】

（一）症状

起病可急可慢，早期症状常为肺炎症状，即发热、盗汗、乏力、厌食、咳痰、咳黏液痰或黏液脓痰。可有严重的衰竭症状，体温可高达 39~40℃。炎症波及局部胸膜可引起胸痛。病变范围较大，可出现气急。如感染局限或不严重，发热、厌食、乏力症状轻微。约 1~2 周后，咳嗽加剧，脓肿破溃于支气管，咳出大量脓臭痰，每日可达 300~500ml，体温旋即下降。由于病原菌多为厌氧菌，故痰带腐臭味，但由厌氧菌引起的脓肿中约 50% 无腐臭味，所以无臭痰并不排除厌氧菌的诊断。有时痰中带血或中等量咯血。血源性肺脓肿多先有原发病灶引起的畏寒、高热等全身脓毒血症的症状。经数日至两周才出现肺部症状，如咳嗽、咳痰等。通常痰量不多，极少咯血。肺脓肿急性阶段如能及时有效地治疗，可在数周内逐渐好转，痰量减少。如支气管引流不畅，抗菌治疗不充分，迁延 3 个月以上即称为慢性肺脓肿。病人可有慢性咳嗽、咳脓痰、反复咯血、不规则发热等，常呈贫血、消瘦等慢性消耗病态。

（二）体征

体征与肺脓肿的大小和部位有关。病变较小或位于肺脏的深部，可无异常体征。病变较大，脓肿周围有大量炎症，叩诊呈浊音或实音，听诊呼吸音减低，有时可闻及湿啰音，如空洞大，叩诊可出现鼓音或听诊闻及空瓮性呼吸音。血源性肺脓肿体征大多阴性。慢性肺脓肿病人呈消耗病容，面色苍白、消瘦，患侧胸廓略塌陷，叩诊浊音，呼吸音减低，可有杵状指（趾）。

【实验室和其他检查】

（一）生化检查

急性肺脓肿血白细胞总数达（20~30）×10⁹/L，中性粒细胞在 90% 以上，核左移明显，常有毒性颗粒。慢性病人的血白细胞可稍升高或正常，红细胞和血红蛋白减少。

（二）微生物学检查

由于痰液经过口腔时均被口腔中厌氧菌污染，故不需要进行痰厌氧菌培养。如需进行厌氧菌培养，理想的采样方法是通过气管吸引、经皮肺穿刺吸引或经鼻支气管镜防污染毛刷采样定量培养。需氧菌感染痰标本中的中性粒细胞数与痰中的优势菌有关。怀疑真菌、诺卡菌或肺孢子菌感染时，需进行痰涂片嗜银染色。所有的痰标本均应进行抗酸染色，也应进行分枝杆菌、真菌、需氧菌和军团菌培养。疑有军团菌感染者可通过直接荧光抗体检测和尿抗原检测来辅助诊断。放线菌常定植在口咽部，怀疑放线菌感染者可采用经皮针吸活检、支气管镜防污染毛刷或开胸肺活检的方法收集标本进行培养证实。血源性肺脓肿病人的血培养可发现致病菌。

（三）影像学检查

肺脓肿的 X 线表现根据类型、病期、支气管的引流是否通畅以及有无胸膜并发症而有所不同。吸入性肺脓肿在早期化脓性炎症阶段，其典型的 X 线征象为大片浓密模糊炎性浸润阴影，边缘不清，分布在一个或数个肺段，与细菌性肺炎相似。脓肿形成后，大片浓密炎性阴影中出现圆形透亮区及液平面，若支气管引流不畅时，可形成张力性空洞，胸片显示为薄壁囊性空洞。在消散期，脓腔周围炎症逐渐吸收，脓腔缩小而至消失，最后残留少许纤维条索阴影。慢性肺脓肿脓腔壁增厚，内壁不规则，周围炎症略消散，但不完全，伴纤维组织显著增生，并有程度不等的肺叶收缩，胸膜增厚。纵隔向患侧移位，健侧发生代偿性肺气肿。血源性肺脓肿在一肺或两肺边缘部有多发的散在小片状炎症阴影或边缘较整齐的球形病灶，其中可见脓腔及液平面。炎症吸收后可呈现局灶性纤维化或小气囊。并发脓胸者，患侧胸部呈大片浓密阴影；若伴发气胸则可见液平面。侧位 X 线检查可明确脓肿在肺脏中的部位及其范围大小，有助于作体位引流或外科治疗。胸部 CT 扫描多呈类圆形的厚壁脓腔，脓腔内可有液平面出现，脓腔内壁常表现为不规则状，周围有模糊炎性影。CT 扫描对侵入胸壁的放线菌性肺脓肿最具有诊断价值，波浪状肋骨破坏的征象提示放线菌性脓肿。怀疑支气管肺隔离症感染导致肺脓肿，增强 CT 或动脉造影有助于诊断。

（四）纤维支气管镜检查

有助于明确病因和病原学诊断，并可用于治疗。如有气道内异物，可取出异物使气道引流通畅。疑为肿瘤阻塞，则可取病理标本。还可取痰液标本行需氧和厌氧菌培养。可经纤维支气管镜插入导管，尽量接近或进入脓腔，吸引脓液、冲洗支气管及注入抗生素，以提高疗效与缩短病程。

【诊断与鉴别诊断】

（一）诊断

依据口腔手术、昏迷呕吐、异物吸入，急性发作的畏寒、高热、咳嗽和咳大量脓臭痰等病史，结合白细胞总数和中性粒细胞显著增高，肺野大片浓密炎性阴影中有脓腔及液平面的 X 线征象，可做出诊断。血、痰培养，包括厌氧菌培养，分离细菌，有助于做出病原诊断。有皮肤创伤感染，疖、痈等化脓性病灶，发热不退并有咳嗽、咳痰等症状，胸部 X 线检查示有两肺多发性小脓肿，可诊断为血源性肺脓肿。在急性肺脓肿时期未及时控制感染，使肺部的炎症和坏死空洞迁延发展超过 3 个月时，即诊断为慢性肺脓肿。有慢性咳嗽，咯脓血痰，体质消耗，可见杵状指（趾）。X 线表现主要呈空洞病变，多有液平。内外壁界限清楚，并有较长的纤维索条通向四周。同时有肺部慢性炎症、新的播散病灶、肺部纤维化或团块状致密阴影。可并发脓胸、脓气胸。

（二）鉴别诊断

肺脓肿应与下列疾病相鉴别：

1. 细菌性肺炎

早期肺脓肿与细菌性肺炎在症状及 X 线表现上很相似。细菌性肺炎中肺炎球菌肺炎最常见，常有口唇疱疹、铁锈色痰而无大量黄脓痰。胸部 X 线片示肺叶或段实变或呈片状淡薄炎性病变，边缘模糊不清，但无脓腔形成。其他有化脓性倾向的葡萄球菌、肺炎杆菌肺炎等。痰或血的细菌分离可做出鉴别。

2. 空洞性肺结核

发病缓慢，病程长，常伴有结核毒性症状，如午后低热、乏力、盗汗、长期咳嗽、咯血等。胸部 X 线片示空洞壁较厚，其周围可见结核浸润病灶，或伴有斑点、结节状病变，空洞内一般无液平面，有时伴有同侧或对侧的结核播散病灶。痰中可找到结核杆菌。继发感染时，亦可有多量黄脓痰，应结合过去史，在治疗继发感染的同时，反复查痰可确诊。

3. 支气管肺癌

肿瘤阻塞支气管引起远端肺部阻塞性炎症，呈肺叶、段分布。癌灶坏死液化形成癌性空洞。发病较慢，常无或仅有低度毒性症状。胸部 X 线片示空洞常呈偏心、壁较厚、内壁凹凸不平，一般无液平面，空洞周围无炎症反应。由于癌肿经常发生转移，故常见到肺门淋巴结大。通过 X 线体层摄片、胸部 CT 扫描、痰脱落细胞检查和纤维支气管镜检查可确诊。

4. 肺大疱或肺囊肿继发感染

肺大疱或肺囊肿呈圆形、腔壁薄而光滑，常伴有液平面，周围无炎症反应。病人常无明显的毒性症状或咳嗽。若有感染前的 X 线片相比较，则更易鉴别。肺脓肿为含脓液的局限性空洞，由肺组织坏死引起，伴周围肺组织炎症。

5. 其他

如血管炎伴空洞坏死、肺栓塞伴梗死、真菌感染伴空洞形成、脓胸伴液平也需要注意鉴别。

【治疗】

（一）抗生素治疗

吸入性肺脓肿多合并厌氧菌感染，青霉素对绝大多数厌氧菌都敏感，疗效较佳，故最常用。剂量 1200 万~1800 万 U/d 静脉滴注，分 4~6 次给药，或延长青霉素给药时间，以使其 T>MIC% 达到 50% 以上。脆弱拟杆菌对青霉素不敏感，而对林可霉素、克林霉素和甲硝唑敏感，故常与甲硝唑 2g/d 联合应用。该联合用药方案对产 β-内酰胺酶的细菌也有效。初始治疗有效的病人，在体温消退、症状好转后可改为口服治疗，可单用或联合应用口服青霉素 500mg，每日 4 次，甲硝唑 400mg，每日 3 次。对青霉素耐药菌株，可采用克林霉素、第三代头孢菌素、β-内酰胺类/β-内酰胺酶抑制剂、氟喹诺酮类。军团菌肺脓肿可用大环内酯类或喹诺酮类抗生素，也可单用克林霉素或联合应用利福平。巴斯德菌肺脓肿首选青霉素或四环素，但需要延长治疗时间。放线菌肺脓肿青霉素静脉注射治疗的时间也要延长。诺卡菌肺脓肿首选甲氧苄啶（TMP）100mg/（kg·d），免疫抑制的病人平均疗程为 6 个月。马红球菌肺脓肿应选用两种药物联合应用，大环内酯类加环丙沙星、庆大霉素、利福平或复方新诺明。血源性肺脓肿为脓毒血症的并发症，应按脓毒血症治疗，可选用耐 β-内酰胺酶的青霉素或头孢菌素。MRSA 感染应选用万古霉素、替考拉宁或利奈唑胺。如为阿米巴原虫感染，则用甲硝唑治疗。抗生素疗程 6~8 周，或直至 X 线胸片示脓腔和炎症消失，仅有少量的残留纤维化。

（二）脓液引流

脓液引流是提高疗效的有效措施。痰黏稠不易咳出者可用祛痰药或雾化吸入生理盐水、祛痰药或支气管舒张剂以利痰液引流。身体状况较好者可采取体位引流排痰，引流的体位应使脓肿处于最高位，每日 2~3 次，每次 10~15 分钟。有明显痰液阻塞征象，可经纤维支气管镜冲洗并吸引。靠近胸壁的肺脓肿病灶治疗效果差时可行经胸壁置管引流，局部注射抗生素治疗。

（三）手术治疗

适应证为：①肺脓肿病程超过 3 个月，经内科治疗脓腔不缩小，或脓腔过大（5cm 以上）估计不易闭合者；②大咯血经内科治疗无效或危及生命；③伴有支气管胸膜瘘或脓胸经抽吸、引流和冲洗疗效不佳者；④支气管阻塞限制了气道引流，如肺癌。对病情严重不能耐受手术者，可经胸壁插入导管到脓腔进行引流。

【预防】

　　要重视口腔、上呼吸道慢性感染病灶的治疗。口腔和胸腹手术前应注意保持口腔清洁，手术中注意清除口腔和上呼吸道血块及分泌物，鼓励病人咳嗽，及时取出呼吸道异物，保持呼吸道引流通畅。昏迷病人更要注意口腔清洁。

第六章　肺结核

肺结核在 21 世纪仍然是严重危害人类健康的主要传染病，是全球关注的公共卫生和社会问题，也是我国重点控制的主要疾病之一。

自 20 世纪 80 年代以来，在结核病疫情很低的发达国家或原结核病疫情较严重的发展中国家，结核病疫情均出现明显回升并呈现全球性恶化的趋势。世界卫生组织（WHO）于 1993 年宣布结核病处于 "全球紧急状态"，动员和要求各国政府大力加强结核病的控制工作以遏制这次结核病危机，同时将积极推行全程督导短程化学治疗策略（directly observed treatment short-course，DOTS）作为国家结核病规划的核心内容。当前结核病疫情虽出现缓慢的下降，但由于耐多药结核病（miiltidrug-resistant tuberculosis，MDR-TB）的增多，人类免疫缺陷病毒与结核分枝杆菌的双重感染（HIV/TB）和移民及流动人口中结核病难以控制，结核病仍然是危害人类健康的公共卫生问题。

【流行病学】

（一）全球疫情

全球有 1/3 的人（约 20 亿）曾受到结核分枝杆菌的感染。结核病的流行状况与经济水平大致相关，结核病的高流行与国民生产总值（GDP）的低水平相对应。

（二）我国疫情

由于我国原结核病疫情比较严重，各地区差异大，西部地区肺结核患病率明显高于全国平均水平。结核病防控工作任重而道远，必须坚持不懈地加强结核病防控工作。

【结核分枝杆菌】

结核病的病原菌为结核分枝杆菌复合群，包括结核分枝杆菌、牛分枝杆菌、非洲分枝杆菌和田鼠分枝杆菌。人肺结核的致病菌 90% 以上为结核分枝杆菌。典型的结核分枝杆菌是细长、稍弯曲、两端圆形的杆菌，痰标本中的结核分枝杆菌可呈现为 T、V、Y 字形以及丝状、球状、棒状等多种形态。结核分枝杆菌抗酸染色呈红色，可抵抗盐酸酒精的脱色作用，故称抗酸杆菌。结核分枝杆菌对干燥、冷、酸、碱等抵抗力强。在干燥的环境中可存活数个月或数年。在室内阴暗潮湿处，结核分枝杆菌能数个月不死。结核分枝杆菌对紫外线比较敏感，太阳光直射下痰中结核分枝杆菌经 2~7 小时可被杀死，实验室或病房常用紫外线灯消毒，10W 紫外线灯距照射物 0.5~1m，照射 30 分钟具有明显杀菌作用。

结核分枝杆菌的增代时间为 14~20 小时，培养时间一般为 2~8 周。结核分枝杆菌菌体成分复杂，主要是类脂质、蛋白质和多糖类。类脂质占总量的 50%~60%，其中的蜡质约占 50%，与结核病的组织坏死、干酪液化、空洞发生以及结核变态反应有关。菌体蛋白质以结合形式存在，是结核菌素的主要成分，诱发皮肤变态反应。多糖类与血清反应等免疫应答有关。

【结核病在人群中的传播】

结核病在人群中的传染源主要是结核病病人，即痰直接涂片阳性者，主要通过咳嗽、喷嚏、大笑、大声谈话等方式把含有结核分枝杆菌的微滴排到空气中而传播。飞沫传播是肺结核最重要的传播途径，经消化道和皮肤等其他途径传播现已罕见。传染性的大小除取决于病人排出结核分枝杆菌量的多少外，还与空间含结核分枝杆菌微滴的密度及通风情况、接触的密切程度和时间长短以及个体免疫力的状况有关。通风换气，减少空间微滴的密度是减少肺结核传播的有效措施。当然，减少空间微滴数量最根本的方法是治愈结核病病人。影响机体对结核分枝杆菌自然抵抗力的因素除遗传因素外，还包括生活贫困、居住拥挤、营养不良等社会因素。婴幼儿细胞免疫系统不完善，老年人、HIV 感染者、免疫抑制剂使用者、慢性疾病病人等免疫力低下，都是结核病的易感人群。

【结核病在人体的发生与发展】

（一）原发感染

首次吸入含结核分枝杆菌的气溶胶后，是否感染取决于结核分枝杆菌的毒力和肺泡内巨噬细胞固有的吞噬杀菌能力。结核分枝杆菌的类脂质等成分能抵抗溶酶体酶类的破坏作用，如果结核分枝杆菌能够存活下来，并在肺泡巨噬细胞内外生长繁殖，这部分肺组织即出现炎症病变，称为原发病灶。原发病灶中的结核分枝杆菌沿着肺内引流淋巴管到达肺门淋巴结，引起淋巴结肿大。原发病灶和肿大的气管支气管淋巴结合称为原发综合征。原发病灶继续扩大，可直接或经血流播散到邻近组织器官，发生结核病。

当结核分枝杆菌首次侵入人体开始繁殖时，人体通过细胞介导的免疫系统对结核分枝杆菌产生特异性免疫，使原发病灶、肺门淋巴结和播散到全身各器官的结核分枝杆菌停止繁殖，原发病灶炎症迅速吸收或留下少量钙化灶，肿大的肺门淋巴结逐渐缩小、纤维化或钙化，播散到全身各器官的结核分枝杆菌大部分被消灭，这就是原发感染最常见的良性过程。但仍然有少量结核分枝杆菌没有被消灭，长期处于休眠期，成为继发性结核病的来源之一。

（二）结核病免疫和迟发性变态反应

结核病主要的免疫保护机制是细胞免疫，体液免疫对控制结核分枝杆菌感染的作用不重要。人体受结核分枝杆菌感染后，首先是巨噬细胞做出反应，肺泡中的巨噬细胞大量分泌白细胞介素（简称白介素）-1、白介素-6 和肿瘤坏死因子（TNF）-α 等细胞因子，使淋巴细胞和单核细胞聚集到结核分枝杆菌入侵部位，逐渐形成结核肉芽肿，限制结核分枝杆菌扩散并杀灭结核分枝杆菌。T 淋巴细胞具有独特作用，其与巨噬细胞相互作用和协调，对完善免疫保护作用非常重要。T 淋巴细胞有识别特异性抗原的受体，CD_4^+T 细胞促进免疫反应，在淋巴因子作用下分化为第一类和第二类辅助性 T 细胞（Th1 和 Th2）。细胞免疫保护作用以

Th1 为主，Th1 促进巨噬细胞的功能和免疫保护力。白介素-12 可诱导 Th1 的免疫作用，刺激 T 细胞分化为 Th1，增加 γ-干扰素的分泌，激活巨噬细胞抑制或杀灭结核分枝杆菌的能力。结核病免疫保护机制十分复杂，一些确切机制尚需进一步研究。

（三）继发性结核

继发性结核病与原发性结核病有明显的差异，继发性结核病有明显的临床症状，容易出现空洞和排菌，有传染性，所以，继发性结核病具有重要的临床和流行病学意义，是防治工作的重点。继发性肺结核的发病有两种类型，一种类型发病慢，临床症状少而轻，多发生在肺尖或锁骨下，痰涂片检查阴性，一般预后良好；另一种类型发病较快，几周前肺部检查还是正常，发现时已出现广泛的病变、空洞和播散，痰涂片检查阳性。这类病人多发生在青春期女性、营养不良、抵抗力弱的群体以及免疫功能受损的病人。

继发性结核病的发病，目前认为有两种方式：原发性结核感染时期遗留下来的潜在病灶中的结核分枝杆菌重新活动而发生的结核病，此为内源性复发；据统计约10%的结核分枝杆菌感染者，在一生的某个时期发生继发性结核病。另一种方式是由于受到结核分枝杆菌的再感染而发病，称为外源性重染。两种不同发病方式主要取决于当地的结核病流行病学特点与严重程度。

【病理学】

（一）基本病理变化

结核病的基本病理变化是炎性渗出、增生和干酪样坏死。结核病的病理过程特点是破坏与修复常同时进行，故上述三种病理变化多同时存在，也可以某一种变化为主，而且可相互转化。渗出为主的病变主要出现在结核性炎症初期或病变恶化复发时，可表现为局部中性粒细胞浸润，继之由巨噬细胞及淋巴细胞取代。增生为主的病变表现为典型的结核结节，直径约为 0.1mm，数个融合后肉眼能见到，由淋巴细胞、上皮样细胞、朗汉斯细胞以及成纤维细胞组成。结核结节的中间可出现干酪样坏死。大量上皮样细胞互相聚集融合形成的多核巨细胞称为朗汉斯巨细胞。增生为主的病变发生在机体抵抗力较强、病变恢复阶段。干酪样坏死为主的病变多发生在结核分枝杆菌毒力强、感染菌量多、机体超敏反应增强、抵抗力低下的情况。干酪坏死病变镜检为红染、无结构的颗粒状物，含脂质多，肉眼观察呈淡黄色，状似奶酪，故称干酪样坏死。

（二）病理变化转归

抗结核化学治疗问世前，结核病的病理转归特点为吸收愈合十分缓慢、多反复恶化和播散。采用化学治疗后，早期渗出性病变可完全吸收消失或仅留下少许纤维条索。一些增生病变或较小的干酪样病变在化学治疗下也可吸收缩小逐渐纤维化，或纤维组织增生将病变包围，形成散在的小硬结灶。未经化学治疗的干酪样坏死病变常发生液化或形成空洞，含有大量结核分枝杆菌的液化物可经支气管播散到对侧肺或同侧肺其他部位引起新病灶。经化疗后，干酪样病变中的大量结核分枝杆菌被杀死，病变逐渐吸收缩小或形成钙化。

【临床表现】

肺结核的临床表现不尽相同，但有共同之处。

（一）症状

1. 呼吸系统症状

咳嗽、咳痰两周以上或痰中带血是肺结核的常见可疑症状。咳嗽较轻，干咳或少量黏液痰。有空洞形成时，痰量增多，若合并其他细菌感染，痰可呈脓性。若合并支气管结核，表现为刺激性咳嗽。约1/3的病人有咯血，多数病人为少量咯血，少数为大咯血。结核病灶累及胸膜时可表现胸痛，为胸膜性胸痛。随呼吸运动和咳嗽加重。呼吸困难多见于干酪样肺炎和大量胸腔积液病人。

2. 全身症状

发热为最常见症状，多为长期午后潮热，即下午或傍晚开始升高，翌晨降至正常。部分病人有倦怠乏力、盗汗、食欲减退和体重减轻等。育龄期女性病人可以有月经不调。

（二）体征

多寡不一，取决于病变性质和范围。病变范围较小时，可以没有任何体征；渗出性病变范围较大或干酪样坏死时，则可以有肺实变体征，如触觉语颤增强、叩诊浊音、听诊闻及支气管呼吸音和细湿啰音。较大的空洞性病变听诊也可以闻及支气管呼吸音。当有较大范围的纤维条索形成时，气管向患侧移位，患侧胸廓塌陷、叩诊浊音、听诊呼吸音减弱并可闻及湿啰音。结核性胸膜炎时有胸腔积液体征：气管向健侧移位，患侧胸廓望诊饱满、触觉语颤减弱、叩诊实音、听诊呼吸音消失。支气管结核可有局限性哮鸣音。

少数病人可以有类似风湿热样表现，称为结核性风湿症。多见于青少年女性。常累及四肢大关节，在受累关节附近可见结节性红斑或环形红斑，间歇出现。

【肺结核诊断】

（一）诊断方法

1. 病史和症状体征

（1）症状体征情况：明确症状的发展过程对结核病诊断有参考意义。体征对肺结核的诊断意义有限。

（2）诊断治疗过程：确定病人是新发现还是已发现病例。记录首次诊断情况特别是痰排菌情况、用药品种、用药量和时间、坚持规律用药情况等，这对将来确定治疗方案有重要价值。如果是复发病人，治疗史对判断耐药情况有参考意义。

（3）肺结核接触史：主要是家庭内接触史，对邻居、同事、同宿舍者等有无肺结核病人也应了解。记录接触病人的病情、排菌情况、治疗方案和用药规律情况、接触时间、接触密切程度等。

2. 影像学诊断

胸部 X 线检查是诊断肺结核的常规首选方法。计算机 X 线摄影（CR）和数字 X 线摄影（DR）等新技术广泛应用于临床，可增加层次感和清晰度。胸部 X 线检查可以发现早期轻微的结核病变，确定病变范围、部位、形态、密度、与周围组织的关系、病变阴影的伴随影像；判断病变性质、有无活动性、有无空洞、空洞大小和洞壁特点等。肺结核病影像特点是病变多发生在上叶的尖后段、下叶的背段和后基底段，呈多态性，即浸润、增殖、干酪、纤维钙化病变可同时存在，密度不均匀、边缘较清楚和病变变化较慢，易形成空洞和播散病灶。诊断最常用的摄影方法是正、侧位胸片，常能将心影、肺门、血管、纵隔等遮掩的病变以及中叶和舌叶的病变显示清晰。

CT 能提高分辨率，对病变细微特征进行评价，减少重叠影像，易发现隐匿的胸部和气管、支气管内病变，早期发现肺内粟粒阴影和减少微小病变的漏诊；能清晰显示各型肺结核病变特点和性质，与支气管关系，有无空洞以及进展恶化和吸收好转的变化；能准确显示纵隔淋巴结有无肿大。常用于对肺结核的诊断以及与其他胸部疾病的鉴别诊断，也可用于引导穿刺、引流和介入性治疗等。

3. 痰结核分枝杆菌检查

是确诊肺结核病的主要方法，也是制订化疗方案和考核治疗效果的主要依据。每一个有肺结核可疑症状或肺部有异常阴影的病人都必须查痰。

（1）痰标本的收集：肺结核病人的排菌具有间断性和不均匀性的特点，所以要多次查痰。通常初诊病人至少要送 3 份痰标本，包括清晨痰、夜间痰和即时痰，复诊病人每次送两份痰标本。无痰病人可采用痰诱导技术获取痰标本。

（2）痰涂片检查：是简单、快速、易行和可靠的方法，但欠敏感。每毫升痰中至少含 5000~10 000 个细菌时可呈阳性结果。除常采用的齐-尼（Ziehl-Neelsen）染色法外，目前 WHO 推荐使用 LED 荧光显微镜检测抗酸杆菌，具有省时、方便的优点，适用于痰检数量较大的实验室。痰涂片检查阳性只能说明痰中含有抗酸杆菌，不能区分是结核分枝杆菌还是非结核性分枝杆菌，由于非结核性分枝杆菌致病的机会非常少，故痰中检出抗酸杆菌对诊断肺结核有极重要的意义。

（3）培养法：结核分枝杆菌培养为痰结核分枝杆菌检查提供准确、可靠的结果，灵敏度高于涂片法，常作为结核病诊断的"金标准"。同时也为药物敏感性测定和菌种鉴定提供菌株。沿用的改良罗氏法（Lowenstein-Jensen）结核分枝杆菌培养费时较长，一般为 2~8 周。近期采用液体培养基和测定细菌代谢产物的 BACTEC-TB960 法，10 日可获得结果并提高 10% 分离率。

（4）药物敏感性测定：主要是初治失败、复发以及其他复治病人应进行药物敏感性测定，为临床耐药病例的诊断、制订合理的化疗方案以及流行病学监测提供依据。WHO 把比例法作为药物敏感性测定的"金标准"。由于采用 BACTEC-TB960 法以及显微镜观察药物敏感法和噬菌体生物扩增法等新生物技术，使药物敏感性测定时间明显缩短，准确性提高。

（5）其他检测技术：如 PCR、核酸探针检测特异性 DNA 片段、色谱技术检测结核硬脂酸和分枝菌酸等菌体特异成分以及采用免疫学方法检测特异性抗原和抗体、基因芯片法等，使结核病快速诊断取得一些进展，但这些方法仍在研究阶段，尚需改进和完善。

4. 纤维支气管镜检查

纤维支气管镜检查常应用于支气管结核和淋巴结支气管瘘的诊断，支气管结核表现为黏膜充血、溃疡、糜烂、组织增生、形成瘢痕和支气管狭窄，可以在病灶部位钳取活体组织进行病理学检查和结核分枝杆菌培养。对于肺内结核病灶，可以采集分泌物或冲洗液标本做病原体检查，也可以经支气管肺活检获取标本检查。

5. 结核菌素试验

结核菌素试验广泛应用于检出结核分枝杆菌的感染，而非检出结核病。结核菌素试验对儿童、少年和青年的结核病诊断有参考意义。由于许多国家和地区广泛推行卡介苗接种，结核菌素试验阳性不能区分是结核分枝杆菌的自然感染还是卡介苗接种的免疫反应。因此，在卡介苗普遍接种的地区，结核菌素试验使结核分枝杆菌感染的检出受到很大限制。目前 WHO 推荐使用的结核菌素为纯蛋白衍化物（purified protein derivative，PPD）和 PPD-RT23。

结核分枝杆菌感染后需 4~8 周才能建立充分的变态反应，在此之前，结核菌素试验可呈阴性；营养不良、HIV 感染、麻疹、水痘、癌症、严重的细菌感染包括重症结核病如粟粒型结核和结核性脑膜炎等，结核菌素试验结果则多为阴性或弱阳性。

6. γ-干扰素释放试验（interferon-gamma release assays，IGRAs）

通过特异性抗原 ES-AT-6 和 GFP-10 与全血细胞共同孵育，然后检测干扰素水平或采用酶联免疫斑点试验（ELISPOT）测量计数分泌干扰素的特异性 T 淋巴细胞，可以区分结核分枝杆菌自然感染与卡介苗接种和大部分非结核分枝杆菌感染，因此诊断结核感染的特异性明显高于 PPD 试验，但由于成本较高等原因，目前多用于研究评价工作，尚未广泛推行。

（二）肺结核的诊断程序

1. 可疑症状病人的筛选

约 86% 活动性肺结核病人和 95% 痰涂片阳性肺结核病人有可疑症状。主要可疑症状为：咳嗽、咳痰持续 2 周以上和咯血，其次是午后低热、乏力、盗汗、月经不调或闭经，有肺结核接触史或肺外结核。上述情况应考虑到肺结核病的可能性，要进行痰抗酸杆菌和胸部 X 线检查。

2. 是否为肺结核

凡 X 线检查肺部发现有异常阴影者，必须通过系统检查确定病变性质是结核性或其他性质。如一时难以确定，可经 2 周左右观察后复查，大部分炎症病变会有所变化，肺结核则变化不大。

3. 有无活动性

如果诊断为肺结核，应进一步明确有无活动性，因为结核活动性病变必须给予治疗。活动性病变在胸片上通常表现为边缘模糊不清的斑片状阴影，可有中心溶解或空洞，或出现播散病灶。胸片表现为钙化、硬结或纤维化，痰检查不排菌，无任何症状，为无活动性肺结核。

4. 是否排菌

确定活动性后还要明确是否排菌，是确定传染源的唯一方法。

5. 是否耐药

通过药物敏感性试验确定是否耐药。

6. 明确初、复治

病史询问明确初、复治病人，两者治疗方案迥然不同。肺结核病人发现诊断流程见图 8-2。

（三）结核病分类标准

我国实施的结核病分类标准（WS196—2017）突出了对痰结核分枝杆菌检查和化疗史的描述，取消按活动性程度及转归分期的分类，使分类法更符合现代结核病控制的概念和实用性。

1. 结核病分类和诊断要点

（1）原发型肺结核：含原发综合征及胸内淋巴结结核。多见于少年儿童，无症状或症状轻微，多有结核病家庭接触史，结核菌素试验多为强阳性，X 线胸片表现为哑铃型阴影，即原发病灶、引流淋巴管炎和肿大的肺门淋巴结，形成典型的原发综合征。原发病灶一般吸收较快，可不留任何痕迹。若 X 线胸片只有肺门淋巴结肿大，则诊断为胸内淋巴结结核。肺门淋巴结结核可呈团块状、边缘清晰和密度高的肿瘤型或边缘不清、伴有炎性浸润的炎症型。

（2）血行播散型肺结核：含急性血行播散型肺结核（急性粟粒型肺结核）及亚急性、慢性血行播散型肺结核。急性粟粒型肺结核多见于婴幼儿和青少年，特别是营养不良、患传染病和长期应用免疫抑制剂导致抵抗力明显下降的小儿，多同时伴有原发型肺结核。成人也可发生急性粟粒型肺结核，起病急，持续高热，中毒症状严重。身体浅表淋巴结肿大，肝和脾大，有时可发现皮肤淡红色粟粒疹，可出现颈项强直等脑膜刺激征，眼底检查约 1/3 的病人可发现脉络膜结核结节。X 线胸片和 CT 检查开始为肺纹理重，在症状出现两周左右可发现由肺尖至肺底呈大小、密度和分布均匀的粟粒状结节阴影，结节直径 2mm 左右。亚急性、慢性血行播散型肺结核起病较缓，症状较轻，X线胸片呈双上、中肺野为主的大小不等、密度不同和分布不均的粟粒状或结节状阴影，新鲜渗出与陈旧硬结和钙化病灶共存。

（3）继发型肺结核：继发型肺结核含浸润性肺结核、纤维空洞性肺结核和干酪样肺炎等。临床特点如下：

①浸润性肺结核：浸润渗出性结核病变和纤维干酪增殖病变多发生在肺尖和锁骨下，影像学检查表现为小片状或斑点状阴影，可融合和形成空洞。渗出性病变易吸收，而纤维干酪增殖病变吸收很慢，可长期无改变。

②空洞性肺结核：空洞形态不一，多由干酪渗出病变溶解形成洞壁不明显的、多个空腔的虫蚀样空洞；伴有周围浸润病变的新鲜的薄壁空洞，当引流支气管壁出现炎症半堵塞时，因活瓣形成，而出现壁薄的、可迅速扩大和缩小的张力性空洞以及肺结核球干酪样坏死物质排出后形成的干酪溶解性空洞。空洞性肺结核多有支气管播散病变，临床症状较多，发热、咳嗽、咳痰和咯血等。空洞性肺结核病人痰中经常排菌。应用有效的化学治疗后，出现空洞不闭合，但长期多次查痰阴性，空洞壁由纤维组织或上皮细胞覆盖，诊断为"净化空洞"。但有些病人空洞还残留一些干酪组织，长期多次查痰阴性，临床上诊断为"开放菌阴综合征"，仍须随访。

③结核球：多由干酪样病变吸收和周边纤维膜包裹或干酪空洞阻塞性愈合而形成。结核球内有钙化灶或液化坏死形成空洞，同时80%以上的结核球有卫星灶，可作为诊断和鉴别诊断的参考。直径2~4cm，多小于3cm。

④干酪性肺炎：多发生在机体免疫力和体质衰弱，又受到大量结核分枝杆菌感染的病人，或有淋巴结支气管瘘，淋巴结中的大量干酪样物质经支气管进入肺内而发生。大叶性干酪性肺炎X线影像呈大叶性密度均匀磨玻璃状阴影，逐渐出现溶解区，呈虫蚀样空洞，可出现播散病灶，痰中能查出结核分枝杆菌。小叶性干酪性肺炎的症状和体征都比大叶性干酪性肺炎轻，X线影像呈小叶斑片播散病灶，多发生在双肺中下部。

⑤纤维空洞性肺结核：纤维空洞性肺结核的特点是病程长，反复进展恶化，

肺组织破坏重，肺功能严重受损，双侧或单侧出现纤维厚壁空洞和广泛的纤维增生，造成肺门抬高和肺纹理呈垂柳样，患侧肺组织收缩，纵隔向患侧移位，常见胸膜粘连和代偿性肺气肿。结核分枝杆菌长期检查阳性且常耐药。在结核病控制和临床上均为老大难问题，关键在最初治疗中给予合理化学治疗，以预防纤维空洞性肺结核的发生。

（4）结核性胸膜炎：含结核性干性胸膜炎、结核性渗出性胸膜炎、结核性脓胸。

（5）其他肺外结核：按部位和脏器命名，如骨关节结核、肾结核、肠结核等。

（6）菌阴肺结核：菌阴肺结核为三次痰涂片及一次培养均阴性的肺结核，其诊断标准为：①典型肺结核临床症状和胸部 X 线表现；②抗结核治疗有效；③临床可排除其他非结核性肺部疾病；④PPD（5U）强阳性，血清抗结核抗体阳性；⑤痰结核菌 PCR 和探针检测呈阳性；⑥肺外组织病理证实结核病变；⑦支气管肺泡灌洗（BAL）液中检出抗酸分枝杆菌；⑧支气管或肺部组织病理证实结核病变。具备①—⑥中 3 项或⑦—⑧中任何 1 项可确诊。

2. 痰菌检查记录格式

以涂（+）、涂（-）、培（+）、培（-）表示。当病人无痰或未查痰时，则注明（无痰）或（未查）。

3. 治疗状况记录

（1）初治：有下列情况之一者谓初治：①尚未开始抗结核治疗的病人；②正进行标准化疗方案用药而未满疗程的病人；③不规则化疗未满 1 个月的病人。

（2）复治：有下列情况之一者为复治：①初治失败的病人；②规则用药满疗程后痰菌又复阳的病人；③不规则化疗超过 1 个月的病人；④慢性排菌病人。

4. 肺结核的记录方式

按结核病分类、病变部位、范围、痰菌情况、化疗史程序书写。如：原发型肺结核右中涂（-），初治。继发型肺结核双上涂（+），复治。血行播散型肺结核可注明（急性）或（慢性）；继发型肺结核可注明（浸润性）、（纤维空洞性）等。并发症（如自发性气胸、肺不张等）、并存病（如硅沉着病、糖尿病等）、手术（如肺切除术后、胸廓成形术后等）可在化疗史后按并发症、并存病、手术等顺序书写。

【鉴别诊断】

（一）肺炎

主要与继发型肺结核鉴别。各种肺炎因病原体不同而临床特点各异，但大都起病急，伴有发热，咳嗽、咳痰明显，血白细胞和中性粒细胞增高。胸片表现密度较淡且较均匀的片状或斑片状阴影，抗菌治疗后体温迅速下降，1~2周左右阴影有明显吸收。

（二）慢性阻塞性肺疾病

多表现为慢性咳嗽、咳痰，少有咯血。冬季多发，急性加重期可以有发热。肺功能检查为阻塞性通气功能障碍。胸部影像学检查有助于鉴别诊断。

（三）支气管扩张

慢性反复咳嗽、咳痰，多有大量脓痰，常反复咯血。轻者X线胸片无异常或仅见肺纹理增粗，典型者可见卷发样改变，CT特别是高分辨CT能发现支气管腔扩大，可确诊。

（四）肺癌

肺癌多有长期吸烟史，表现为刺激性咳嗽，痰中带血，胸痛和消瘦等症状。胸部X线或CT表现肺癌肿块常呈分叶状，有毛刺、切迹。癌组织坏死液化后，可以形成偏心厚壁空洞。多次痰脱落细胞和结核分枝杆菌检查及病灶活体组织检查是鉴别的重要方法。

（五）肺脓肿

多有高热，咳大量脓臭痰。胸片表现为带有液平面的空洞伴周围浓密的炎性阴影。血白细胞和中性粒细胞增高。

（六）纵隔和肺门疾病

原发型肺结核应与纵隔和肺门疾病相鉴别。小儿胸腺在婴幼儿时期多见，胸内甲状腺多发生于右上纵隔，淋巴系统肿瘤多位于中纵隔，多见于青年人，症状多，结核菌素试验可呈阴性或弱阳性。皮样囊肿和畸胎瘤多呈边缘清晰的囊状阴影，多发生于前纵隔。

（七）其他疾病

肺结核常有不同类型的发热，需与伤寒、败血症、白血病等发热性疾病鉴别。伤寒有高热、白细胞计数减少及肝脾大等临床表现，易与急性血行播散型肺结核混淆。但伤寒常呈稽留热，有相对缓脉，皮肤玫瑰疹，血、尿、便的培养检查和肥达试验可以确诊。败血症起病急，寒战及弛张热型，白细胞及中性粒细胞增多，常有近期感染史，血培养可发现致病菌。急性血行播散型肺结核有发热、肝脾大，偶见类白血病反应或单核细胞异常增多，需与白血病鉴别。后者多有明显出血倾向，骨髓涂片及动态 X 线胸片随访有助于诊断。

【结核病的化学治疗】

（一）化学治疗的原则

肺结核化学治疗的原则是早期、规律、全程、适量、联合。整个治疗方案分强化和巩固两个阶段。

（二）化学治疗的主要作用

1. 杀菌作用

迅速地杀死病灶中大量繁殖的结核分枝杆菌，使病人由传染性转为非传染性，减轻组织破坏，缩短治疗时间，可早日恢复工作，临床上表现为痰菌迅速阴转。

2. 防止耐药菌产生

防止获得性耐药变异菌的出现是保证治疗成功的重要措施，耐药变异菌的发生不仅会造成治疗失败和复发，而且会造成耐药菌的传播。

3. 灭菌

彻底杀灭结核病变中半静止或代谢缓慢的结核分枝杆菌是化学治疗的最终目的，使完成规定疗程治疗后无复发或复发率很低。

(三) 化学治疗的生物学机制

1. 药物对不同代谢状态和不同部位的结核分枝杆菌群的作用

结核分枝杆菌根据其代谢状态分为 A、B、C、D 4 个菌群。A 菌群：快速繁殖，大量的 A 菌群多位于巨噬细胞外和肺空洞干酪液化部分，占结核分枝杆菌群的绝大部分。由于细菌数量大，易产生耐药变异菌。B 菌群：处于半静止状态，多位于巨噬细胞内酸性环境和空洞壁坏死组织中。C 菌群：处于半静止状态，可有突然间歇性短暂的生长繁殖，许多生物学特点尚不十分清楚。D 菌群：处于休眠状态，不繁殖，数量很少。抗结核药物对不同菌群的作用各异。抗结核药物对 A 菌群作用强弱依次为异烟肼>链霉素>利福平>乙胺丁醇；对 B 菌群依次为吡嗪酰胺>利福平>异烟肼；对 C 菌群依次为利福平>异烟肼。随着药物治疗作用的发挥和病变变化，各菌群之间也互相变化。通常大多数抗结核药物可以作用于 A 菌群，异烟肼和利福平具有早期杀菌作用，即在治疗的 48 小时内迅速杀菌，使菌群数量明显减少，传染性减少或消失，痰菌阴转。这显然对防止获得性耐药的产生有重要作用。B 和 C 菌群由于处于半静止状态，抗结核药物的作用相对较差，有"顽固菌"之称。杀灭 B 和 C 菌群可以防止复发。抗结核药物对 D 菌群无作用。

2. 耐药性

耐药性是基因突变引起的药物对突变菌的效力降低。治疗过程中如单用一种敏感药，菌群中大量敏感菌被杀死，但少量的自然耐药变异菌仍存活并不断繁殖，最后逐渐完全替代敏感菌而成为优势菌群。结核病变中结核菌群数量愈大，则存在的自然耐药变异菌也愈多。现代化学治疗多采用联合用药，通过交叉杀菌作用防止耐药性产生。联合用药后中断治疗或不规律用药仍可产生耐药性。其产生机制是各种药物开始早期杀菌作用速度的差异，某些菌群只有一种药物起灭菌作用，而在菌群再生长期间和菌群延缓生长期药物抑菌浓度存在差异所造成的结果。因此，强调在联合用药的条件下也不能中断治疗，短程疗法最好应用全程督导化疗。

2. 间歇化学治疗

间歇化学治疗的主要理论基础是结核分枝杆菌的延缓生长期。结核分枝杆菌接触不同的抗结核药物后产生不同时间的延缓生长期。如接触异烟肼和利福平24小时后分别可有6~9日和2~3日的延缓生长期。药物使结核分枝杆菌产生延缓生长期，就有间歇用药的可能性，而氨硫脲没有延缓生长期，就不适于间歇应用。

4. 顿服

抗结核药物血中高峰浓度的杀菌作用要优于经常性维持较低药物浓度水平的情况。每日剂量一次顿服要比一日2次或3次分服所产生的高峰血药浓度高3倍左右。临床研究已经证实顿服的效果优于分次口服。

(四) 常用抗结核病药物

1. 异烟肼 (isoniazid, INH, H)

异烟肼是单一抗结核药物中杀菌力特别是早期杀菌力最强者。INH 对巨噬细胞内外的结核分枝杆菌均具有杀菌作用。最低抑菌浓度为 $0.025 \sim 0.05 \mu g/ml$。口服后迅速吸收，血中药物浓度可达最低抑菌浓度的 20~100 余倍。脑脊液中药物浓度也很高。用药后经乙酰化而灭活，乙酰化的速度决定于遗传因素。成人剂量每日 300mg，顿服；儿童为每日 5~10mg/kg，最大剂量每日不超过 300mg。结核性脑膜炎和血行播散型肺结核的用药剂量可加大，儿童 20~30mg/kg，成人 10~20mg/kg。偶可发生药物性肝炎，肝功能异常者慎用，需注意观察。如果发生周围神经炎可服用维生素 B_6（吡哆醇）。

2. 利福平 (rifampicin, RFP, R)

最低抑菌浓度为 $0.06 \sim 0.25 \mu g/ml$，对巨噬细胞内外的结核分枝杆菌均有快速杀菌作用，特别是对 C 菌群有独特的杀菌作用。INH 与 RFP 联用可显著缩短疗程。口服 1~2 小时后达血药峰浓度，半衰期为 3~8 小时，有效血药浓度可持续 6~12 小时，药量加大则持续时间更长。口服后药物集中在肝脏，主要经胆汁排泄，胆汁药物浓度可达 20μg/ml。未经变化的药物可再经肠吸收，形成肠肝循环，能保持较长时间的高峰血药浓度，故推荐早晨空腹或早饭前半小时服用。利福平及其代谢物为橘红色，服后大小便、眼泪等为橘红色。成人剂量为每日 8~10mg/kg，体重在 50kg 及以下者为 450mg，50kg 以上者为 600mg，顿服。儿童每日 10~20mg/kg。间歇用药为 600~900mg，每周 2 次或 3 次。用药后如出现一过性转氨酶上升可继续用药，加保肝治疗观察，如出现黄疸应立即停药。流感样症状、皮肤综合征、血小板减少多在间歇疗法出现。妊娠 3 个月以内者忌用，超过 3 个月者要慎用。其他常用利福霉素类药物有利福喷丁（rifapentine，RFT），该药血清峰浓度（C_{max}）和半衰期分别为 10~3μg/ml 和 12~15 小时。RFT 的最低抑菌浓度为 0.015~0.06μg/ml，比 RFP 低很多。上述特点说明 RFT 适于间歇使用。使用剂量为 450~600mg，每周 2 次。RFT 与 RFP 之间完全交叉耐药。

3. 吡嗪酰胺（pyrazinamide，PZA，Z）

吡嗪酰胺具有独特的杀菌作用，主要是杀灭巨噬细胞内酸性环境中的 B 菌群。在 6 个月标准短程化疗中，PZA 与 INH 和 RFP 联合用药是三个不可缺的重要药物。对于新发现初治涂阳病人，PZA 仅在头两个月使用，因为使用 2 个月的效果与使用 4 个月和 6 个月的效果相似。成人用药为 1.5g/d，每周 3 次用药为 1.5~2.0g/d，儿童每日为 30~40mg/kg。常见不良反应为高尿酸血症、肝损害、食欲缺乏、关节痛和恶心。

4. 乙胺丁醇（ethambutol，EMB，E）

乙胺丁醇对结核分枝杆菌的最低抑菌浓度为 0.95~7.5μg/ml，口服易吸收，成人剂量为 0.75~1.0g/d，每周 3 次用药为 1.0~1.25g/d。不良反应为视神经炎，应在治疗前测定视力与视野，治疗中密切观察，提醒病人发现视力异常应及时就医。鉴于儿童无症状判断能力，故不用。

5. 链霉素（streptomycin，SM，S）

链霉素对巨噬细胞外碱性环境中的结核分枝杆菌有杀菌作用。肌内注射，每日量为 0.75g，每周 5 次；间歇用药每次为 0.75~1.0g，每周 2~3 次。不良反应主要为耳毒性、前庭功能损害和肾毒性等，严格掌握使用剂量，儿童、老人、孕妇、听力障碍和肾功能不良等要慎用或不用。

6. 抗结核药品固定剂置复合制剂的应用

抗结核药品固定剂量复合制剂（fixed dose combination，FDC）由多种抗结核药品按照一定的剂量比例合理组成，由于 FDC 能够有效防止病人漏服某一药品，而且每次服药片数明显减少，对提高病人治疗依从性，充分发挥联合用药的优势具有重要意义，成为预防耐药结核病发生的重要手段。目前 FDC 的主要使用对象为初治活动性肺结核病人。复治肺结核病人、结核性胸膜炎及其他肺外结核也可以用 FDC 组成治疗方案。

（五）标准化学治疗方案

为充分发挥化学治疗在结核病防治工作中的作用，解决滥用抗结核药物、化疗方案不合理和混乱造成的治疗效果差、费用高、治疗期过短或过长、药物供应和资源浪费等实际问题，在全面考虑到化疗方案的疗效、不良反应、治疗费用、病人接受性和药源供应等条件下，经国内外严格对照研究证实的化疗方案，可供选择作为标准方案。实践证实，执行标准方案符合投入效益原则。

1. 初治活动性肺结核（含涂阳和涂阴）治疗方案

（1）每日用药方案：①强化期：异烟肼、利福平、吡嗪酰胺和乙胺丁醇，顿服，2 个月。②巩固期：异烟肼、利福平，顿服，4 个月。简写为：2HRZE/4HR。

（2）间歇用药方案：①强化期：异烟肼、利福平、吡嗪酰胺和乙胺丁醇，隔日一次或每周 3 次，2 个月。②巩固期：异烟肼、利福平，隔日一次或每周 3 次，4 个月。简写为：$2H_3R_3Z_3E_3/4H_3R_3$。

2. 复治涂阳肺结核治疗方案

复治涂阳肺结核病人强烈推荐进行药物敏感性试验，敏感病人按下列方案治疗，耐药者纳入耐药方案治疗。

（1）复治涂阳敏感用药方案：①强化期：异烟肼、利福平、吡嗪酰胺、链霉素和乙胺丁醇，每日一次，2个月。②巩固期：异烟肼、利福平和乙胺丁醇，每日一次，6~10个月。巩固期治疗4个月时，痰菌未阴转，可继续延长治疗期6~10个月。简写为：2HRZSE/6~10HRE。

（2）间歇用药方案：①强化期：异烟肼、利福平、吡嗪酰胺、链霉素和乙胺丁醇，隔日一次或每周3次，2个月。②巩固期：异烟肼、利福平和乙胺丁醇，隔日一次或每周3次，6个月。简写为：$2H_3R_3Z_3S_3E_3/6~10H_3R_3E_3$。

上述间歇方案为我国结核病规划所采用，但必须采用全程督导化疗管理，以保证病人不间断地规律用药。

（六）耐多药肺结核

耐药结核病，特别是MDR-TB（至少耐异烟肼和利福平）和当今出现的广泛耐多药结核病（extensive drug resistant，XDR-TB）（除耐异烟肼和利福平外，还耐二线抗结核药物）对全球结核病控制构成严峻的挑战。制订MDR-TB治疗方案的通则是：详细了解病人用药史，该地区常用抗结核药物和耐药流行情况；尽量做药敏试验；严格避免只选用一种新药加到原失败方案；WHO推荐尽可能采用新一代的氟喹诺酮类药物；不使用交叉耐药的药物；治疗方案至少含4种二线的敏感药物；至少包括吡嗪酰胺、氟喹诺酮类、注射用卡那霉素或阿米卡星、乙硫或丙硫异烟肼和PAS或环丝氨酸；药物剂量依体重决定；加强期应为9~12个月，总治疗期为20个月或更长，以治疗效果决定。监测治疗效果最好以痰培养为准。

【其他治疗】

（一）对症治疗

肺结核的一般症状在合理化疗下很快减轻或消失，无须特殊处理。咯血是肺结核的常见症状，一般少量咯血，多以安慰病人、消除紧张、卧床休息为主，可用氨基己酸、氨甲苯酸（止血芳酸）、酚磺乙胺（止血敏）、卡巴克洛（安络血）等药物止血。大咯血时先用垂体后叶素 5~10U 加入 25% 葡萄糖液 40ml 中缓慢静脉注射，一般为 15 ~ 20 分钟，然后将垂体后叶素加入 5% 葡萄糖液按 0.1U/（kg·h）速度静脉滴注。垂体后叶素收缩小动脉，使肺循环血量减少而达到较好止血效果。高血压、冠状动脉粥样硬化性心脏病、心力衰竭病人和孕妇禁用。对支气管动脉破坏造成的大咯血可采用支气管动脉栓塞法。

（二）糖皮质激素

糖皮质激素治疗结核病的应用主要是利用其抗炎、抗毒作用。仅用于结核毒性症状严重者。必须确保在有效抗结核药物治疗的情况下使用。使用剂量依病情而定，一般用泼尼松口服每日 20mg，顿服，1~2 周，以后每周递减 5mg，用药时间为 4~8 周。

（三）肺结核外科手术治疗

当前肺结核外科手术治疗主要的适应证是经合理化学治疗后无效、多重耐药的厚壁空洞、大块干酪灶、结核性脓胸、支气管胸膜瘘和大咯血保守治疗无效者。

【肺结核与相关疾病】

（一）HIV／AIDS

结核病是 HIV／AIDS 最常见的机会感染性疾病，HIV／AIDS 加速了潜伏结核的发展和感染，是增加结核病发病最危险的因素，两者互相产生不利影响，使机体自卫防御能力丧失，病情迅速发展，死亡率极高。

在 HIV／AIDS 死亡病例中，至少有 1/3 病例是由 HIV 与结核分枝杆菌双重感染所致。HIV 与结核分枝杆菌双重感染病例的临床表现是症状和体征多，如体重减轻、长期发热和持续性咳嗽等，全身淋巴结肿大，可有触痛，肺部 X 线影像经常出现肿大的肺门纵隔淋巴结团块，下叶病变多见，胸膜和心包有渗出等，结核菌素试验常为阴性，应多次查痰。治疗过程中常出现药物不良反应。HIV/AIDS 易产生 MDR-TB 和 XDR-TB。

（二）肝炎

异烟肼、利福平和吡嗪酰胺均有潜在的肝毒性作用，用药前和用药过程中应定期监测肝功能。严重肝损害的发生率为1%，但约20%病人可出现无症状的轻度转氨酶升高，无须停药，但应注意观察，绝大多数的转氨酶可恢复正常。如有食欲缺乏、黄疸或肝大应立即停药，直至肝功能恢复正常。在传染性肝炎流行区，确定肝炎的原因比较困难。如肝炎严重，肺结核又必须治疗，可考虑使用 2SHE/10HE 方案。

（三）糖尿病

糖尿病合并肺结核有逐年增高趋势。两病互相影响，糖尿病对肺结核治疗的不利影响比较显著，肺结核的治疗必须在控制糖尿病的基础上才能奏效。肺结核合并糖尿病的化疗原则与单纯肺结核相同，只是治疗期可适当延长。

（四）硅沉着病

硅沉着病病人是并发肺结核的高危人群。Ⅲ期硅沉着病病人合并肺结核的比例可高达50%以上。硅沉着病合并结核的诊断强调多次查痰，特别是采用培养法。硅沉着病合并结核的治疗与单纯肺结核的治疗相同。

【结核病控制策略与措施】

（一）全程督导化学治疗

全程督导化学治疗是指肺结核病人在治疗过程中，每次用药都必须在医务人员或经培训的家庭督导员的直接监督下进行，因故未用药时必须采取补救措施以保证按医嘱规律用药。督导化疗可以提高治疗依从性和治愈率，并减少多耐药病例的发生。

（二）病例报告和转诊

根据《中华人民共和国传染病防治法》，肺结核属于乙类传染病。各级医疗预防机构要专人负责，做到及时、准确、完整地报告肺结核疫情。同时要做好转诊工作。

（三）病例登记和管理

由于肺结核具有病程较长、易复发和具有传染性等特点，必须要长期随访，掌握病人从发病、治疗到治愈的全过程。通过对确诊肺结核病例的登记，达到掌握疫情和便于管理的目的。

（四）卡介苗接种

普遍认为卡介苗接种对预防成年人肺结核的效果很差，但对预防常发生在儿童的结核性脑膜炎和粟粒型结核有较好作用。新生儿进行卡介苗接种后，仍须注意采取与肺结核病人隔离的措施。

（五）预防性化学治疗

主要应用于受结核分枝杆菌感染易发病的高危人群，包括 HIV 感染者、涂阳肺结核病人的密切接触者、未经治疗的肺部硬结纤维病灶（无活动性）、硅沉着病、糖尿病、长期使用糖皮质激素或免疫抑制剂者、吸毒者、营养不良者、儿童青少年结核菌素试验硬结直径≥15mm 者等。常用异烟肼 300mg/d，顿服 6~9 个月，儿童用量为 4~8mg/kg；或利福平和异烟肼，每日顿服 3 个月；或利福喷汀和异烟肼每周 3 次 3 个月。最近研究发现异烟肼和利福喷汀每周一次用药共 12 次（3 个月），效果与上述方案效果一致，但尚待更多的验证。

第七章　肺　癌

肺癌或称原发性支气管癌或原发性支气管肺癌，世界卫生组织（WHO）定义为起源于呼吸上皮细胞（支气管、细支气管和肺泡）的恶性肿瘤，是最常见的肺部原发性恶性肿瘤。根据组织病变，肺癌可分成小细胞癌和非小细胞癌。发病高峰在 55~65 岁，男性多于女性，男女比约为 2.1：1。临床症状多隐匿，以咳嗽、咳痰、咯血和消瘦等为主要表现，X 线影像学主要表现为肺部结节、肿块影等。由于约75%病人就诊时已是肺癌晚期，故其 5 年生存率低于 20%。因此，要提高病人的生存率就必须重视早期诊断和规范化治疗。

【流行病学】

肺癌是全球癌症相关死亡最主要的原因。根据 WHO 公布的数据，2012 年全球新发肺癌人数 182.5 万，占所有癌症（不包括非黑色素瘤皮肤癌）发病人数的 13.0%，肺癌死亡人数 159.0 万，占所有癌症死亡人数的 19.4%。过去 20 年间，西方国家男性肺癌发病率和死亡率有所下降，而发展中国家则持续上升；女性肺癌死亡率在世界大部分地区仍在上升。2015 年我国新发肺癌人数 73.3 万，其中男性 50.9 万，女性 22.4 万；肺癌死亡人数 61.0 万，其中男性 43.2 万，女性 17.8 万。男性发病率在所有癌症中列首位，女性发病率仅次于乳腺癌列第二位，死亡率则均列首位，与以往数据相比发病率和死亡率均呈上升趋势。

【病因和发病机制】

肺癌的病因和发病机制迄今尚未明确，但有证据显示与下列因素有关。

（一）吸烟

吸烟是引起肺癌最常见的原因，约85%肺癌病人有吸烟史，包括吸烟和已戒烟者（定义为诊断前戒烟至少 12 个月以上）。吸烟 20~30 包年（定义为每天 1 包，吸烟史 20~30 年）者罹患肺癌的危险性明显增加。与从不吸烟者相比，吸烟者发生肺癌的危险性平均高 10 倍，重度吸烟者可达 10~25 倍。已戒烟者罹患肺癌的危险性比那些持续吸烟者降低，但与从未吸烟者相比仍有 9 倍升高的危险，随着戒烟时间的延长，发生肺癌的危险性逐步降低。吸烟与肺癌之间存在着明确的关系，开始吸烟的年龄越小，吸烟时间越长，吸烟量越大，肺癌的发病率和死亡率越高。

环境烟草烟雾或称二手烟或被动吸烟也是肺癌的病因之一。来自环境烟草烟雾的危险低于主动吸烟，非吸烟者与吸烟者结婚共同生活多年后其肺癌风险增加 20%~30%，且其罹患肺癌的危险性随配偶吸烟量的增多而升高。烟草已列为 A 级致癌物，吸烟与所有病理类型肺癌的危险性相关。

（二）职业致癌因子

某些职业的工作环境中存在许多致癌物质。已被确认的致癌物质包括石棉、砷、双氯甲基乙醚、铬、芥子气、镍、多环芳香烃类，以及铀、镭等放射性物质衰变时产生的氡和氡气，电离辐射和微波辐射等。这些因素可使肺癌发生危险性增加 3~30 倍。吸烟可明显加重这些危险。由于肺癌的形成是一个漫长的过程，其潜伏期可达 20 年或更久，故不少病人在停止接触致癌物质很长时间后才发生肺癌。

（三）空气污染

1. 室外大环境污染

城市中的工业废气、汽车尾气等都有致癌物质，如苯并芘、氧化亚砷、放射性物质、镍、铬化合物、SO_2、NO 以及不燃的脂肪族碳氢化合物等。有资料显示，城市肺癌发病率明显高于农村。

2. 室内小环境污染

室内被动吸烟，燃料燃烧和烹调过程中均可产生致癌物。室内接触煤烟或其不完全燃烧物为肺癌的危险因素，特别是对女性腺癌的影响较大。烹调时加热所释放出的油烟雾也是不可忽视的致癌因素。

（四）电离辐射

电离辐射可以是职业性或非职业性的，有来自体外或因吸入放射性粉尘和气体引起的体内照射。不同射线产生的效应也不同，如在日本广岛原子弹释放的是中子和 α 射线，长崎则仅有 α 射线，前者患肺癌的危险性高于后者。

（五）饮食与体力活动

有研究显示，成年期水果和蔬菜的摄入量低，肺癌发生的危险性升高。血清中 β 胡萝卜素水平低的人，肺癌发生的危险性高。也有研究显示，中、高强度的体力活动使发生肺癌的风险下降 13%～30%。

（六）遗传和基因改变

遗传因素与肺癌的相关性受到重视。例如有早期肺癌（60 岁前）家族史的亲属罹患肺癌的危险性升高 2 倍；同样的香烟暴露水平，女性发生肺癌的危险性高于男性。肺癌可能是外因通过内因而发病的，外因可诱发细胞的恶性转化和不可逆的基因改变，包括原癌基因的活化、抑癌基因的失活、自反馈分泌环的活化和细胞凋亡的抑制。肺癌的发生是一个多阶段逐步演变的过程，涉及一系列基因改变，多种基因变化的积累才会引起细胞生长和分化的控制机制紊乱，使细胞生长失控而发生癌变。与肺癌发生关系较为密切的癌基因主要有 HER 家、RAS 基因家族、Myc 基因家族、ALK 融合基因、Sox 基因以及 MDM2 基因等。相关的抑癌基因包括 p53、Rb、p16、nm23、PTEN 基因等。与肺癌发生、发展相关的分子发病机制还包括生长因子信号转导通路激活、肿瘤血管生成、细胞凋亡障碍和免疫逃避等。

（七）其他因素

美国癌症学会将结核列为肺癌的发病因素之一，其罹患肺癌的危险性是正常人群的 10 倍，主要组织学类型为腺癌。某些慢性肺部疾病如慢性阻塞性肺疾病、结节病、特发性肺纤维化、硬皮病，病毒感染、真菌毒素（黄曲霉）等，与肺癌的发生可能也有一定关系。

【分类】

（一）按解剖学部位分类

1. 中央型肺癌

发生在段及以上支气管的肺癌，以鳞状上皮细胞癌和小细胞肺癌较多见。

2. 周围型肺癌

发生在段支气管以下的肺癌，以腺癌较多见。

（二）按组织病理学分类

肺癌的组织病理学分为非小细胞肺癌和小细胞肺癌两大类，其中，非小细胞肺癌最为常见，约占肺癌总发病率的85%。

1. 非小细胞肺癌（non-small cell lung cancer，NSCLC）

（1）鳞状上皮细胞癌（简称鳞癌）：目前分为角化型、非角化型和基底细胞样型鳞状上皮细胞癌。典型的鳞癌显示来源于支气管上皮的鳞状上皮细胞化生，常有细胞角化和（或）细胞间桥；非角化型鳞癌因缺乏细胞角化和（或）细胞间桥，常需免疫组化证实存在鳞状分化；基底细胞样型鳞癌，其基底细胞样癌细胞成分至少>50%。免疫组化染色癌细胞 CK5/6、p40 和 p63 阳性。

鳞癌多起源于段或亚段的支气管黏膜，并有向管腔内生长的倾向，早期常引起支气管狭窄，导致肺不张或阻塞性肺炎。癌组织易变性、坏死，形成空洞或癌性肺脓肿。常见于老年男性。一般生长较慢，转移晚，手术切除机会较多，5 年生存率较高，但对化疗和放疗敏感性不如小细胞肺癌。

（2）腺癌：分为 4 种类型。①原位腺癌（adenocarcinoma in situ，AIS），旧称细支气管肺泡癌（BAC），直径≤2cm；②微浸润性腺癌（minimally invasive adenocarcinoma，MIA），直径≤3cm，浸润间质最大直径≤5mm，无脉管和胸膜侵犯；③浸润性腺癌（包括旧称的非黏液性 BAC），包括贴壁样生长为主型（浸润间质最大直径>5mm）、腺泡为主型、乳头状为主型、微乳头为主型和实性癌伴黏液形成型；④浸润性腺癌变异型：包括黏液型、胶样型、胎儿型和肠型腺癌。腺癌可分为黏液型、非黏液型或黏液/非黏液混合型。免疫组化染色癌细胞表达 CK7、甲状腺转录因子（TTF-1）和 NapsinA。

腺癌是肺癌最常见的类型。女性多见，主要起源于支气管黏液腺，可发生于细小支气管或中央气道，临床多表现为周围型。腺癌可在气管外生长，也可循肺泡壁蔓延，常在肺边缘部形成直径 2~4cm 的结节或肿块。由于腺癌富含血管，局部浸润和血行转移较早，易累及胸膜引起胸腔积液。

（3）大细胞癌：大细胞癌是一种未分化的非小细胞癌，较为少见，占肺癌的 10% 以下，其在细胞学和组织结构及免疫表型等方面缺乏小细胞癌、腺癌或鳞癌的特征。诊断大细胞癌只用手术切除的标本，不适用小活检和细胞学标本。免疫组化及黏液染色鳞状上皮样及腺样分化标志物阴性。大细胞癌的转移较晚，手术切除机会较大。

（4）其他：腺鳞癌、肉瘤样癌、淋巴上皮瘤样癌、唾液腺型癌（腺样囊性癌、黏液表皮样癌）等。

2. 小细胞肺癌（small cell lung cancer，SCLC）

肺神经内分泌肿瘤包括类癌、非典型类癌、小细胞癌和大细胞神经内分泌癌。SCLC 是一种低分化的神经内分泌肿瘤，包括小细胞癌和复合性小细胞癌。小细胞癌细胞小，圆形或卵圆形，胞质少，细胞边缘不清。核呈细颗粒状或深染，核仁缺乏或不明显，核分裂常见。小细胞肺癌细胞质内含有神经内分泌颗粒，具有内分泌和化学受体功能，能分泌 5-羟色胺、儿茶酚胺、组胺、激肽等物质，可引起类癌综合征。癌细胞常表达神经内分泌标志物如 CD56、神经细胞黏附分子、突触素和嗜铬粒蛋白。Ki-67 免疫组化对区分 SCLC 和类癌有很大帮助，SCLC 的 Ki-67 增殖指数通常为 50%~100%。

SCLC 以增殖快速和早期广泛转移为特征，初次确诊时 60%~88% 已有脑、肝、骨或肾上腺等转移，只有约 1/3 病人局限于胸内。SCLC 多为中央型，典型表现为肺门肿块和肿大的纵隔淋巴结引起的咳嗽和呼吸困难。SCLC 对化疗和放疗较敏感。

在所有上皮细胞来源的肺癌中，鳞癌、腺癌、大细胞癌和小细胞癌是主要类型的肺癌，约占所有肺癌的 90%。

【临床表现】

临床表现与肿瘤大小、类型、发展阶段、所在部位、有无并发症或转移有密切关系。5%~15% 的病人无症状，仅在常规体检、胸部影像学检查时发现。其余病人或多或少地表现与肺癌有关的症状与体征。

（一）原发肿瘤引起的症状和体征

1. 咳嗽

为早期症状，常为无痰或少痰的刺激性干咳，当肿瘤引起支气管狭窄后可加重咳嗽。多为持续性，呈高调金属音性咳嗽或刺激性呛咳。黏液型腺癌可有大量黏液痰。伴有继发感染时，痰量增加，且呈黏液脓性。

2. 痰血或咯血

多见于中央型肺癌。肿瘤向管腔内生长者可有间歇或持续性痰中带血，如果表面糜烂严重侵蚀大血管，则可引起大咯血。

3. 气短或喘鸣

肿瘤向气管、支气管内生长引起部分气道阻塞，或转移到肺门淋巴结致使肿大的淋巴结压迫主支气管或隆突，或转移引起大量胸腔积液、心包积液、膈肌麻痹、上腔静脉阻塞，或广泛肺部侵犯时，可有呼吸困难、气短、喘息，偶尔表现为喘鸣，听诊时可发现局限或单侧哮鸣音。

4. 胸痛

可有胸部隐痛，与肿瘤的转移或直接侵犯胸壁有关。

5. 发热

肿瘤组织坏死可引起发热。多数发热的原因是由于肿瘤引起的阻塞性肺炎所致，抗生素治疗效果不佳。

6. 消瘦

为恶性肿瘤常见表现，晚期由于肿瘤毒素以及感染、疼痛所致食欲减退，可表现消瘦或恶病质。

（二）肿瘤局部扩展引起的症状和体征

1. 胸痛

肿瘤侵犯胸膜或胸壁时，产生不规则的钝痛或隐痛，或剧痛，在呼吸、咳嗽时加重。肋骨、脊柱受侵犯时可有压痛点。肿瘤压迫肋间神经，胸痛可累及其分布区域。

2. 声音嘶哑

肿瘤直接或转移至纵隔淋巴结后压迫喉返神经（多见左侧）使声带麻痹，导致声音嘶哑。

3. 吞咽困难

肿瘤侵犯或压迫食管，引起吞咽困难，尚可引起气管–食管瘘，导致纵隔或肺部感染。

4. 胸腔积液

肿瘤转移累及胸膜或肺淋巴回流受阻，可引起胸腔积液。

5. 心包积液

肿瘤可通过直接蔓延侵犯心包，亦可阻塞心脏的淋巴引流导致心包积液。迅速产生或者大量的心包积液可有心脏压塞症状。

6. 上腔静脉阻塞综合征

肿瘤直接侵犯纵隔，或转移的肿大淋巴结压迫上腔静脉，或腔静脉内癌栓阻塞，均可引起静脉回流受阻。表现上肢、颈面部水肿和胸壁静脉曲张。严重者皮肤呈暗紫色，眼结膜充血，视物模糊，头晕、头痛。

7. Horner 综合征

肺上沟瘤是肺尖部肺癌，可压迫颈交感神经，引起病侧上睑下垂、瞳孔缩小、眼球内陷，同侧额部与胸壁少汗或无汗，称为 Homer 综合征。

（三）肿瘤远处转移引起的症状和体征

病理解剖发现，鳞癌病人 50% 以上有胸外转移，腺癌和大细胞癌病人为 80%，小细胞癌病人则为 95% 以上。约 1/3 有症状的病人是胸腔外转移引起的。肺癌可转移至任何器官系统，累及部位出现相应的症状和体征。

1. 中枢神经系统转移

脑转移可引起头痛、恶心、呕吐等颅内压增高的症状，也可表现眩晕、共济失调、复视、性格改变、癫痫发作，或一侧肢体无力甚至偏瘫等症状。脊髓束受压迫，出现背痛、下肢无力、感觉异常，膀胱或肠道功能失控。

2. 骨骼转移

表现为局部疼痛和压痛，也可出现病理性骨折。常见部位为肋骨、脊椎、骨盆和四肢长骨。多为溶骨性病变。

3. 腹部转移

可转移至肝脏、胰腺、胃肠道，表现为食欲减退、肝区疼痛或腹痛、黄疸、肝大、腹腔积液及胰腺炎症状。肾上腺转移亦常见。

4. 淋巴结转移

锁骨上窝淋巴结是常见部位，多位于胸锁乳突肌附着处的后下方，可单个、多个，固定质硬，逐渐增大、增多，可以融合，多无疼痛及压痛。腹膜后淋巴结转移也较常见。

（四）肺癌的胸外表现

指肺癌非转移性的胸外表现，可出现在肺癌发现的前、后，称之为副癌综合征。副癌综合征以 SCLC 多见，可以表现为先发症状或复发的首发征象。某些情况下其病理生理学是清楚的，如激素分泌异常，而大多数是不知道的，如厌食、恶病质、体重减轻、发热和免疫抑制。

1. 内分泌综合征

12% 肺癌病人出现内分泌综合征。内分泌综合征系指肿瘤细胞分泌一些具有生物活性的多肽和胺类物质，如促肾上腺皮质激素（ACTH）、甲状旁腺激素（PTH）、抗利尿激素（ADH）和促性腺激素等，出现相应的临床表现。

（1）抗利尿激素分泌异常综合征（SIADH）：表现为低钠血症和低渗透压血症，出现厌食、恶心、呕吐等水中毒症状，还可伴有逐渐加重的嗜睡、易激动、定向障碍、癫痫样发作或昏迷等神经系统症状。低钠血症还可以由于异位心钠肽（ANP）分泌增多引起。大多数病人的症状可在初始化疗后1~4周内缓解。

（2）异位ACTH综合征：表现为库欣综合征，如色素沉着、水肿、肌萎缩、低钾血症、代谢性碱中毒、高血糖或高血压等，但表现多不典型，向心性肥胖和紫纹罕见。由SCLC或类癌引起。

（3）高钙血症：轻症者表现口渴和多尿；重症者可有恶心、呕吐、腹痛、便秘，甚或嗜睡、昏迷，是恶性肿瘤最常见的威胁生命的代谢并发症。切除肿瘤后血钙水平可恢复正常。常见于鳞癌病人。

（4）其他：异位分泌促性腺激素主要表现为男性轻度乳房发育，常伴有肥大性肺性骨关节病，多见于大细胞癌。因5-羟色胺等分泌过多引起的类癌综合征，表现为喘息、皮肤潮红、水样腹泻、阵发性心动过速等，多见于SCLC和腺癌。

2. 骨骼-结缔组织综合征

（1）原发性肥大性骨关节病：30%病人有杵状指（趾）。受累骨骼可发生骨膜炎，表现疼痛、压痛、肿胀，多在上、下肢长骨远端。X线显示骨膜增厚、新骨形成，γ-骨显像病变部位有核素浓聚。

（2）神经-肌病综合征：原因不明，可能与自身免疫反应或肿瘤产生的体液物质有关。

①肌无力样综合征：类似肌无力的症状，即随意肌力减退。早期骨盆带肌群及下肢近端肌群无力，反复活动后肌力可得到暂时性改善。体检腱反射减弱。有些病人化疗后症状可以改善。70%以上病例对新斯的明试验反应欠佳，低频反复刺激显示动作电位波幅递减，高频刺激则引起波幅暂时性升高，可与重症肌无力鉴别。

②其他：多发性周围神经炎、亚急性小脑变性、皮质变性和多发性肌炎可由各型肺癌引起；而副癌脑脊髓炎、感觉神经病变、小脑变性、边缘叶脑炎和脑干脑炎由小细胞肺癌引起，常伴有各种抗神经元抗体的出现，如抗 Hu 抗体、抗 CRMP5 和 ANNA-3 抗体。

3. 血液学异常及其他

1%~8%病人有凝血、血栓或其他血液学异常，包括游走性血栓性静脉炎、伴心房血栓的非细菌性血栓性心内膜炎、弥散性血管内凝血伴出血、贫血，粒细胞增多和红白血病。肺癌伴发血栓性疾病的预后较差。

其他还有皮肌炎、黑棘皮症，发生率约 1%；肾病综合征和肾小球肾炎发生率≤1%。

【影像学及其他检查】

（一）影像学检查

1. X 线胸片

是发现肺癌最常用的方法之一。但分辨率低，不易检出肺部微小结节和隐蔽部位的病灶，对早期肺癌的检出有一定的局限性。常见肺癌 X 线胸片特征表现如下。

（1）中央型肺癌：肿瘤生长在主支气管、叶或段支气管。①直接征象：向管腔内生长可引起支气管阻塞征象。多为一侧肺门类圆形阴影，边缘毛糙，可有分叶或切迹，与肺不张或阻塞性肺炎并存时，下缘可表现为倒 S 状影像，是右上叶中央型肺癌的典型征象。②间接征象：由于肿瘤在支气管内生长，可使支气管部分或完全阻塞，形成局限性肺气肿、肺不张、阻塞性肺炎和继发性肺脓肿等征象。

（2）周围型肺癌：肿瘤发生在段以下支气管。早期多呈局限性小斑片状阴影，边缘不清，密度较淡，也可呈结节、球状、网状阴影或磨玻璃影，易误诊为炎症或结核。随着肿瘤增大，阴影逐渐增大，密度增高，呈圆形或类圆形，边缘常呈分叶状，伴有脐凹征或细毛。腺癌经支气管播散后，可表现为类似支气管肺炎的斑片状浸润阴影。侵犯胸膜时引起胸腔积液。侵犯肋骨则引起骨质破坏。

2. 胸部电子计算机体层扫描（CT）

具有更高的分辨率，可发现肺微小病变和普通 X 线胸片难以显示的部位（如位于心脏后、脊柱旁、肺尖、肋膈角及肋骨头等）。增强 CT 能敏感地检出肺门及纵隔淋巴结肿大，有助于肺癌的临床分期。螺旋式 CT 可显示直径<5mm 的小结节、中央气道内和第 6~7 级支气管及小血管，明确病灶与周围气道和血管的关系。低剂量 CT 可以有效发现早期肺癌，已经取代 X 线胸片成为较敏感的肺结节评估工具。CT 引导下经皮肺病灶穿刺活检是重要的组织学诊断技术。应用 CT 模拟成像功能，可以引导支气管镜在气道内或经支气管壁进行病灶的活检。

3. 磁共振显像（MRI）

与 CT 相比，在明确肿瘤与大血管之间的关系、发现脑实质或脑膜转移上有优越性，而在发现肺部小病灶（<5mm）方面则不如 CT 敏感。

4. 核素闪烁显像

（1）骨 γ 闪烁显像：可以了解有无骨转移，其敏感性、特异性和准确性分别为91%、88%和89%。若采用核素标记生长抑素类似物显像则更有助于 SCLC 的分期诊断。核素标记的抗 CEA 抗体静脉注射后的显像，可提高胸腔内淋巴结转移的检出率。

（2）正电子发射断层显像（PET）和 PET-CT：PET 通过跟踪正电子核素标记的化合物在体内的转移与转变，显示代谢物质在体内的生理变化，能无创性地显示人体内部组织与器官的功能，并可定量分析。PET-CT 是将 PET 和 CT 整合在一起，病人在检查时经过快速的全身扫描，可以同时获得 CT 解剖图像和 PET 功能代谢图像，可同时获得生物代谢信息和精准的解剖定位，对发现早期肺癌和其他部位的转移灶，以及肿瘤分期与疗效评价均优于任何现有的其他影像学检查。需要注意 PET-CT 阳性的病人仍然需要细胞学或病理学检查进行最终确诊。

（二）获得病理学诊断的检查

1. 痰脱落细胞学检查

重要诊断方法之一。要提高痰检阳性率，必须获得气道深部的痰液，及时送检，至少送检 3 次以上。敏感性<70%，但特异性高。

2. 胸腔积液细胞学检查

有胸腔积液的病人，可抽液找癌细胞，检出率 40%～90%。多次送检可提高阳性率。

3. 呼吸内镜检查

（1）支气管镜：诊断肺癌的主要方法之一。对于中央型肺癌，直视下组织活检加细胞刷刷检的诊断阳性率可达 90%左右。对于周围型肺癌，可行经支气管镜肺活检（TBLB），直径>4cm 病变的诊断率可达 50%～80%；也可在 X 线的引导下或导航技术（如磁导航、虚拟导航或支气管路径规划与导航系统等）引导下活检，阳性率更高。自荧光支气管镜可分辨出支气管黏膜的原位癌和癌前病变，提高早期诊断的阳性率。支气管镜内超声（EBUS）引导下针吸活检术有助于明确大气道管壁浸润病变、气道外占位性病变和纵隔淋巴结的性质，同时有助于肺癌的 TNM 分期；外周病变可用小超声探头引导下肺活检。

（2）胸腔镜：用于经支气管镜等方法无法取得病理标本的胸膜下病变，并可观察胸膜有无转移病变。

（3）纵隔镜：可作为确诊肺癌和手术前评估淋巴结分期的方法。

4. 针吸活检

（1）经胸壁穿刺肺活检：在 X 线透视、胸部 CT 或超声引导下可进行病灶针吸或切割活检。创伤小、操作简便，可迅速获得结果，适用于紧贴胸壁或离胸壁较近的肺内病灶。

（2）浅表淋巴结活检：锁骨上或腋窝肿大的浅表淋巴结可做针吸活检，也可手术淋巴结活检或切除。操作简便，可在门诊进行。

（3）闭式胸膜针刺活检：对胸膜结节或有胸腔积液的病人也可得到病理

诊断。

5. 开胸肺活检

若经上述多项检查仍未能明确诊断，可考虑开胸肺活检。必须根据病人的年龄、肺功能等仔细权衡利弊后决定。

（三）肿瘤标志物检测

迄今尚无诊断敏感性和特异性高的肿瘤标志物。癌胚抗原（CEA）、神经特异性烯醇酶（NSE）、细胞角蛋白 19 片段（CYFRA21-1）和胃泌素释放肽前体（ProGRP）检测或联合检测时，对肺癌的诊断和病情的监测有一定参考价值。

（四）肺癌的基因诊断及其他

肺癌的发生认为是由于原癌基因的激活和抑癌基因的缺失所致，因此癌基因产物如基因扩增，ras 基因突变，抑癌基因 Rb、p53 异常等有助于诊断早期肺癌。同时，基因检测可识别靶向药物最佳用药人群。目前主要检测 NSCLC 病人 EGFR 基因突变、间变性淋巴瘤激酶（ALK）融合基因和 ROS1 融合基因重排等。还可检测耐药基因，如 EGFR 耐药突变的 T790M、C797S 等。

【诊断与鉴别诊断】

（一）诊断

肺癌诊断可按下列步骤进行。

1. CT 确定部位

有临床症状或放射学征象怀疑肺癌的病人先行胸部和腹部 CT 检查，发现肿瘤的原发部位、纵隔淋巴结侵犯和其他解剖部位的播散情况。

2. 组织病理学诊断

怀疑肺癌的病人必须获得组织学标本诊断。肿瘤组织多可通过微创技术获取，如支气管镜、胸腔镜。但不推荐痰细胞学确诊肺癌。浅表可扪及的淋巴结或皮肤转移也应活检。如怀疑远处转移病变，也应获得组织标本，如软组织肿块、溶骨性病变、骨髓、胸膜或肝病灶。胸腔积液则应获得足量的细胞团或胸腔镜检查。目前建议对高度怀疑为Ⅰ期和Ⅱ期肺癌可直接手术切除。

3. 分子病理学诊断

有条件者应在病理学确诊的同时检测肿瘤组织的 EGFR 基因突变、ALK 融合基因和 ROS1 融合基因等，NSCLC 也可考虑检测 PD-L1 的表达水平，以利于制订个体化的治疗方案。

（二）鉴别诊断

肺癌常与某些肺部疾病共存，或其影像学的表现与某些疾病相类似，故常易误诊或漏诊，临床应与下列疾病鉴别：

1. 肺结核

（1）肺结核球：见于年轻病人，多无症状。病灶多位于肺上叶尖后段和下叶背段，边界清楚，密度高，可有包膜，有时含钙化点，周围有纤维结节状病灶，多年不变。

（2）肺门淋巴结结核：易与中央型肺癌相混淆，多见于儿童、青年，有发热、盗汗等结核中毒症状。结核菌素试验常阳性，抗结核治疗有效。

（3）急性粟粒型肺结核：年龄较轻，有发热、盗汗等全身中毒症状。X 线影像表现为细小、分布均匀、密度较淡的粟粒样结节病灶。腺癌（旧称细支气管肺泡癌）两肺多有大小不等的结节状播散病灶，边界清楚，密度较高，进行性发展和增大。

2. 肺炎

有发热、咳嗽、咳痰等症状，抗生素治疗有效。若无中毒症状，抗生素治疗后肺部阴影吸收缓慢，或同一部位反复发生肺炎时，应考虑肺癌可能。肺部慢性炎症机化，形成团块状的炎性假瘤，也易与肺癌相混淆。但炎性假瘤往往形态不整，边缘不齐，核心密度较高，易伴有胸膜增厚，病灶长期无明显变化。

3. 肺脓肿

起病急，中毒症状严重，寒战、高热、咳嗽、咳大量脓臭痰等症状。影像学可见均匀的大片状阴影，空洞内常见液平。癌性空洞病人一般不发热，继发感染时，可有肺脓肿的临床表现，影像学癌肿空洞偏心、壁厚、内壁凹凸不平。支气管镜和痰脱落细胞学检查有助鉴别。

4. 结核性胸膜炎

应与癌性胸腔积液相鉴别。

5. 肺隐球菌病

可肺内单发或多发结节和肿块，大多位于胸膜下，单发病变易与周围型肺癌混淆。肺活检和血清隐球菌荚膜多糖抗原检测有助于鉴别。

6. 其他

如肺良性肿瘤、淋巴瘤等，需通过组织病理学鉴别。

【肺癌临床分期】

2015 年国际肺癌研究学会（IASLC）公布了第 8 版肺癌 TNM 分期系统修订稿，亦可分为局限期和广泛期。局限期指病灶局限于同侧半胸，能安全地被单个放射野包围；广泛期指病灶超过同侧半胸，包括恶性胸腔积液或心包积液以及血行转移等。

【治疗】

肺癌的治疗应当根据病人的机体状况，病理学类型（包括分子病理诊断），侵及范围（临床分期），采用多学科综合治疗模式，强调个体化治疗。有计划、合理地应用手术、化疗、生物靶向和放射治疗等手段，以期达到根治或最大程度控制肿瘤，提高治愈率，改善病人的生活质量，延长生存期的目的。

（一）手术治疗

是早期肺癌的最佳治疗方法，分为根治性与姑息性手术，应当力争根治性切除，以期达到切除肿瘤，减少肿瘤转移和复发的目的，并可进行 TNM 分期，指导术后综合治疗。

1. NSCLC

主要适于 Ⅰ 期及 Ⅱ 期病人，根治性手术切除是首选的治疗手段，T_3N_1 和 $T_{1-3}N_2$ 的 ⅢA 期病人需通过多学科讨论采取综合治疗的方法，包括手术治疗联合术后化疗或序贯放化疗，或同步放化疗等。除了 Ⅰ 期外，Ⅱ~Ⅲ 期肺癌根治性手术后需术后辅助化疗。术前化疗（新辅助化疗）可使原先不能手术的病人降低 TNM 分期而可以手术。术后根据病人最终病理 TNM 分期、切缘情况，选择再次手术、术后辅助化疗或放疗。对不能耐受肺叶切除的病人也可考虑行楔形切除。

2. SCLC

90% 以上就诊时已有胸内或远处转移，一般不推荐手术治疗。如经病理学纵隔分期方法如纵隔镜、纵隔切开术等检查阴性的 $T_{1-2}N_0$ 的病人，可考虑肺叶切除和淋巴结清扫，单纯手术无法根治 SCLC，因此所有术后的 SCLC 病人均需采用含铂的两药化疗方案化疗 4~6 个疗程。

（二）药物治疗

主要包括化疗和靶向治疗，用于肺癌晚期或复发病人的治疗。化疗还可用于手术后病人的辅助化疗、术前新辅助化疗及联合放疗的综合治疗等。

化疗应当严格掌握适应证，充分考虑病人的疾病分期、体力状况、自身意愿、药物不良反应、生活质量等，避免治疗过度或治疗不足。如病人体力状况评分 ≤2 分，重要脏器功能可耐受者可给予化疗。常用的药物包括铂类（顺铂、卡铂）、吉西他滨、培美曲塞、紫杉类（紫杉醇、多西他赛）、长春瑞滨、依托泊苷和喜树碱类似物（伊立替康）等。目前一线化疗推荐含铂的两药联合方案，二线化疗推荐多西他赛或培美曲塞单药治疗。一般治疗 2 个周期后评估疗效，密切监测及防治不良反应，并酌情调整药物和（或）剂量。

靶向治疗是以肿瘤组织或细胞的驱动基因变异以及肿瘤相关信号通路的特异性分子为靶点，利用分子靶向药物特异性阻断该靶点的生物学功能，选择性地从分子水平逆转肿瘤细胞的恶性生物学行为，从而达到抑制肿瘤生长甚至使肿瘤消退的目的。目前靶向治疗主要应用于非小细胞肺癌中的腺癌病人，例如以 EGFR

突变阳性为靶点 EGFR-酪氨酸激酶抑制剂（EGFR-TKI）的厄洛替尼、吉非替尼、阿法替尼、奥希替尼，ALK 重排阳性为靶点的克唑替尼（crizotinib）、艾乐替尼、色瑞替尼等和 ROS1 重排阳性为靶点的克唑替尼可用于一线治疗或化疗后的维持治疗，对不适合根治性治疗局部晚期和转移的 NSCLC 有显著的治疗作用，并可延长病人的生存期。靶向治疗成功的关键是选择特异性的标靶人群。此外，以肿瘤血管生成为靶点的贝伐珠单抗，联合化疗能明显提高晚期 NSCLC 的化疗效果并延长肿瘤中位进展时间。采用针对免疫检查点 PD-L1 的单克隆抗体可抑制 PD-1 与肿瘤细胞表面的 PD-L1 结合，产生一系列抗肿瘤的免疫作用，也有一定的治疗效果。

1. NSCLC

对化疗的反应较差，对于晚期和复发 NSCLC 病人联合化疗方案可缓解症状及提高生活质量，提高生存率，约 30%~40% 的部分缓解率，近 5% 的完全缓解率，中位生存期 9~10 个月，1 年生存率为 30%~40%。目前一线化疗推荐含铂两药联合化疗，如卡铂或顺铂加上紫杉醇、长春瑞滨、吉西他滨、培美曲塞或多西他赛等，治疗 4~6 个周期。对于化疗之后肿瘤缓解或疾病稳定而没有发生进展的病人，可给予维持治疗。一线治疗失败者，推荐多西他赛或培美曲赛单药二线化疗。

对 EGFR 突变阳性的 IV 期 NSCLC，一线给予 EGFR-TKI（厄洛替尼、吉非替尼和阿法替尼）治疗较一线含铂的两药化疗方案，其治疗反应、无进展生存率（PFS）更具优势，且毒性反应更低。也可用于化疗无效的二线或三线口服治疗。如发生耐药（一般在治疗后 9~13 个月）或疾病进展，如 T790M 突变，可使用二线 TKI 奥希替尼。对于 ALK 和 ROS1 重排阳性的病人可选择克唑替尼治疗。对于 IV 期非鳞状细胞癌的 NSCLC，若病人无咯血及脑转移，可考虑在化疗基础上联合抗肿瘤血管药物如贝伐珠单抗。PD-L1 表达阳性 ≥50% 者，可使用 PD-1 药物，如派姆单抗、纳武单抗和阿特珠单抗等。

2. SCLC

对化疗非常敏感，是治疗的基本方案。一线化疗药物包括依托泊苷或伊立替康联合顺铂或卡铂，共 4~6 个周期。手术切除的病人推荐辅助化疗。对于局限期 SCLC（Ⅱ~Ⅲ期）推荐放、化疗为主的综合治疗。对于广泛期病人则采用以化疗为主的综合治疗，广泛期和脑转移病人，取决于病人是否有神经系统症状，可在全脑放疗之前或之后给予化疗。大多数局限期和几乎所有的广泛期 SCLC 都将会复发。复发 SCLC 病人根据复发类型选择二线化疗方案或一线方案的再次使用。

（三）放射治疗（放疗）

放疗可分为根治性放疗、姑息性放疗、辅助放疗、新辅助化放疗和预防性放疗等。根治性放疗用于病灶局限、因解剖原因不便手术或其他原因不能手术者，若辅以化疗，可提高疗效；姑息性放疗的目的在于抑制肿瘤的发展，延迟肿瘤扩散和缓解症状，对肺癌引起的顽固性咳嗽、咯血、肺不张、上腔静脉阻塞综合征有肯定疗效，也可缓解骨转移性疼痛和脑转移引起的症状。辅助放疗适用于术前放疗、术后切缘阳性的病人。预防性放疗适用于全身治疗有效的小细胞肺癌病人全脑放疗。

放疗通常联合化疗治疗肺癌，因分期、治疗目的和病人一般情况的不同，联合方案可选择同步放化疗、序贯放化疗。接受放化疗的病人，潜在毒副反应会增大，应当注意对肺、心脏、食管和脊髓的保护；治疗过程中应当尽可能避免因毒副反应处理不当导致放疗的非计划性中断。

肺癌对放疗的敏感性，以 SCLC 为最高，其次为鳞癌和腺癌，故照射剂量以 SCLC 最小，腺癌最大。

一般 40~70Gy 为宜，分 5~7 周照射，常用的放射线有线，电子束 β 线和中子加速器等。应注意减少和防止白细胞减少、放射性肺炎和放射性食管炎等放疗反应。对全身情况太差，有严重心、肺、肝、肾功能不全者应列为禁忌。放疗时可合理使用更安全、先进的技术，如三维适形放疗技术（3D-CRT）和调强放疗技术（IMRT）等。

1. NSCLC

主要适用于：①局部晚期病人，需与化疗结合进行；②因身体原因不能手术的早期 NSCLC 病人的根治性治疗；③选择性病人的术前、术后辅助治疗；④局部的复发与转移治疗；⑤晚期不可治愈病人的姑息性治疗。

2. SCLC

主要适用于：①局限期 SCLC 经全身化疗后部分病人可以达到完全缓解，但胸内复发和脑转移的风险很高，加用胸部放疗和预防性颅脑放射不仅可以显著降低局部复发率和脑转移，死亡风险也显著降低。②广泛期 SCLC 病人，远处转移病灶经过化疗控制后加用胸部放疗也可以提高肿瘤控制率，延长生存期。

（四）介入治疗

1. 支气管动脉灌注化疗

适用于失去手术指征，全身化疗无效的晚期病人。此方法毒副作用小，可缓解症状，减轻病人痛苦。

2. 经支气管镜介入治疗

①血卟啉染料激光治疗和 YAG 激光切除治疗：切除气道腔内肿瘤，解除气道阻塞和控制出血，可延长病人的生存期。②经支气管镜行腔内放疗：可缓解肿瘤引起的阻塞和咯血症状。③超声引导下的介入治疗：可直接将抗癌药物等注入肿瘤组织内。

（五）中医药治疗

祖国医学有许多单方、验方，与西药协同治疗肺癌，可减少病人化疗、放疗时的不良反应，促进机体抵抗力的恢复。

【预防】

避免接触与肺癌发病有关的因素如吸烟和大气污染，加强职业接触中的劳动保护，可减少肺癌发病危险。由于目前尚无有效的肺癌化学预防措施，不吸烟和及早戒烟可能是预防肺癌的最有效方法。

【预后】

肺癌的预后取决于早发现、早诊断、早治疗。由于早期诊断不足致使肺癌的预后差，86%病人在确诊后 5 年内死亡；只有 15%的病人在确诊时病变局限，这些病人的 5 年生存率可达 50%。

第八章　胸膜疾病

胸膜是覆盖在胸膜腔内表面的一层薄膜，由结缔组织和纤维弹力组织支持的间皮细胞层组成。脏层胸膜覆盖于肺表面，而壁层胸膜覆盖肋骨、膈肌和纵隔表面。脏层和壁层胸膜之间是连续的，闭合形成胸膜腔。壁层胸膜血供来自体循环，含有感觉神经和淋巴管；而脏层胸膜主要由肺循环供血，不含感觉神经。

第一节　胸腔积液

胸膜腔是位于肺和胸壁之间的一个潜在的腔隙。在正常情况下脏层胸膜和壁层胸膜表面上有一层很薄的液体，在呼吸运动时起润滑作用。胸膜腔和其中的液体并非处于静止状态，在每一次呼吸周期中胸膜腔形状和压力均有很大变化，使胸腔内液体持续滤出和吸收并处于动态平衡。任何因素使胸膜腔内液体形成过快或吸收过缓，即产生胸腔积液，简称胸水。

【胸腔积液循环机制】

胸腔积液的生成与吸收和胸膜的血供与淋巴管引流有关，与壁层、脏层胸膜内的胶体渗透压和流体静水压以及胸膜腔内压力有关。壁层胸膜血供来自体循环，脏层胸膜血供则主要来自肺循环和支气管动脉。体循环的压力高于肺循环，由于压力梯度，液体从壁层和脏层胸膜的体循环血管进入间质，部分在间质内重吸收，剩余的通过有渗漏性的胸膜间皮细胞层滤出到胸膜腔，然后通过壁层胸膜间皮细胞下的淋巴管微孔经淋巴管回吸收。

影响液体从胸膜毛细血管向胸腔移动的压力，毛细血管内流体静水压壁层胸膜与体循环相似，约 $30cmH_2O$，而脏层胸膜是 $24cmH_2O$；胶体渗透压壁层和脏

层胸膜均为 $34cmH_2O$；胸腔内压约为 $-5cmH_2O$，胸腔内液体因含有少量蛋白质，其胶体渗透压为 $5cmH_2O$。

液体从胸膜滤出到胸膜腔的因素包括流体静水压、胸腔内压和胸腔积液胶体渗透压，而阻止滤出的压力为毛细血管内胶体渗透压。因此，壁层胸膜液体滤出到胸腔的压力梯度为毛细血管内流体静水压+胸腔内负压+胸液胶体渗透压-毛细血管内胶体渗透压，其压力梯度为 $30+5+5-34=6cmH_2O$，液体从壁层胸膜滤出到胸膜腔。脏层胸膜的压力梯度是 $24+5+5-34=0cmH_2O$，其在胸腔积液的循环中作用很小。胸腔积液滤过在胸腔的上部大于下部，吸收则主要在横膈和胸腔下部的纵隔胸膜。

【病因和发病机制】

胸腔积液临床常见，肺、胸膜和肺外疾病均可引起。常见病因和发病机制有：

（一）胸膜毛细血管内静水压增高

如充血性心力衰竭、缩窄性心包炎、血容量增加、上腔静脉或奇静脉受阻，产生漏出液。

（二）胸膜通透性增加

如胸膜炎症（肺结核、肺炎）、风湿性疾病［（系统性红斑狼疮（SLE）、类风湿关节炎（RA）］、胸膜肿瘤（恶性肿瘤转移、间皮瘤）、肺梗死、膈下炎症（膈下脓肿、肝脓肿、急性胰腺炎）等，产生渗出液。

（三）胸膜毛细血管内胶体渗透压降低

如低蛋白血症、肝硬化、肾病综合征、急性肾小球肾炎、黏液性水肿等，产生漏出液。

（四）壁层胸膜淋巴引流障碍

癌症淋巴管阻塞、发育性淋巴管引流异常等，产生渗出液。

（五）损伤

主动脉瘤破裂、食管破裂、胸导管破裂等，产生血胸、脓胸和乳糜胸。

（六）医源性

药物（如甲氨蝶呤、胺碘酮、苯妥英、呋喃妥因、β受体阻滞剂）、放射治疗、消化内镜检查和治疗、支气管动脉栓塞术、卵巢过度刺激综合征、液体负荷过大、冠脉旁路移植手术或冠脉内支架置入、骨髓移植、中心静脉置管穿破和腹膜透析等，都可以引起渗出性或漏出性积液。

【临床表现】

（一）症状

症状和积液量有关，积液量少于0.3~0.5L时症状不明显，大量积液时心悸及呼吸困难明显，甚至可致呼吸衰竭。呼吸困难是最常见的症状，多伴有胸痛和咳嗽。呼吸困难与胸廓顺应性下降，患侧膈肌受压，纵隔移位，肺容量下降刺激神经反射有关。病因不同其症状有所差别。结核性胸膜炎多见于青年人，常有发热、干咳、胸痛，随着胸腔积液量的增加胸痛可缓解，但可出现胸闷气促。恶性胸腔积液多见于中年以上病人，一般无发热，胸部隐痛，伴有消瘦和呼吸道或原发部位肿瘤的症状。炎症性积液常伴有咳嗽、咳痰、胸痛及发热。心力衰竭所致胸腔积液为漏出液，有心功能不全的其他表现。肝脓肿所伴右侧胸腔积液可为反应性胸膜炎，亦可为脓胸，多有发热和肝区疼痛。

（二）体征

与积液量有关。少量积液可无明显体征，或可触及胸膜摩擦感及闻及胸膜摩擦音。中至大量积液时，患侧胸廓饱满，触觉语颤减弱，局部叩诊浊音，呼吸音减低或消失。可伴有气管、纵隔向健侧移位。肺外疾病如胰腺炎和RA等，胸腔积液时多有原发病的体征。

【实验室和其他检查】

（一）诊断性胸腔穿刺和胸腔积液检查

对明确积液性质及病因诊断均至关重要，大多数积液的原因通过胸腔积液分析可确定。疑为渗出液必须作胸腔穿刺，如有漏出液病因则避免胸腔穿刺。不能确定时也应做胸腔穿刺抽液检查。

1. 外观和气味

漏出液透明清亮，静置不凝固，比重<1.016～1.018。渗出液多呈草黄色稍浑浊，易有凝块，比重>1.018。血性胸腔积液呈洗肉水样或静脉血样，多见于肿瘤、结核和肺栓塞。乳状胸腔积液多为乳糜胸。巧克力色胸腔积液考虑阿米巴肝脓肿破溃入胸腔的可能。黑色胸腔积液可能为曲霉感染。黄绿色胸腔积液见于类风湿关节炎（RA）。厌氧菌感染胸腔积液常有恶臭味。

2. 细胞

胸膜炎症时，胸腔积液中可见各种炎症细胞及增生与退化的间皮细胞。漏出液细胞数常少于 $100\times10^6/L$，以淋巴细胞与间皮细胞为主。渗出液的白细胞常超过 $500\times10^6/L$。脓胸时白细胞多达 $10\times10^9/L$ 以上。中性粒细胞增多时提示为急性炎症；淋巴细胞为主则多为结核性或肿瘤性；寄生虫感染或结缔组织病时嗜酸性粒细胞常增多。胸腔积液中红细胞超过 $5\times10^9/L$ 时，可呈淡红色，多由恶性肿瘤或结核所致。胸腔穿刺损伤血管亦可引起血性胸腔积液，应谨慎鉴别。红细胞超过 $100\times10^9/L$ 时应考虑创伤、肿瘤或肺梗死。胸腔积液红细胞比容>外周血红细胞比容50%以上时为血胸。

恶性胸腔积液中约有40%～90%可查到恶性肿瘤细胞，反复多次检查可提高检出率。胸腔积液标本有凝块应固定及切片行组织学检查。胸腔积液中恶性肿瘤细胞常有核增大且大小不一、核畸变、核深染、核浆比例失常及异常有丝核分裂等特点，应注意鉴别。胸腔积液中的间皮细胞常有变形，易误认为肿瘤细胞。结核性胸腔积液中的间皮细胞比例常低于5%。

3. pH 和葡萄糖

正常胸腔积液 pH 接近 7.6。pH 降低见于脓胸、食管破裂、RA 积液等；如 pH<7.00 者仅见于脓胸以及食管破裂所致胸腔积液。结核性和恶性积液也可降低。

正常胸腔积液中葡萄糖含量与血中含量相近。漏出液与大多数渗出液葡萄糖含量正常；脓胸、RA 明显降低，SLE、结核和恶性胸腔积液中含量可 <3.3mmol/L。若胸膜病变范围较广，使葡萄糖及酸性代谢物难以透过胸膜，葡萄糖和 pH 均较低，提示肿瘤广泛浸润，其胸腔积液肿瘤细胞发现率高，胸膜活检阳性率高，胸膜固定术效果差，病人存活时间亦短。

4. 病原体

胸腔积液涂片查找细菌及培养，有助于病原诊断。结核性胸积液沉淀后作结核菌培养，阳性率仅 20%，巧克力色胸腔积液应镜检阿米巴滋养体。

5. 蛋白质

渗出液的蛋白含量较高（>30g/L），胸腔积液/血清比值>0.5。漏出液蛋白含量较低（<30g/L），以白蛋白为主，黏蛋白试验（Rivalta 试验）阴性。

6. 类脂

乳糜胸腔积液呈乳状浑浊，离心后不沉淀，苏丹Ⅲ染成红色，甘油三酯含量 >1.24mmol/L，胆固醇不高，脂蛋白电泳可显示乳糜微粒，多见于胸导管破裂。假性乳糜胸的胸腔积液呈淡黄或暗褐色，含有胆固醇结晶及大量退变细胞（淋巴细胞、红细胞），胆固醇多大于 5.18mmol/L，甘油三酯含量正常，多见于陈旧性结核性胸膜炎，也见于恶性、肝硬化和 RA 胸腔积液等。

7. 酶

渗出液乳酸脱氢酶（LDH）含量增高，大于 200U/L，且胸腔积液/血清 LDH 比值>0.6。LDH 是反映胸膜炎症程度的指标，其值越高，表明炎症越明显。LDH>500U/L 常提示为恶性肿瘤或并发细菌感染。

淀粉酶升高可见于急性胰腺炎、恶性肿瘤等。急性胰腺炎伴胸腔积液时，淀粉酶溢漏致使该酶在胸腔积液中含量高于血清中含量。部分病人胸痛剧烈、呼吸困难，可能掩盖其腹部症状，此时胸腔积液淀粉酶已升高，临床诊断应予注意。淀粉酶同工酶测定有助于肿瘤的诊断，如唾液型淀粉酶升高而非食管破裂所致，则恶性肿瘤可能性极大。

腺苷脱氨酶（ADA）在淋巴细胞内含量较高。结核性胸膜炎时，因细胞免疫受刺激，淋巴细胞明显增多，故胸腔积液中 ADA 多高于 45U/L。其诊断结核性胸膜炎的敏感度较高。HIV 合并结核病人 ADA 不升高。

8. 免疫学检查

结核性胸膜炎胸腔积液中干扰素增高，其敏感性和特异性高。SLE 及 RA 引起的胸腔积液中补体 C3、C4 成分降低，且免疫复合物的含量增高。SLE 胸腔积液中抗核抗体（ANA）滴度可达 1∶160 以上。RA 胸腔积液中类风湿因子>1∶320。

9. 肿瘤标志物

癌胚抗原（CEA）在恶性胸腔积液中早期即可升高，且比血清更显著。若胸腔积液 CEA 升高或胸腔积液/血清 CEA>1，常提示为恶性胸腔积液。近年来还开展许多肿瘤标志物检测，如糖链肿瘤相关抗原、细胞角蛋白 19 片段、神经元特异烯醇酶、间皮素等，可作为诊断的参考。联合检测多种标志物，可提高阳性检出率。

（二）X 线和核素检查

X 线胸片是用于发现胸腔积液的首要影像学方法，其表现与积液量和是否有包裹或粘连有关。极小量的游离性胸腔积液，后前位胸片仅见肋膈角变钝；积液量增多时显示有向外侧、向上的弧形上缘的积液影。平卧时积液散开，使整个肺野透亮度降低。注意少量积液时平卧位时胸片可正常或仅见叶间胸膜增厚。大量积液时患侧胸部致密影，气管和纵隔推向健侧。液气胸时有气液平面。包裹性积液不随体位改变而变动，边缘光滑饱满，多局限于叶间或肺与膈之间。肺底积液可仅有膈肌升高或形状的改变。积液时常遮盖肺内原发病灶，故复查胸片应在抽液后，可发现肺部肿瘤或其他病变。

CT 或 PET/CT 检查可显示少量的胸腔积液、肺内病变、胸膜间皮瘤、胸内和胸膜转移性肿瘤、纵隔和气管旁淋巴结等病变，有助于病因诊断。CT 或 PET/CT 诊断胸腔积液的准确性，在于能正确鉴别支气管肺癌的胸膜侵犯或广泛转移，良性或恶性胸膜增厚，对恶性胸腔积液的病因诊断、肺癌分期与选择治疗方案至关重要。

（三）超声检查

探测胸腔积液的灵敏度高，定位准确。临床用于估计胸腔积液的深度和积液量，协助胸腔穿刺定位。B 超引导下胸腔穿刺用于包裹性和少量的胸腔积液。

（四）胸膜针刺活检

经皮闭式胸膜针刺活检对胸腔积液病因诊断有重要意义，可发现肿瘤、结核和其他胸膜肉芽肿性病变。拟诊结核病时，活检标本除做病理检查外，必要时还可作结核杆菌培养。胸膜针刺活检具有简单、易行、损伤性较小的优点，阳性诊断率为 40%～75%。CT 或 B 超引导下活检可提高成功率。脓胸或有出血倾向者不宜做胸膜活检。如活检证实为恶性胸膜间皮瘤，1 个月内应对活检部位行放射治疗。

（五）胸腔镜或开胸活检

对上述检查不能确诊者，必要时可经胸腔镜或剖胸直视下活检。由于胸膜转移性肿瘤 87% 在脏层，47% 在壁层，故此项检查有积极的意义。胸腔镜检查对恶性胸腔积液的病因诊断率最高，可达 70%～100%，为拟订治疗方案提供依据。通过胸腔镜能全面检查胸膜腔，观察病变形态特征、分布范围及邻近器官受累情况，且可在直视下多处活检，故诊断率较高，肿瘤临床分期亦较准确。临床上有少数胸腔积液的病因虽经上述诸种检查仍难以确定，如无特殊禁忌，可考虑剖胸活检。

（六）支气管镜

对咯血或疑有气道阻塞者可行此项检查。

【诊断与鉴别诊断】

胸腔积液的诊断与鉴别诊断分 3 个步骤。

（一）确定有无胸腔积液

中量以上的胸腔积液诊断不难，症状和体征都较明显。少量积液（0.3L）仅表现肋膈角变钝，有时易与胸膜粘连混淆，可行患侧卧位胸片，液体可散开于肺外带。体征上需与胸膜增厚鉴别，胸膜增厚叩诊浊音，听诊呼吸音减弱，但往往伴有胸廓扁平或塌陷，肋间隙变窄，气管向患侧移位，语音传导增强等体征。B 超、CT 等检查可确定有无胸腔积液。

（二）区别漏出液和渗出液

漏出液外观清澈透明，无色或浅黄色，不凝固；而渗出液外观颜色深，呈透明或浑浊的草黄或棕黄色，或血性，可自行凝固。两者划分标准多根据比重（以 1.018 为界）、蛋白质含量（以 30g/L 为界）、白细胞数（以 $500×10^6/L$ 为界），小于以上界限为漏出液，反之为渗出液，但其诊断的敏感性和特异性较差。目前多根据 Light 标准，符合以下任何 1 项可诊断为渗出液：①胸腔积液/血清蛋白比例>0.5；②胸腔积液/血清 LDH 比例>0.6；③胸腔积液 LDH 水平大于血清正常值高限的 2/3。此外，诊断渗出液的指标还有胸腔积液胆固醇浓度>1.56mmol/L，胸腔积液/血清胆红素比例>0.6，血清-胸腔积液白蛋白梯度<12g/L 等。有些积液难以确切地划入漏出液或渗出液，系由于多种机制参与积液的形成，见于恶性胸积液。

（三）寻找胸腔积液的病因

漏出液常见病因是充血性心力衰竭，多为双侧，积液量右侧多于左侧，但强烈利尿可引起假性渗出液。血清和胸腔积液中 N 末端前脑利钠肽（NT-proBNT）在心力衰竭所致胸腔积液明显升高。心包疾病引起的胸腔积液多为双侧，且左侧多于右侧。肝硬化胸腔积液多伴有腹腔积液，极少仅表现为胸腔积液。肾病综合征胸腔积液多为双侧，可表现为肺底积液。低蛋白血症的胸腔积液多伴有全身水肿。腹膜透析的胸腔积液类似于腹透液，葡萄糖高，蛋白质<1.0g/L。肺不张由于胸膜腔负压升高，也产生漏出液。如不符合以上特点，或伴有发热、胸痛等症状，应行诊断性胸腔穿刺。

结核性胸膜炎是我国渗出液最常见的病因，多见于青壮年，胸痛、气短，常伴有干咳、潮热、盗汗、消瘦等结核中毒症状，胸腔积液以淋巴细胞为主，间皮细胞<5%，蛋白质多大于40g/L，ADA及γ-干扰素增高，沉渣找结核杆菌或培养可阳性，但阳性率仅约20%。胸膜活检阳性率达60%~80%，PPD皮试强阳性。老年病人可无发热，结核菌素试验亦常阴性，应予注意。

类肺炎性胸腔积液系指肺炎、肺脓肿和支气管扩张感染引起的胸腔积液，如积液呈脓性则称脓胸。病人多有发热、咳嗽、咳痰、胸痛等症状，血白细胞计数升高，中性粒细胞增加和核左移。X线先有肺实质的浸润影，或肺脓肿和支气管扩张的表现，然后出现胸腔积液，积液量一般不多。胸腔积液呈草黄色甚或脓性，白细胞计数明显升高，以中性粒细胞为主，葡萄糖和pH降低，诊断不难。脓胸是胸腔内致病菌感染造成积脓，多与未能有效控制肺部感染，致病菌直接侵袭穿破入胸腔有关。常见细菌为金黄色葡萄球菌、肺炎链球菌、化脓性链球菌以及大肠杆菌、肺炎克雷伯杆菌和假单胞菌等，且多合并厌氧菌感染，少数可由结核分枝杆菌或真菌、放线菌、奴卡菌等所致。急性脓胸表现为高热、突然胸痛等；慢性脓胸有胸膜增厚、胸廓塌陷、慢性消耗和杵状指（趾）等。胸腔积液呈脓性、黏稠；涂片革兰染色找到细菌或脓液细菌培养阳性。

恶性胸腔积液由恶性肿瘤侵犯胸膜引起，常由肺癌、乳腺癌和淋巴瘤等直接侵犯或转移至胸膜所致，其他部位肿瘤包括胃肠道和泌尿生殖系统。也可由原发于胸膜的恶性间皮瘤引起。以45岁以上中老年人多见，有胸部钝痛、咳血丝痰和消瘦等症状，胸腔积液多呈血性、量大、增长迅速，CEA或其他肿瘤标志物升高，LDH多大于500U/L，胸腔积液脱落细胞检查、胸膜活检、胸部影像学、支气管镜及胸腔镜等检查，有助于进一步诊断和鉴别。疑为其他器官肿瘤需进行相应检查。

【治疗】

胸腔积液为胸部或全身疾病的一部分，病因治疗尤为重要。漏出液常在纠正病因后可吸收，其治疗参阅有关章节。

（一）结核性胸膜炎

1. 一般治疗

包括休息、营养支持和对症治疗。

2. 抽液治疗

由于结核性胸膜炎胸腔积液蛋白含量高，容易引起胸膜粘连，原则上应尽快抽尽胸腔内积液或肋间插细管引流。可解除肺及心、血管受压，改善呼吸功能，使肺功能免受损伤。抽液后可减轻毒性症状，体温下降，有助于使被压迫的肺复张。大量胸腔积液者每周抽液 2~3 次，直至胸腔积液完全消失。首次抽液不要超过 700ml，以后每次抽液量不应超过 1000ml，过快、过多抽液可使胸腔压力骤降，发生复张后肺水肿或循环衰竭。表现为剧咳、气促、咳大量泡沫状痰，双肺满布湿啰音，PaO_2 下降，X 线显示肺水肿征。治疗应立即吸氧，酌情应用糖皮质激素及利尿剂，控制液体入量，严密监测病情与酸碱平衡，有时需气管插管机械通气。若抽液时发生头晕、冷汗、心悸、面色苍白、脉细等表现应考虑"胸膜反应"，应立即停止抽液，使病人平卧，必要时皮下注射 0.1% 肾上腺素 0.5ml，密切观察病情，注意血压变化，防止休克。一般情况下，抽胸腔积液后，没必要胸腔内注入抗结核药物，但可注入链激酶等防止胸膜粘连。

3. 抗结核治疗

按照抗结核治疗方案正规治疗。

4. 糖皮质激素

疗效不肯定。如全身毒性症状严重、大量胸腔积液者，在抗结核治疗的同时，可尝试加用泼尼松 30mg/d，分 3 次口服。待体温正常、全身毒性症状减轻、胸腔积液量明显减少时，即应逐渐减量以至停用。停药速度不宜过快，否则易出现反跳现象，一般疗程约 4~6 周。注意不良反应或结核播散，应慎重掌握适应证。

（二）类肺炎性胸腔积液和脓胸

类肺炎性胸腔积液一般积液量少，经有效的抗生素治疗后可吸收，积液多者应胸腔穿刺抽液，胸腔积液 pH<7.2 应肋间插管引流。

脓胸治疗原则是控制感染、引流胸腔积液及促使肺复张，恢复肺功能。抗菌药物要足量，体温恢复正常后再持续用药 2 周以上，防止脓胸复发，急性期可联合抗厌氧菌的药物，全身及胸腔内给药。引流是脓胸最基本的治疗方法，反复抽脓或肋间插管闭式引流。可用 2% 碳酸氢钠或生理盐水反复冲洗胸腔，然后注入适量链激酶或尿激酶，或组织纤溶酶原激活物（tPA）+脱氧核糖核酸酶，可使脓液变稀便于引流。对有支气管胸膜瘘者不宜冲洗胸腔，以免引起细菌播散。慢性脓胸应改进原有的脓腔引流，也可考虑外科胸膜剥脱术等治疗。此外，一般支持治疗亦相当重要，应给予高能量、高蛋白及富含维生素的食物，纠正水电解质紊乱及维持酸碱平衡。

（三）恶性胸腔积液

包括原发病和胸腔积液的治疗。例如，部分小细胞肺癌所致胸腔积液全身化疗有一定疗效，纵隔淋巴结有转移者可行局部放射治疗。胸腔积液多为晚期恶性肿瘤并发症，其胸腔积液生长迅速，常因大量积液的压迫引起严重呼吸困难，甚至导致死亡。常需反复胸腔穿刺抽液，但反复抽液可使蛋白丢失太多，效果不理想。可选择化学性胸膜固定术，在抽吸胸腔积液或胸腔插管引流后，胸腔内注入博来霉素、顺铂、丝裂霉素等抗肿瘤药物，或胸膜粘连剂，如滑石粉等，可减缓胸腔积液的产生。也可胸腔内注入生物免疫调节剂，如短小棒状杆菌疫苗、白介素-2、干扰素、淋巴因子激活的杀伤细胞、肿瘤浸润性淋巴细胞等，可抑制恶性肿瘤细胞、增强淋巴细胞局部浸润及活性，并使胸膜粘连。此外，可胸腔内插管持续引流，目前多选用细管引流，具有创伤小、易固定、效果好、可随时胸腔内注入药物等优点。对插管引流后胸腔积液持续或肺不能复张者，可行胸-腹腔分流术或胸膜切除术。虽经上述多种治疗，恶性胸腔积液的预后不良。

第二节　气　胸

胸膜腔是不含气体的密闭的潜在性腔隙。当气体进入胸膜腔造成积气状态时，称为气胸。气胸可分成自发性、外伤性和医源性三类。自发性气胸又可分为原发性和继发性，前者发生在无基础肺疾病的健康人，后者常发生在有基础肺疾病的病人。外伤性气胸系胸壁的直接或间接损伤引起。医源性气胸则由诊断和治疗操作所致。气胸是常见的内科急症，男性多于女性，原发性气胸的发病率男性为（18~28）/10 万人口，女性为（1.2~6）/10 万人口。发生气胸后，胸膜腔内负压可变成正压，致使静脉回心血流受阻，产生程度不同的心、肺功能障碍。本节主要叙述自发性气胸。

【病因和发病机制】

正常情况下胸膜腔内没有气体，这是因为毛细血管血中各种气体分压的总和仅为 706mmHg，比大气压低 54mmHg。呼吸周期胸腔内压均为负压，系胸廓向外扩张，肺向内弹性回缩对抗产生的。胸腔内出现气体仅在三种情况下发生：①肺泡与胸腔之间产生破口；②胸壁创伤产生与胸腔的交通；③胸腔内有产气的微生物。临床上主要见于前两种情况。气胸时失去了胸腔负压对肺的牵引作用，甚至因正压对肺产生压迫，使肺失去膨胀能力，表现为肺容积缩小、肺活量减低、最大通气量降低的限制性通气功能障碍。由于肺容积缩小，初期血流量并不减少，因而通气/血流比率减少，导致动静脉分流，出现低氧血症。大量气胸时，由于吸引静脉血回心的负压消失，甚至胸膜腔内正压对血管和心脏的压迫，使心脏充盈减少，心搏出量降低，引起心率加快、血压降低，甚至休克。张力性气胸可引起纵隔移位，循环障碍，甚或窒息死亡。

原发性自发性气胸多见于瘦高体型的男性青壮年，常规 X 线检查肺部无显著病变，但可有胸膜下肺大疱，多在肺尖部，此种胸膜下肺大疱的原因尚不清楚，与吸烟、身高和小气道炎症可能有关，也可能与非特异性炎症瘢痕或弹性纤维先天性发育不良有关。

继发性自发性气胸多见于有基础肺部病变者，由于病变引起细支气管不完全阻塞，形成肺大疱破裂。如肺结核、肺癌、肺脓肿、肺纤维化、嗜酸性肉芽肿病、结节病、肺尘埃沉着症及淋巴管平滑肌瘤病等。月经性气胸仅在月经来潮前后 24~72 小时内发生，病理机制尚不清楚，可能是胸膜和膈肌上有异位子宫内膜结节破裂所致。妊娠期气胸可因每次妊娠而发生，可能与激素变化和胸廓顺应性改变有关。

脏层胸膜破裂或胸膜粘连带撕裂，如其中的血管破裂可形成自发性血气胸。航空、潜水作业而无适当防护措施时，从高压环境突然进入低压环境，以及机械通气压力过高时，均可发生气胸。抬举重物用力过猛、剧咳、屏气甚至大笑等，可能是促使气胸发生的诱因。

【临床类型】

根据脏层胸膜破裂情况不同及其发生后对胸腔内压力的影响，自发性气胸通常分为以下三种类型：

（一）闭合性（单纯性）气胸

胸膜破裂口较小，随肺萎缩而闭合，空气不再继续进入胸膜腔。胸膜腔内压接近或略超过大气压，测定时可为正压亦可为负压，视气体量多少而定。抽气后压力下降而不复升，表明其破裂口已不再漏气。

（二）交通性（开放性）气胸

破裂口较大或因两层胸膜间有粘连或牵拉，使破口持续开放，吸气与呼气时空气自由进出胸膜腔。胸膜腔内压在 $0cmH_2O$ 上下波动；抽气后可呈负压，但观察数分钟，压力又复升至抽气前水平。

（三）张力性（高压性）气胸

破裂口呈单向活瓣或活塞作用，吸气时胸廓扩大，胸膜腔内压变小，空气进入胸膜腔；呼气时胸膜腔内压升高，压迫活瓣使之关闭，致使胸膜腔内空气越积越多，内压持续升高，使肺脏受压，纵隔向健侧移位，影响心脏血液回流。此型气胸胸膜腔内压测定常超过 $10cmH_2O$，甚至高达 $20cmH_2O$，抽气后胸膜腔内压可下降，但又迅速复升，对机体呼吸循环功能的影响最大，必须紧急抢救处理。

【临床表现】

症状轻重与有无肺的基础疾病及功能状态、气胸发生的速度、胸膜腔内积气量及其压力大小三个因素有关。若原已存在严重肺功能减退，即使气胸量小，也可有明显的呼吸困难，即症状与气胸量不成比例；年轻人即使肺压缩80%以上，有的症状亦可以很轻。因此，原发性自发性气胸比继发性自发性气胸病人症状更为明显或程度更重。

（一）症状

起病前有的病人可能有持重物、屏气、剧烈体力活动等诱因，但大多数病人在正常活动或安静休息时发生，偶有在睡眠中发病者。大多数起病急骤，病人突感一侧胸痛，针刺样或刀割样，持续时间短暂，继之胸闷和呼吸困难，可伴有刺激性咳嗽，系气体刺激胸膜所致。少数病人可发生双侧气胸，以呼吸困难为突出表现。积气量大或原已有较严重的慢性肺疾病者，呼吸困难明显，病人不能平卧。如果侧卧，则被迫气胸侧向上卧位，以减轻呼吸困难。

张力性气胸时胸膜腔内压骤然升高，肺被压缩，纵隔移位，迅速出现严重呼吸循环障碍；病人表情紧张、胸闷、挣扎坐起、烦躁不安、发绀、冷汗、脉速、虚脱、心律失常，甚至发生意识不清、呼吸衰竭。

（二）体征

取决于积气量的多少和是否伴有胸腔积液。少量气胸体征不明显，尤其在肺气肿病人更难确定，听诊呼吸音减弱具有重要意义。大量气胸时，气管向健侧移位，患侧胸部隆起，呼吸运动与触觉语颤减弱，叩诊过清音或鼓音，心或肝浊音界缩小或消失，听诊呼吸音减弱或消失。左侧少量气胸或纵隔气肿时，有时可在左心缘处听到与心跳一致的气泡破裂音，称 Hamman 征。液气胸时，胸内有振水声。血气胸如失血量过多，可使血压下降，甚至发生失血性休克。

（三）严重程度评估

为了便于临床观察和处理，根据临床表现把自发性气胸分成稳定型和不稳定型，符合下列所有表现者为稳定型，否则为不稳定型：呼吸频率<24 次/分；心率 60~120 次/分；血压正常；呼吸室内空气时 SaO_2 >90%；两次呼吸间隔说话成句。

【影像学检查】

（一）X 线胸片检查

是诊断气胸的重要方法，可显示肺受压程度，肺内病变情况以及有无胸膜粘连、胸腔积液及纵隔移位等。一般摄立位后前位，必要时可摄侧位胸片。气胸的典型表现为外凸弧形的细线条形阴影，称为气胸线，线外透亮度增高，无肺纹理，线内为压缩的肺组织。大量气胸时，肺脏向肺门回缩，呈圆球形阴影。大量气胸或张力性气胸常显示纵隔及心脏移向健侧。合并纵隔气肿在纵隔旁和心缘旁可见透光带。

肺结核或肺部慢性炎症使胸膜多处粘连，气胸时多呈局限性包裹，有时气胸互相通连。气胸若延及下部胸腔，肋膈角变锐利。合并胸腔积液时，显示气液平面。局限性气胸在后前位胸片易遗漏，侧位胸片可协助诊断。

（二）胸部 CT

表现为胸膜腔内出现极低密度的气体影，伴有肺组织不同程度的萎缩改变。CT 对于小量气胸、局限性气胸以及肺大疱与气胸的鉴别比 X 线胸片更敏感和准确。对气胸量大小的评价也更为准确。

（三）气胸容量评估

可依据 X 线胸片判断。由于气胸容量近似于肺直径立方和单侧胸腔直径立方的比率 ［（单侧胸腔直^3-肺直径^3）/单侧胸腔直径^3］，在肺门水平侧胸壁至肺边缘的距离为 1cm 时，约占单侧胸腔容量的 25%，2cm 时约 50%。故从侧胸壁与肺边缘的距离≥2cm 为大量气胸，<2cm 为小量气胸。如从肺尖气胸线至胸腔顶部估计气胸大小，距离≥3cm 为大量气胸，<3cm 为小量气胸。由于目前大多数医院已使用影像归档与通信系统，故在测量气胸量可使用其辅助功能，对测定气胸量的大小可能更准确。

【诊断与鉴别诊断】

根据临床症状、体征及影像学表现，气胸的诊断通常并不困难。X 线或 CT 显示气胸线是确诊依据，若病情十分危重无法搬动病人做 X 线检查时，应当机立断在患侧胸腔体征最明显处试验穿刺，如抽出气体，可证实气胸的诊断。

自发性气胸尤其是老年人和原有慢性心、肺疾病者，临床表现酷似其他心、肺急症，必须认真鉴别。

（一）哮喘与慢性阻塞性肺疾病

两者急性发作时均有不同程度的呼吸困难，体征亦与自发性气胸相似。哮喘病人常有反复阵发性喘息发作史，COPD 病人的呼吸困难多呈长期缓慢进行性加重。当哮喘及 COPD 病人突发严重呼吸困难、冷汗、烦躁，支气管舒张剂、抗感染药物等治疗效果不好且症状加剧，应考虑并发气胸的可能，X 线检查有助鉴别。

（二）急性心肌梗死

有突然胸痛、胸闷、甚至呼吸困难、休克等临床表现，但常有高血压、动脉粥样硬化、冠状动脉粥样硬化性心脏病史。体征、心电图、X 线检查、血清酶学检查有助于诊断。

（三）肺血栓栓塞症

大面积肺栓塞可突发起病，呼吸困难，胸痛，烦躁不安，惊恐甚或濒死感，临床上酷似自发性气胸。但病人可有咯血、低热和晕厥，并常有下肢或盆腔血栓性静脉炎、骨折、手术后、脑卒中、心房颤动等病史，或发生于长期卧床的老年病人。CT肺动脉造影检查可鉴别。

（四）肺大疱

位于肺周边的肺大疱，尤其是巨型肺大疱易被误认为气胸。肺大疱通常起病缓慢，呼吸困难并不严重，而气胸症状多突然发生。影像学上，肺大疱气腔呈圆形或卵圆形，疱内有细小的条纹理，为肺小叶或血管的残遗物。肺大疱向周围膨胀，将肺压向肺尖区、肋膈角及心膈角。而气胸则呈胸外侧的透光带，其中无肺纹理可见。从不同角度作胸部透视，可见肺大疱为圆形透光区，在大疱的边缘看不到发丝状气胸线。肺大疱内压力与大气压相仿，抽气后，大疱容积无明显改变。如误对肺大疱抽气测压，甚易引起气胸，须认真鉴别。

（五）其他

消化性溃疡穿孔、胸膜炎、肺癌、膈疝等，偶可有急起的胸痛、上腹痛及气促等，亦应注意与自发性气胸鉴别。

【治疗】

目的是促进患侧肺复张、消除病因及减少复发。具体措施有保守治疗、胸腔减压、经胸腔镜手术或开胸手术等。应根据气胸的类型与病因、发生频次、肺压缩程度、病情状态及有无并发症等适当选择。部分轻症者可经保守治疗治愈，但多数需作胸腔减压帮助患肺复张，少数病人（10%～20%）需手术治疗。

影响肺复张的因素包括病人年龄、基础肺疾病、气胸类型、肺萎陷时间长短以及治疗措施等。老年人肺复张的时间通常较长；交通性气胸较闭合性气胸需时长；有基础肺疾病、肺萎陷时间长者肺复张的时间亦长；单纯卧床休息肺复张的时间显然较胸腔闭式引流或胸腔穿刺抽气为长。有支气管胸膜瘘、脏层胸膜增厚、支气管阻塞者，均可妨碍肺复张，并易导致慢性持续性气胸。

（一）保守治疗

适用于稳定型小量气胸，首次发生的症状较轻的闭合性气胸。应严格卧床休息，酌情予镇静、镇痛等药物。由于胸腔内气体分压和肺毛细血管内气体分压存在压力差，每日可自行吸收胸腔内气体容积（胸片的气胸面积）的1.25%~2.20%。高浓度吸氧可加快胸腔内气体的吸收，经鼻导管或面罩吸入10L/min 的氧，可达到比较满意的疗效。保守治疗需密切监测病情改变，尤其在气胸发生后 24~48 小时内。如病人年龄偏大，并有肺基础疾病如 COPD，其胸膜破裂口愈合慢，呼吸困难等症状严重，即使气胸量较小，原则上亦不主张保守治疗。

（二）排气疗法

1. 胸腔穿刺抽气

适用于小量气胸（20%以下），呼吸困难较轻，心肺功能尚好的闭合性气胸病人。抽气可加速肺复张，迅速缓解症状。通常选择患侧胸部锁骨中线第 2 肋间为穿刺点，局限性气胸则要选择相应的穿刺部位。皮肤消毒后用气胸针或细导管直接穿刺入胸腔，连接于 50ml 或 100ml 注射器或气胸机抽气并测压，直到病人呼吸困难缓解为止。一次抽气量不宜超过 1000ml，每日或隔日抽气 1 次。张力性气胸病情危急，应迅速解除胸腔内正压以避免发生严重并发症，如无条件紧急插管引流，紧急时亦需立即胸腔穿刺排气。无抽气设备时，为了抢救人生命，可用粗针头迅速刺入胸膜腔以达到暂时减压的目的。亦可用粗注射针头，在其尾部扎上橡皮指套，指套末端剪一小裂缝，插入胸腔作临时排气，此时高压气体从小裂缝排出，待胸腔内压减至负压时，套囊即行塌陷，小裂缝关闭，外界空气即不能进入胸膜腔。

2. 胸腔闭式引流

适用于不稳定型气胸，呼吸困难明显、肺压缩程度较重，交通性或张力性气胸，反复发生气胸的病人。无论其气胸容量多少，均应尽早行胸腔闭式引流。对经胸腔穿刺抽气效果不佳者也应插管引流。插管部位一般多取锁骨中线外侧第 2 肋间，或腋前线第 4~5 肋间，如为局限性气胸或需引流胸腔积液，则应根据 X线胸片选择适当部位插管。在选定部位局麻下沿肋骨上缘平行做 1.5~2cm 皮肤切口，用套管针穿刺进入胸膜腔，拔去针芯，通过套管将灭菌胶管插入胸腔。或经钝性分离肋间组织达胸膜，再穿破胸膜将导管直接送入胸膜腔。目前多用带有针芯的硅胶管，经切口直接插入胸腔，拔去针芯即可，使用方便。16～22F 导管适用于大多数病人，如有支气管胸膜瘘或机械通气的病人，应选择 24～28F 的大导管。导管固定后，另一端可连接 Heimlich 单向活瓣，或置于水封瓶的水面下 1～2cm，使胸膜腔内压力保持在 $-1～-2cmH_2O$ 或以下，插管成功则导管持续逸出气泡，呼吸困难迅速缓解，压缩的肺可在几小时至数天内复张。对肺压缩严重，时间较长的病人，插管后应夹住引流管分次引流，避免胸腔内压力骤降产生肺复张后肺水肿。如未见气泡溢出 1～2 天，病人气急症状消失，胸片显示肺已全部复张时，可以拔除导管。有时虽未见气泡冒出水面，但病人症状缓解不明显，应考虑为导管不通畅，或部分滑出胸膜腔，需及时更换导管或做其他处理。

PSP 经导管引流后，即可使肺完全复张；SSP 常因气胸分隔，单导管引流效果不佳，有时需在患侧胸腔插入多根导管。两侧同时发生气胸者，可在双侧胸腔作插管引流。若经水封瓶引流后胸膜破口仍未愈合，表现为水封瓶中持续气泡溢出，可加用负压吸引装置。用低负压可调节吸引机，如吸引机发生的负压过大，可用调压瓶调节，一般负压为 $-10～-20cmH_2O$，如果负压超过设置值，则空气由压力调节管进入调压瓶，因此胸腔所承受的吸引负压不会超过设置值，可避免过大的负压吸引对肺的损伤。

闭式负压吸引宜连续，如经 12 小时后肺仍未复张，应查找原因。如无气泡冒出，表示肺已复张，停止负压吸引，观察 2～3 天，经胸片证实气胸未再复发后，即可拔除引流管。

水封瓶应放在低于病人胸部的地方（如病人床下），以免瓶内的水反流进入胸腔。应用各式插管引流排气过程中，应注意严格消毒，防止发生感染。

（三）化学性胸膜固定术

由于气胸复发率高，为了预防复发，可胸腔内注入硬化剂，产生无菌性胸膜炎症，使脏层和壁层胸膜粘连从而消灭胸膜腔间隙。适应于不宜手术或拒绝手术的下列病人：①持续性或复发性气胸；②双侧气胸；③合并肺大疱；④肺功能不全，不能耐受手术者。常用硬化剂有多西环素、米诺环素、滑石粉等，用生理盐水 60~100ml 稀释后经胸腔导管注入，夹管 1~2 小时后引流；或经胸腔镜直视下喷洒粉剂。胸腔注入硬化剂前，尽可能使肺完全复张。为避免药物引起的局部剧痛，先注入适量利多卡因（标准剂量 200mg），让病人转动体位，充分麻醉胸膜，15~20 分钟后注入硬化剂。若一次无效，可重复注药。观察 1~3 天，经 X 线胸片证实气胸已吸收，可拔除引流管。此法成功率高，主要不良反应为胸痛、发热，滑石粉可引起急性呼吸窘迫综合征，应用时应予注意。

（四）支气管内封堵术

采用微球囊或栓子堵塞支气管，导致远端肺不张，以达到肺大疱气漏处裂口闭合的目的。无论球囊或栓子封堵，病人一般应在肋间插管引流下进行。如置入微球囊（如硅酮球囊）后观察水封瓶气泡溢出情况，如气泡不再溢出，说明封堵位置正确，可观察数天后释放气囊观察气泡情况，如不再有气泡溢出说明气漏处已闭合。支气管内栓塞可用支气管内硅酮栓子、纤维蛋白胶，自体血等。

（五）手术治疗

经内科治疗无效的气胸为手术适应证，主要适应于长期气胸、血气胸、双侧气胸、复发性气胸、张力性气胸引流失败者、胸膜增厚致肺膨胀不全或多发性肺大疱者。手术治疗成功率高，复发率低。

1. 胸腔镜

直视下粘连带烙断术可促使受牵拉的破口关闭；对肺大疱或破裂口喷涂纤维蛋白胶或医用 ZT 胶，或喷洒胸膜硬化剂（如滑石粉）进行胸膜固定术；或用 Nd-YAG 激光或二氧化碳激光烧灼<20mm 的肺大疱。电视辅助胸腔镜手术可行肺大疱结扎、肺段或肺叶切除，具有微创、安全、不易复发等优点。

2. 开胸手术

如无禁忌，亦可考虑开胸修补破口，或肺大疱结扎。手术过程中用纱布擦拭胸腔上部壁层胸膜，有助于促进术后胸膜粘连。若肺内原有明显病变，可考虑将肺叶或肺段切除。手术治疗远期效果最好，复发率最低。

（六）并发症及其处理

1. 脓气胸

由金黄色葡萄球菌、肺炎克雷伯杆菌、铜绿假单胞菌、结核分枝杆菌以及多种厌氧菌引起的坏死性肺炎、肺脓肿以及干酪样肺炎可并发脓气胸，也可因胸膜腔穿刺或肋间插管引流医源性感染所致。病情多危重，常有支气管胸膜瘘形成。脓液中可查到病原菌。除积极使用抗生素外，应插管引流，胸腔内生理盐水冲洗，必要时应根据具体情况考虑手术。

2. 血气胸

气胸伴有胸膜腔内出血常与胸膜粘连带内血管断裂有关，肺完全复张后，出血多能自行停止。若出血不止，除抽气排液及适当输血外，应考虑开胸结扎出血的血管。

3. 纵隔气肿与皮下气肿

由于肺泡破裂逸出的气体进入肺间质，形成间质性肺气肿。肺间质内的气体沿着血管鞘进入纵隔，甚至进入胸部或腹部皮下组织，导致皮下气肿。张力性气胸抽气或闭式引流后，亦可沿针孔或切口出现胸壁皮下气肿，或全身皮下气肿及纵隔气肿。大多数病人并无症状，但颈部可因皮下积气而变粗。气体积聚在纵隔间隙可压迫纵隔大血管，出现干咳、呼吸困难、呕吐及胸骨后疼痛，并向双肩或双臂放射。疼痛可因呼吸运动及吞咽动作而加剧。病人发绀、颈静脉怒张、脉速、低血压、心浊音界缩小或消失、心音遥远、心尖部可听到清晰的与心跳同步的"咔嗒"声（Hamman 征）。X 线检查于纵隔旁或心缘旁（主要为左心缘）可见透明带。皮下气肿及纵隔气肿随胸腔内气体排出减压而自行吸收。吸入较高浓度的氧气可增加纵隔内氧浓度，有利于气肿消散。若纵隔气肿张力过高影响呼吸及循环，可作胸骨上窝切开排气。

【预防】

气胸病人禁止乘坐飞机，因为在高空上可加重病情，引致严重后果；如肺完全复张后 1 周可乘坐飞机。英国胸科学会则建议，如气胸病人未接受外科手术治疗，气胸发生后 1 年内不要乘坐飞机。

第九章　胃食管反流病

胃食管反流病（gastro esophageal reflux disease，GERD）是一种由胃十二指肠内容物反流入食管引起不适症状和（或）并发症的疾病。反流和烧心是最常见的症状。根据是否导致食管黏膜糜烂、溃疡，分为反流性食管炎（reflux esophagitis，RE）和非糜烂性反流病（nonerosive reflux disease，NERD）。GERD也可引起咽喉、气道等食管邻近组织的损害，出现食管外症状。

GERD是一种常见病，患病率随年龄增长而增加，男女患病率无明显差异。欧美国家的患病率约为10%～20%，而亚洲地区患病率约5%，以NERD较多见。

【病因和发病机制】

GERD是以LES功能障碍为主的胃食管动力障碍性疾病，直接损伤因素为胃酸、胃蛋白酶、非结合胆盐、胰酶等反流物。

（一）抗反流屏障结构与功能异常

贲门失弛缓症术后、食管裂孔疝、腹内压增高（如妊娠、肥胖、腹腔积液、便秘、呕吐、负重劳动等）及长期胃内压增高（如胃排空延迟、胃扩张等），均可使LES结构受损；上述部分原因、某些激素（如缩胆囊素、胰高血糖素、血管活性肠肽等）、食物（如高脂肪、巧克力等）、药物（如钙通道阻滞剂、地西泮）等均可引起LES功能障碍或一过性松弛延长。在上述情况下，当食管黏膜受到反流物损伤时，可导致GERD。

（二）食管清除作用降低

常见于导致食管蠕动异常和唾液分泌减少的疾病，如干燥综合征等。食管裂孔疝时，部分胃经膈食管裂孔进入胸腔不仅改变LES结构，还降低食管对反流物的清除作用，从而导致 GERD。

（三）食管黏膜屏障功能降低

长期饮酒、吸烟、刺激性食物或药物可使食管黏膜抵御反流物损害的屏障功能降低。

【病理】

RE 的大体病理详见本章胃镜诊断部分，其组织病理学改变为食管黏膜上皮坏死、炎症细胞浸润、黏膜糜烂及溃疡形成。NERD 组织病理学改变为：①基底细胞增生；②固有层乳头延长，血管增殖；③炎症细胞浸润；④鳞状上皮细胞间隙增大。当食管远端黏膜的鳞状上皮被化生的柱状上皮替代时，称之为 Barrett食管。

【临床表现】

（一）食管症状

1. 典型症状

反流和烧心是本病最常见和典型的症状。反流是指胃十二指肠内容物在无恶心和不用力的情况下涌入咽部或口腔的感觉，含酸味时称反酸。烧心是指胸骨后或剑突下烧灼感，常由胸骨下段向上延伸。反流和烧心常发生于餐后 1 小时，卧位、弯腰或腹内压增高时可加重，部分病人也可发生于夜间睡眠时。

2. 非典型症状

胸痛由反流物刺激食管引起，发生在胸骨后，严重时表现为剧烈刺痛，可放射至心前区、后背、肩部、颈部、耳后，有时酷似心绞痛，伴或不伴反流和烧心。GERD 是非心源性胸痛的常见病因之一，对于不伴典型反流和烧心的胸痛病人，应先排除心脏疾病后再进行 GERD 的评估。吞咽困难或胸骨后异物感可能是由于食管痉挛或功能紊乱所致，呈间歇性，进食固体或液体食物均可发生，少数病人吞咽困难是由食管狭窄引起，呈持续或进行性加重。

3. 食管外症状

由反流物刺激或损伤食管以外的组织或器官引起，如咽喉炎、慢性咳嗽、哮喘和牙蚀症。对于病因不明、反复发作的上述疾病病人，特别是伴有反流和烧心症状，应考虑是否存在 GERD。少部分病人以咽喉炎、慢性咳嗽或哮喘为首发或主要表现。严重者可发生吸入性肺炎，甚至出现肺间质纤维化。部分病人诉咽部不适，有异物感或堵塞感，但无吞咽困难，称为癔球症，目前也认为与 GERD 有关。

（二）并发症

1. 上消化道出血

食管黏膜糜烂及溃疡可导致呕血和（或）黑便。

2. 食管狭窄

食管炎反复发作引起纤维组织增生，最终导致瘢痕狭窄。

3. Barrett 食管

亚太地区患病率为 0.06% ~ 0.62%，有恶变为腺癌的倾向。

【辅助检查】

（一）胃镜

是诊断 RE 最准确的方法，并能判断 RE 的严重程度和有无并发症，结合活检可与其他原因引起的食管炎和其他食管病变（如食管癌等）相鉴别。胃镜下 RE 分级（洛杉矶分级法，LA）如下：正常：食管黏膜无破损；A 级：一个及以上食管黏膜破损，长径<5mm；B 级：一个及以上食管黏膜破损，长径>5mm，但没有融合性病变；C 级：食管黏膜破损有融合，但小于 75% 的食管周径；D 级：食管黏膜破损融合，至少累及 75% 的食管周径。

正常食管黏膜为复层鳞状上皮，胃镜下呈均匀粉红色，当其被化生的柱状上皮替代后呈橘红色，多位于胃食管连接处的齿状线近端，当环形、舌形或岛状病变≥1cm 时，应考虑为 Barrett 食管。

（二）24 小时食管 pH 监测

应用便携式 pH 记录仪监测病人 24 小时食管 pH，明确食管是否存在过度酸、碱反流。

（三）食管钡剂造影

该检查对诊断 GERD 的敏感性不高，对于不愿意或不能耐受胃镜检查者，该检查有助于排除食管癌等其他食管疾病。

（四）食管测压

可了解食管动力状态，用于抗反流手术术前评估。

【诊断与鉴别诊断】

对于有典型反流和烧心症状的病人，可拟诊为 GERD，用质子泵抑制剂（proton pump inhibitor，PPI）试验性治疗（如奥美拉唑每次 20mg，每天 2 次，连用 7~14 天），症状明显缓解，初步诊断为 GERD。

由于 GERD 分为 RE 和 NERD，诊断方法有所不同。RE 诊断：①有反流和（或）烧心症状；②胃镜下发现 RE。NERD 诊断：①有反流和（或）烧心症状；②胃镜检查阴性；③24 小时食管 pH 监测表明食管存在过度酸、碱反流；④PPI 治疗有效。

GERD 需与其他食管病变（如感染性食管炎、嗜酸性粒细胞性食管炎、药物性食管炎、贲门失弛缓症和食管癌等）、消化性溃疡、胆道疾病等相鉴别。GERD 引起的胸痛应与心源性胸痛及其他原因引起的非心源性胸痛进行鉴别。GERD 还应注意与功能性疾病如功能性烧心、功能性消化不良等作鉴别。

【治疗】

目的在于控制症状、治愈食管炎、减少复发和防治并发症。

（一）药物治疗

1. 抑酸药

由于本病常见直接损伤因素为胃酸及胃蛋白酶，抑制胃酸成为基础治疗药物。

（1）PPI：抑酸作用强，疗效确切，是治疗 GERD 的首选药物，通常疗程 4~8 周。对于重度食管炎（LA-C 和 LA-D 级）以及合并食管裂孔疝的 GERD 病人，可适当延长疗程或增加 PPI 剂量。

（2）组胺 H_2 受体拮抗剂（histamine 2 receptor antagonist，H_2RA）：抑酸能力较 PPI 弱，适用于轻至中症病人。可按治疗消化性溃疡常规用量，分次服用，疗程 8~12 周。增加剂量可提高疗效，但同时也会增加不良反应。

2. 促胃肠动力药

如多潘立酮、莫沙必利、依托必利等，可通过增加 LES 压力、改善食管蠕动功能、促进胃排空，从而减少胃十二指肠内容物反流并缩短其在食管的暴露时间。这类药物适用于轻症病人，或作为与抑酸药联用的辅助用药。

3. 抗酸药

仅用于症状轻、间歇发作的病人临时缓解症状。

4. 难治性 GERD

是指采用标准剂量 PPI 治疗 8 周后，反流和（或）烧心等症状无明显改善。多种原因可引起难治性 GERD，其中与反流相关的原因有：抑酸不足、弱酸或碱反流、食管高敏感性、肥胖及食管裂孔疝等；与非反流相关的原因有：食管运动障碍、其他食管炎、功能性烧心等。应根据病人具体原因调整治疗方案。

5. 维持治疗

可分为按需治疗和长期治疗。NERD 和轻度食管炎可采用按需治疗，即有症状时用药，症状消失时停药。对于停药后症状很快复发且持续、重度食管炎、食管狭窄、Barrett 食管病人，需长期治疗。PPI 和 H_2RA 均可用于维持治疗，PPI

为首选药物。维持治疗的剂量因人而异，以调整至病人无症状的最低剂量为宜。

（二）病人教育

（1）LES 结构受损或功能异常的病人，进食后不宜立即卧床；为减少卧位及夜间反流，睡前 2 小时内不宜进食，睡时可将床头抬高 15~20cm。

（2）注意减少引起腹内压增高的因素，如便秘、肥胖、紧束腰带等；应避免食用降低 LES 压力的食物，如高脂肪、巧克力、咖啡、浓茶等；慎用降低 LES 压力的药物及引起胃排空延迟的药物，如硝酸甘油、钙通道阻滞剂、抗胆碱能药物等。

（3）禁酒及戒烟。

（三）抗反流手术治疗

腹腔镜胃底折叠术是目前最常用的抗反流手术，目的是阻止胃十二指肠内容物反流入食管。抗反流手术疗效与 PPI 相当，但术后可能会出现并发症。因此，对于 PPI 治疗有效但需长期维持治疗的病人，可根据病人的意愿来决定是否进行抗反流手术。对于持续存在与反流相关的慢性咳嗽、咽喉炎及哮喘，且 PPI 疗效欠佳的病人，可考虑行抗反流手术。

（四）并发症治疗

1. 食管狭窄

除极少数严重瘢痕狭窄需行手术治疗外，绝大部分狭窄可行内镜下食管扩张术。为防止扩张术后狭窄复发，应予以 PPI 长期维持治疗，部分年轻病人也可考虑行抗反流手术。

2. Barrett 食管

可用 PPI 维持治疗。定期随访有助于早期发现异型增生和癌变。对于不伴异型增生的病人，其胃镜随访间期为 3~5 年。如发现重度异型增生或早期食管癌，应及时行内镜或手术治疗。

第十章　食管癌

食管癌是原发于食管黏膜上皮的恶性肿瘤，主要为鳞癌和腺癌。临床上以进行性吞咽困难为进展期典型症状。食管癌是世界范围内常见的恶性肿瘤，在我国恶性肿瘤中发病率居第三位，死亡率居第四位。其流行病学有以下特点：①地区性分布，亚洲国家发病率高于欧美国家，我国主要以太行山、闽粤交界及川北等地区发病率高；②男性发病率高于女性，男女比例为（1.3~3）：1；③中老年易患，发病年龄多在 50 岁以上。

【病因】

食管癌的发生主要与以下因素相关：

（一）亚硝胺类化合物和真菌毒素

1. 亚硝胺

在食管癌高发区，粮食和饮水中的亚硝胺含量显著高于其他地区，且与当地食管癌和食管上皮重度增生的患病率呈正相关。

2. 真菌毒素

霉变食物中的黄曲霉菌、镰刀菌等真菌不仅能将硝酸盐还原为亚硝酸盐，而且能促进亚硝胺等致癌物质的合成，并常与亚硝胺协同致癌。

（二）慢性理化刺激及炎症

长期吸烟和饮酒、喜食粗糙和过烫食物等对食管黏膜的慢性理化刺激，胃食管反流病、腐蚀性食管灼伤和狭窄、贲门失弛缓症、食管憩室等慢性食管疾病引起的炎症，均可导致食管癌发生率增高。

（三）营养因素

维生素（A、B_2、C、E、叶酸等）、锌、硒、钼等微量营养素缺乏是食管癌的危险因素。

（四）遗传因素

食管癌的发病常表现家族倾向。高发区有阳性家族史者达 25%~50%，其中父系最高，母系次之，旁系最低。此外，在遗传与环境双重因素作用下，Rb、p53、p16 等抑癌基因失活，H-ras、c-myc、hsl-1 等原癌基因激活及 cyclinD1 等细胞周期调节基因表达变化，均与食管癌的发生有关。

【病理】

食管癌的病变部位以中段居多，下段次之，上段最少。胃贲门癌延伸至食管下段时，在临床上与食管下段癌不易区分，又称食管贲门癌。

（一）大体病理

1. 早期食管癌

病灶局限于黏膜层和黏膜下浅层，不伴淋巴结转移。胃镜下呈充血、斑块、糜烂和乳头状。充血型多为原位癌，是食管癌的早期表现；斑块型最多见，癌细胞分化较好；糜烂型次之，癌细胞分化较差；乳头型主要为早期浸润癌，癌细胞分化一般较好。

2. 中晚期食管癌

癌组织逐渐累及食管全周、突入腔内或穿透管壁侵犯邻近器官。根据形态特点可分为髓质型、蕈伞型、溃疡型和缩窄型。

（二）组织病理

我国 90% 的食管癌为鳞状细胞癌，少数为腺癌，后者多与 Barrett 食管恶变有关。

（三）食管癌的扩散和转移方式

1. 直接蔓延

癌组织首先向黏膜下层和肌层浸润，穿透食管壁后向周围组织及器官蔓延。

2. 淋巴转移

是食管癌的主要转移方式。

3. 血行转移

晚期常转移至肝、肺、骨等处。

【临床表现】

（一）早期症状

早期食管癌的症状多不典型，主要表现为胸骨后不适、烧灼感及针刺或牵拉样痛，可有食物通过缓慢、滞留或轻度哽噎感。早期症状时轻时重，持续时间长短不一，甚至可无症状。

（二）中晚期症状

1. 进行性吞咽困难

是中晚期食管癌的典型症状，也是大多数病人就诊的主要原因，常由固体食物咽下困难发展至液体食物也不能咽下。

2. 食物反流

因食管梗阻的近段有扩张与潴留，可发生食物反流，反流物含黏液、宿食，可呈血性或见溃烂组织。

3. 咽下疼痛

由食管糜烂、溃疡或近段食管炎所致，以进热食或酸性食物后明显，可涉及颈、肩胛、前胸及后背等部位。

4. 其他症状

肿瘤压迫喉返神经可出现声撕、呛咳；侵犯膈神经可导致呃逆；出现肝转移可引起黄疸；发生骨转移可引起疼痛；侵入气管、支气管可引起食管-支气管瘘、纵隔脓肿、肺炎、肺脓肿等；侵犯主动脉可造成致死性大出血。晚期病人呈恶病质状态。

（三）体征

早期体征可缺如，晚期可出现消瘦、贫血、营养不良、脱水或恶病质等。出现转移后，常可触及肿大而质硬的浅表淋巴结或肿大而有结节的肝脏，少数病人可出现腹腔或胸腔积液。

【辅助检查】

（一）胃镜

是食管癌诊断的首选方法，可直接观察病灶形态，并取活检以确诊。色素内镜、电子染色内镜、放大内镜及共聚焦激光显微内镜等可提高早期食管癌的检出率。

（二）食管钡剂造影

当病人不宜行胃镜检查时，可选用此方法。钡剂造影主要表现为：①黏膜皱襞破坏，代之以杂乱不规则影像；②管腔局限性狭窄，病变处食管僵硬，近段食管扩张；③不规则充盈缺损或龛影。

（三）CT

可清晰显示食管与邻近纵隔器官的解剖关系、肿瘤外侵程度及转移病灶，有助于制订外科手术方式及放疗计划，但难以发现早期食管癌。

（四）EUS

有助于判断食管癌的壁内浸润深度、肿瘤对周围器官的侵犯情况以及异常肿大的淋巴结，对肿瘤分期、治疗方案选择及预后判断有重要意义。

（五）其他检查

PET-CT可发现病灶，并有助于判断远处转移。此外，目前尚无诊断食管癌的特异性肿瘤标志物。

【诊断与鉴别诊断】

对于有食物通过缓慢、轻度哽噎感或咽下困难者，应及时做相关检查确诊。食管癌需与下列疾病相鉴别：

（一）贲门失弛缓症

因食管神经肌间神经丛病变引起 LES 松弛障碍所致。临床表现为间歇性咽下困难、食物反流和胸骨后不适或疼痛，病程较长，一般无进行性消瘦。食管钡剂造影可见贲门梗阻呈漏斗或鸟嘴状，边缘光滑，食管下段扩张明显。

（二）胃食管反流病

胃十二指肠内容物反流入食管，引起烧心、胸痛或吞咽困难，胃镜检查可见黏膜炎症、糜烂或溃疡，黏膜活检未见肿瘤细胞。

（三）食管良性狭窄

有腐蚀性或反流性食管炎、长期留置胃管或食管相关手术病史。食管钡剂造影见食管狭窄、黏膜消失、管壁僵硬，无钡影残缺征。胃镜检查可确诊。

（四）癔球症

女性多见，主要症状为咽部异物感，进食时消失，常由精神因素诱发，多无器质性食管病变。

（五）其他

需与食管平滑肌瘤、食管裂孔疝、食管静脉曲张、纵隔肿瘤、食管周围淋巴结肿大、左心房增大、主动脉瘤等引起吞咽困难的疾病相鉴别。

【治疗】

早期食管癌在内镜下切除常可达到根治效果。中晚期食管癌可采取手术、放疗、化疗及内镜治疗或多种方式联合应用。

（一）内镜治疗

1. 早期食管癌

内镜治疗是有效的治疗方式，包括：①内镜黏膜切除术（endoscopic mucosal resection，EMR），在内镜下将病灶整块或分块切除；②多环套扎黏膜切除术（multi-band mucosectomy，MBM），使用改良食管曲张静脉套扎器进行多块黏膜切除；③内镜黏膜下剥离术（endoscopic submucosal dissection，ESD），在进行黏膜下注射后分离黏膜下层与固有肌层，将病变黏膜及黏膜下层完整剥离；④内镜下非切除治疗，如射频消融术、光动力疗法、氩离子凝固术及激光疗法等也有一定疗效。

2. 中晚期食管癌

有梗阻症状者，可通过内镜解除梗阻。①单纯扩张：缓解症状持续时间短且需反复扩张，不适用于病变范围广泛者；②食管内支架置放术：内镜下放置支架，可较长时间缓解梗阻，以提高病人生活质量；③内镜下癌肿消融术：可用于中晚期食管癌的姑息治疗。

（二）手术

食管癌手术切除率为58%~92%，早期切除常可达到根治效果。但大部分病人诊断时已处于中晚期，即使提高手术切除率，远期疗效仍不理想。

（三）放疗

主要适用于上段食管癌及有手术禁忌者，也可用于术前或术后放疗。

（四）化疗

常用于不能手术或放疗的晚期病人，也可用于术前或术后化疗。多采用联合化疗方案。

【预后】

早期食管癌及时根治预后良好，内镜或手术切除5年生存率大于90%。已出现症状且未经治疗的食管癌病人一般在 1 年内死亡。病灶位于食管上段、病变长度超过 5cm、已侵犯食管肌层、癌细胞分化差或伴有转移者，预后不良。

【预防】

我国在不少地区特别是食管癌高发区已建立了防治基地，进行食管癌的一级预防，包括改良水质、防霉去毒和改变不良生活习惯等。二级预防是在食管癌高发地区进行普查，对高危人群进行早发现、早诊断、早治疗。三级预防是对食管癌病人采取积极有效的治疗措施，延长生存期，提高生活质量。

第十一章　胃　炎

胃炎是胃黏膜对胃内各种刺激因素的炎症反应，显微镜下表现为组织学炎症。胃炎大致包括常见的急性胃炎与慢性胃炎和少见的特殊类型胃炎。但有些胃炎仅伴很轻甚至不伴有炎症细胞浸润，而以上皮和微血管的异常改变为主，称之为胃病。

第一节　急性胃炎

急性胃炎一般指各种病因引起的胃黏膜急性炎症，组织学上通常可见中性粒细胞浸润。包括急性糜烂出血性胃炎、急性幽门螺杆菌（Helicobacter pylori, H. pylori 或 Hp）胃炎和除 H. pylori 以外的其他急性感染性胃炎。本节主要阐述急性糜烂出血性胃炎。

【常见病因及病理生理机制】

（一）应激

如严重创伤、手术、多器官功能衰竭、败血症、精神紧张等，可致胃黏膜微循环障碍、缺氧，黏液分泌减少，局部前列腺素合成不足，屏障功能损坏；也可增加胃酸分泌，大量氢离子反渗，损伤血管和黏膜，引起糜烂、出血甚至溃疡。

（二）药物

常见于非甾体抗炎药（non-steroid anti-inflammatory drugs, NSAIDs）特别是阿司匹林（最经典的 NSAIDs 之一）等非特异性环氧合酶（cyclooxygenase, COX）抑制剂。COX 是花生四烯酸代谢的关键限速酶，有两种异构体：结构型

COX-1 和诱生型（或称诱导型）COX-2。COX-1 在组织细胞中微量恒定表达，有助于上皮细胞的修复。COX-2 主要受炎症诱导表达，促进炎症介质的产生。非特异性 COX 抑制剂旨在抑制 COX-2，从而减轻炎症反应，但因特异性差，同时也抑制了 COX-1，导致维持黏膜正常再生的前列腺素 E 不足，黏膜修复障碍，出现糜烂和出血，以胃窦多见。肠溶剂型的 NSAIDs 虽可减轻对胃黏膜的局部损伤作用，但因经小肠吸收通过血液循环后抑制黏膜细胞的 COX-1，仍可导致急性胃炎。

抗肿瘤化疗药物在抑制肿瘤生长时常对胃肠道黏膜产生细胞毒作用，导致严重的黏膜损伤，且合并细菌和病毒感染的概率增加。此外，口服铁剂、氯化钾也可致胃黏膜糜烂。

（三）酒精

乙醇具有的亲脂性和溶脂性能，可导致胃黏膜糜烂及黏膜出血，炎症细胞浸润多不明显。

（四）创伤和物理因素

大剂量放射线照射等均可导致胃黏膜糜烂甚至溃疡。

【临床表现】

常有上腹痛、胀满、恶心、呕吐和食欲不振等；重症可有呕血、黑粪、脱水、酸中毒或休克；NSAIDs/阿司匹林所致者多数无症状或仅在胃镜检查时发现，少数有症状者主要表现为轻微上腹不适或隐痛。

【诊断】

具有上述临床症状或兼具相关病因与诱因者应疑诊，而确诊则依靠胃镜发现糜烂及出血病灶，必要时行病理组织学检查。 由于胃黏膜修复很快，当临床提示本病时，应尽早行胃镜检查确诊。

【治疗】

去除病因，积极治疗原发疾病和创伤，纠正其引起的病理生理紊乱。

【预后】

多数胃黏膜糜烂和出血可自行愈合及止血；少数病人黏膜糜烂可发展为溃疡，并发症增加，但通常对药物治疗反应良好。

【预防】

停用不必要的 NSAIDs。严重创伤、烧伤、大手术和重要器官衰竭及需要长期服用阿司匹林或氯吡格雷等病人，可预防性给予 PPI 或 H_2RA。对有骨关节疾病病人，可用选择性 COX-2 抑制剂如塞来昔布等进行抗炎治疗，减少对 COX-1 的抑制。倡导文明的饮食习惯，避免酗酒。对门静脉高压性胃病可予 PPI，严重者应考虑处理门静脉高压（详见第四十六章）。

第二节　慢性胃炎

慢性胃炎是指由多种病因引起的慢性胃黏膜炎症病变，临床常见。其患病率一般随年龄增长而增加，特别是中年以上更为常见。Hp 感染是最常见的病因。目前，胃镜及活检组织病理学检查是诊断和鉴别诊断慢性胃炎的主要手段。

【病因和发病机制】

（一）Hp 感染

Hp 经口进入胃内，部分可被胃酸杀灭，部分则附着于胃窦部黏液层，依靠其鞭毛穿过黏液层，定居于黏液层与胃窦黏膜上皮细胞表面，一般不侵入胃腺和固有层内。一方面避免了胃酸的杀菌作用，另一方面难以被机体的免疫机能清除。Hp 产生的尿素酶可分解尿素，产生的氨可中和反渗入黏液内的胃酸，形成有利于 Hp 定居和繁殖的局部微环境，使感染慢性化。

Hp 凭借其产生的氨及空泡毒素导致细胞损伤；促进上皮细胞释放炎症介质；菌体细胞壁 LewisX、LewisY 抗原引起自身免疫反应；多种机制使炎症反应迁延或加重。其对胃黏膜炎症发展的转归取决于 Hp 毒株及毒力、宿主个体差异和胃内微生态环境等多因素的综合结果。

（二）十二指肠-胃反流

与各种原因引起的胃肠道动力异常、肝胆道疾病及远端消化道梗阻有关。长期反流，可导致胃黏膜慢性炎症。

（三）药物和毒物

服用 NSAIDs/阿司匹林或 COX-2 选择性抑制剂，是反应性胃病的常见病因。许多毒素也可能损伤胃，其中酒精最为常见。迅速摄入酒精后，内镜下常表现为黏膜下出血，活检不伴明显黏膜炎症。酒精和 NSAIDs 两者联合作用将对胃黏膜产生更强的损伤。

（四）自身免疫

胃体腺壁细胞除分泌盐酸外，还分泌一种黏蛋白，称为内因子。它能与食物中的维生素 B_{12}（外因子）结合形成复合物，使之不被酶消化；到达回肠后，维生素 B_{12} 得以吸收。

当体内出现针对壁细胞或内因子的自身抗体时，自身免疫性的炎症反应导致壁细胞总数减少、泌酸腺萎缩、胃酸分泌降低；内因子减少可导致维生素 B_{12} 吸收不良，出现巨幼细胞贫血，称之为恶性贫血。本病在北欧发病率较高。

（五）年龄因素和其他

老年人胃黏膜可出现退行性改变，加之 Hp 感染率较高，使胃黏膜修复再生功能降低，炎症慢性化，上皮增殖异常及胃腺体萎缩。

【胃镜及组织学病理】

胃镜下，慢性非萎缩性胃炎的黏膜可充血水肿或黏膜皱襞肿胀增粗；萎缩性胃炎的黏膜色泽变淡，皱襞变细而平坦，黏液减少，黏膜变薄，有时可透见黏膜血管纹。

不同病因所致胃黏膜损伤和修复过程中产生的慢性胃炎组织学变化主要有：

（一）炎症

以淋巴细胞、浆细胞为主的慢性炎症细胞浸润，基于炎症细胞浸润的深度分为轻、中、重度。由于 Hp 感染常呈簇状分布，胃窦黏膜炎症也有多病灶分布的特点，也常有淋巴滤泡出现。

炎症的活动性是指中性粒细胞出现，它存在于固有膜、小凹上皮和腺管上皮之间，严重者可形成小凹脓肿。

（二）萎缩

病变扩展至腺体深部，腺体破坏、数量减少，固有层纤维化。根据是否伴有化生而分为非化生性萎缩及化生性萎缩。以胃角为中心，波及胃窦及胃体的多灶萎缩发展为胃癌的风险增加。

（三）化生

长期慢性炎症使胃黏膜表层上皮和腺体为杯状细胞和幽门腺细胞所取代。其分布范围越广，发生胃癌的危险性越高。胃腺化生分为 2 种：①肠上皮化生：以杯状细胞为特征的肠腺替代了胃固有腺体；②假幽门腺化生：泌酸腺的颈黏液细胞增生，形成幽门腺样腺体，它与幽门腺在组织学上一般难以区别，需根据活检部位做出判断。

判断肠上皮化生的危害大小，要分析其范围、程度，必要时参考肠上皮化生分型。

（四）异型增生

又称不典型增生，是细胞在再生过程中过度增生和分化缺失，增生的上皮细胞拥挤、有分层现象，核增大失去极性，有丝分裂象增多，腺体结构紊乱。世界卫生组织（WHO）国际癌症研究协会推荐使用的术语是上皮内瘤变；低级别上皮内瘤变包括轻度和中度异型增生，而高级别上皮内瘤变包括重度异型增生和原位癌。异型增生是胃癌的癌前病变，轻度者常可逆转为正常；重度者有时与高分化腺癌不易区别，应密切观察。

在慢性炎症向胃癌发展的进程中，胃癌前情况包括萎缩、肠上皮化生和异型增生等。我国临床医生通常将其分为胃癌前状态（即胃癌前疾病，伴有或不伴有肠上皮化生的慢性萎缩性胃炎、胃息肉、胃溃疡和残胃及 Ménétrier 病等）和癌前病变（即异型增生）两部分。

【临床表现】

大多数病人无明显症状。即便有症状也多为非特异性。可表现为中上腹不适、饱胀、钝痛、烧灼痛等，也可呈食欲缺乏、嗳气、泛酸、恶心等消化不良症状。症状的轻重与胃镜和病理组织学所见不成比例。体征多不明显，有时上腹轻压痛。恶性贫血者常有全身衰弱、疲软、可出现明显的厌食、体重减轻、贫血，一般消化道症状较少。阿司匹林所致者多数病人症状不明显，或仅有轻微上腹不适或隐痛。危重病应激者症状被原发疾病所掩盖，可致上消化道出血，病人可以突然呕血和（或）黑便为首发症状。

【诊断】

胃镜及组织学检查是慢性胃炎诊断的关键，仅依靠临床表现不能确诊。病因诊断除通过了解病史外，可进行下列实验室检测：

（一）Hp 检测

常规 Hp 检测。

（二）血清抗壁细胞抗体、内因子抗体及维生素 B_{12} 水平测定

有助于诊断自身免疫性胃炎，正常人空腹血清维生素 B_{12} 的浓度为 $300\sim900ng/L$。

慢性胃炎的分类方法众多，如基于病因可将慢性胃炎分成 Hp 胃炎和非 Hp 胃炎两大类；基于内镜和病理诊断可将慢性胃炎分萎缩性和非萎缩性两大类；基

于胃炎分布可将慢性胃炎分为胃窦为主胃炎、胃体为主胃炎和全胃炎三大类。

【治疗】

大多数成人胃黏膜均有轻度非萎缩性胃炎（浅表性胃炎），如 Hp 阴性且无糜烂及无症状，可不予药物治疗。如慢性胃炎波及黏膜全层或呈活动性，出现癌前情况如肠上皮化生、假幽门腺化生、萎缩及异型增生，可予短期或长期间歇治疗。

（一）对因治疗

1. Hp 相关胃炎

单独应用抗生素药物，不能有效根除 Hp。这些抗生素在酸性环境下不能正常发挥其抗菌作用，需要联合 PPI 抑制胃酸后，才能使其发挥作用。目前倡导的联合方案为含有铋剂的四联方案，即 1 种 PPI＋2 种抗生素和 1 种铋剂，疗程 10~14 天。由于各地抗生素耐药情况不同，抗生素及疗程的选择应视当地耐药情况而定。

2. 十二指肠-胃反流

可用保护胃黏膜、改善胃肠动力等药物。

3. 胃黏膜营养因子缺乏

补充复合维生素，恶性贫血者需终生注射维生素 B_{12}。

（二）对症治疗

可用药物适度抑制或中和胃酸、促动力剂或酶制剂缓解动力不足或消化酶不足引起的腹胀等症状、黏膜保护剂有助于缓解腹痛与反酸等症状。

（三）癌前情况处理

在根除 Hp 的前提下，适量补充复合维生素和含硒药物及某些中药等。对药物不能逆转的局灶高级别上皮内瘤变（含重度异型增生和原位癌），可在胃镜下行黏膜下剥离术，并应视病情定期随访。

（四）病人教育

Hp 主要在家庭内传播，避免导致母-婴传播的不良喂食习惯，并提倡分餐制减少感染 Hp 的机会。同时食物应多样化，避免偏食，注意补充多种营养物质；不吃霉变食物；少吃熏制、腌制、富含硝酸盐和亚硝酸盐的食物，多吃新鲜食品；避免过于粗糙、浓烈、辛辣食物及大量长期饮酒、吸烟；保持良好心理状态及充足睡眠。

【预后】

慢性非萎缩性胃炎预后良好；肠上皮化生通常难以逆转；部分病人萎缩可以改善或逆转；轻度异型增生可逆转，但重度者易转变为癌。对有胃癌家族史、食物营养单一、常食熏制或腌制食品的病人，需警惕肠上皮化生、萎缩及异型增生向胃癌的进展。

第十二章　消化性溃疡

消化性溃疡（peptic ulcer，PU）指胃肠黏膜发生的炎性缺损，通常与胃液的胃酸和消化作用有关，病变穿透黏膜肌层或达更深层次。消化性溃疡常发生于胃、十二指肠，可发生于食管–胃吻合口、胃–空肠吻合口或附近，含有胃黏膜的 Meckel 憩室等。

【流行病学】

PU 是一种全球性常见病，男性多于女性，可发生于任何年龄段，估计约有10%的人其一生中患过本病。十二指肠溃疡（duodenal ulcer，DU）多于胃溃疡（gastric ulcer，GU），两者之比约为 3∶1。DU 多见于青壮年，GU 多见于中老年人。过去 30 年随着 H_2 受体拮抗剂、质子泵抑制剂等药物治疗的进展，PU 及其并发症发生率明显下降。近年来阿司匹林等 NSAIDs 药物应用增多，老年消化性溃疡发病率有所增高。

【病因和发病机制】

PU 病因和发病机制是多因素的，损伤与防御修复不足是发病机制的两方面。

（一）胃酸与胃蛋白酶

正常人胃黏膜约有 10 亿壁细胞，每小时泌酸约 22mmol。DU 病人壁细胞总数平均为 19 亿，每小时泌酸约 42mmol，比正常人高 1 倍左右。但是，个体之间壁细胞数量存在很大差异，DU 病人和正常人之间的壁细胞数量也存在一定的重叠。

胃蛋白酶是 PU 发病的另一个重要因素，其活性依赖于胃液的 pH，pH 为 2~3 时，胃蛋白酶原易被激活；pH>4 时，胃蛋白酶失活。因此，抑制胃酸可同时抑制胃蛋白酶的活性。

PU 发生的机制是致病因素引起胃酸、胃蛋白酶对胃黏膜的侵袭作用与黏膜屏障的防御能力间失去平衡。侵袭作用增强或（和）防御能力减弱均可导致 PU 的产生。GU 和 DU 同属于 PU，但 GU 在发病机制上以黏膜屏障防御功能降低为主要机制，DU 则以高胃酸分泌起主导作用。

（二）幽门螺杆菌（Helicobacter pylori，H. pylori 或 Hp）

是 PU 的重要致病因素。DU 病人的 Hp 感染率可高达 90% 以上，但有的 DU 人群 Hp 阳性率约为 50%，GU 的 Hp 阳性率为 60%~90%。另一方面，Hp 阳性率高的人群，PU 的患病率也较高。根除 Hp 有助于 PU 的愈合及显著降低溃疡复发。

（三）药物

长期服用非甾体抗炎药（non-steroid anti-inflammatory drugs，NSAIDs）、糖皮质激素、氯吡格雷、双膦酸盐、西罗莫司等药物的病人易于发生 PU。其中 NSAIDs 是导致 PU 的最常用药物，包括布洛芬、吲哚美辛、阿司匹林等，有 5%~30% 的病人可发生内镜下溃疡，其致病机制详见胃炎章节。

（四）黏膜防御与修复异常

胃黏膜的防御和修复功能对维持黏膜的完整性、促进溃疡愈合非常重要。胃黏膜活检是常见的临床操作，造成的医源性局灶溃疡不经药物治疗，可迅速修复自愈，反映了胃黏膜强大的自我防御与修复能力。胃黏膜屏障及修复功能详见本篇第一章。防御功能受损，修复能力下降，都对溃疡的发生和转归产生影响。

（五）遗传易感性

部分 PU 病人有明显的家族史，存在遗传易感性。

（六）其他

大量饮酒、长期吸烟、应激等是 PU 的常见诱因。胃石症病人因胃石的长期机械摩擦刺激而产生 GU；放疗可引起胃或十二指肠溃疡。与其他疾病合并发生，如促胃液素瘤、克罗恩病、肝硬化、慢性阻塞性肺疾病、休克、全身严重感染、急性心肌梗死、脑卒中等。少见的感染性疾病，单纯疱疹病毒、结核、巨细胞病毒等感染累及胃或十二指肠可产生溃疡。

【病理】

不同病因的 PU，好发病部位存在差异。典型的 GU 多见于胃角附近及胃窦小弯侧，活动期 PU 一般为单个，也可多个，呈圆形或卵圆形。多数活动性溃疡直径<10mm，边缘较规整，周围黏膜常有充血水肿，表面覆以渗出物形成的白苔或黄苔，底部由肉芽组织构成。溃疡深者可累及胃、十二指肠壁肌层或浆膜层，累及血管时可引起大出血，侵及浆膜层时易引起穿孔；溃疡愈合后产生瘢痕。DU 的形态与 GU 相似，多发生在球部，以紧邻幽门的前壁或后壁多见，DU 可因反复发生溃疡而变形，瘢痕收缩而形成狭窄或假性憩室等。

【临床表现】

（一）症状

典型症状为上腹痛，性质可有钝痛、灼痛、胀痛、剧痛、饥饿样不适。特点：①慢性过程，可达数年或 10 余年；②反复或周期性发作，发作期可为数周或数个月，发作有季节性，典型者多在季节变化时发生，如秋冬和冬春之交发病；③部分病人有与进餐相关的节律性上腹痛，餐后痛多见于 GU，饥饿痛或夜间痛、进餐缓解多见于 DU；④腹痛可被抑酸或抗酸剂缓解。

部分病例仅表现上腹胀、上腹部不适、厌食、嗳气、反酸等消化不良症状。还有一类无症状性溃疡，这些病人无腹痛或消化不良症状，而以消化道出血、穿孔等并发症为首发症状，可见于任何年龄，以长期服用 NSAIDs 病人及老年人多见。

（二）体征

发作时剑突下、上腹部或右上腹部可有局限性压痛，缓解后可无明显体征。

（三）特殊溃疡

1. 复合溃疡

指胃和十二指肠均有活动性溃疡，多见于男性，幽门狭窄、梗阻发生率较高。

2. 幽门管溃疡

餐后很快发生疼痛，易出现幽门梗阻、出血和穿孔等并发症。胃镜检查时应注

意活检排除癌变。

3. 球后溃疡

指发生在十二指肠降段、水平段的溃疡。多位于十二指肠降段的初始部及乳头附近，溃疡多在后内侧壁。疼痛可向右上腹及背部放射。严重的炎症反应可导致胆总管引流障碍，出现梗阻性黄疸等。

4. 巨大溃疡

指直径>2cm 的溃疡，常见于有 NSAIDs 服用史及老年病人。巨大十二指肠球部溃疡常在后壁，易发展为穿透性，周围有大的炎性团块，疼痛可剧烈而顽固、放射至背部，老年人也可没有症状。巨大 GU 并不一定都是恶性。

5. 老年人溃疡及儿童期溃疡

老年人溃疡临床表现多不典型，常无症状或症状不明显，疼痛多无规律，较易出现体重减轻和贫血。GU 多位于胃体上部，溃疡常较大，易被误认为胃癌。由于 NSAIDs 在老年人使用广泛，老年人溃疡有增加的趋势。

儿童期溃疡主要发生于学龄儿童，发生率低于成人。患儿腹痛可在脐周，时常出现恶心或呕吐，可能与幽门、十二指肠水肿和痉挛有关。随着年龄的增长，溃疡的表现与成年人相近。

6. 难治性溃疡

经正规抗溃疡治疗而溃疡仍未愈合。可能的因素有：①病因尚未去除，如仍

有 Hp 感染，继续服用 NSAIDs 等致溃疡药物等；②穿透性溃疡；③特殊病因，如克罗恩病、促胃液素瘤、放疗术后等；④某些疾病或药物影响抗溃疡药物吸收或效价降低；⑤误诊，如胃或十二指肠恶性肿瘤；⑥不良诱因存在，包括吸烟、酗酒及精神应激等。

【并发症】

（一）出血

PU 是上消化道出血中最常见的病因。在我国，约占非静脉曲张破裂出血病因的 50%~70%，DU 较 GU 多见。当 PU 侵蚀周围或深处的血管，可产生不同程度的出血。轻者表现为大便隐血阳性、黑便，重者出现大出血、表现为呕血或暗红色血便。PU 病人的慢性腹痛在出血后常减轻。

（二）穿孔

当溃疡穿透胃、十二指肠壁时，发生穿孔。1/3~1/2 的穿孔与服用 NSAIDs 有关，多数是老年病人，穿孔前可以没有症状。穿透、穿孔临床常有三种后果：

1. 溃破入腹腔引起弥漫性腹膜炎

呈突发剧烈腹痛，持续而加剧，先出现于上腹，继之延及全腹。体征有腹壁板样僵直，压痛、反跳痛，肝浊音界消失，部分病人出现休克。

2. 穿透于周围实质性脏器，如肝、胰、脾等（穿透性溃疡）

慢性病史，腹痛规律改变，变为顽固或持续。如穿透至胰腺，腹痛放射至背部，血淀粉酶可升高。

3. 穿破入空腔器官形成瘘管

DU 可以穿破胆总管、形成胆瘘，GU 可穿破入十二指肠或横结肠、形成肠瘘，可通过内镜、钡剂或 CT 等检查发现。

（三）幽门梗阻

临床症状有上腹胀痛，餐后加重，呕吐后腹痛可稍缓解，呕吐物可为宿食；

严重呕吐可致失水，低氯、低钾性碱中毒；体重下降、营养不良。体检可见胃蠕动波及闻及振水声等。多由 DU 或幽门管溃疡反复发作所致，炎性水肿和幽门平滑肌痉挛所致暂时梗阻可因药物治疗、溃疡愈合而缓解；严重瘢痕或与周围组织粘连、恶变引起胃流出道狭窄或变形，表现为持续性梗阻。

（四）癌变

反复发作、病程持续时间长的 GU 癌变风险高。DU 一般不发生癌变。胃镜结合活检有助于明确良恶性溃疡及是否发生癌变。

【辅助检查】

（一）胃镜检查及活检

胃镜检查是 PU 诊断的首选方法和金标准，可以：①确定有无病变、部位及分期；②鉴别良恶性溃疡；③治疗效果的评价；④对合并出血者给予止血治疗；⑤对合并狭窄梗阻病人给予扩张或支架治疗；⑥超声内镜检查，评估胃或十二指肠壁、溃疡深度、病变与周围器官的关系、淋巴结数目和大小等。对于 GU，应常规在溃疡边缘取活检，关于活检块数尚无定论，一般溃疡周边 4 个部位的活检多能达到诊断需要。部分 GU 在胃镜下难以区别良恶性，有时需多次活检和病理检查，甚至超声内镜评估或穿刺活检。对 GU 迁延不愈，需要排除恶性病变的，应多点活检，正规治疗 8 周后应复查胃镜，必要时再次活检和病理检查，直到溃疡完全愈合。

（二）X 线钡剂造影

随着内镜技术的普及和发展，上消化道钡剂造影应用得越来越少，但钡剂（包括造影剂）造影有其特殊意义，适宜于：①了解胃的运动情况；②胃镜禁忌者；③不愿接受胃镜检查者和没有胃镜检查条件时。气钡双重造影能较好地显示胃肠黏膜形态，但总体效果仍逊于内镜检查，且无法通过活检进行病理诊断。溃疡的钡剂直接征象为龛影、黏膜聚集，间接征象为局部压痛、胃大弯侧痉挛性切迹、狭窄、十二指肠球部激惹及球部畸形等。

（三）CT 检查

对于穿透性溃疡或穿孔，CT 很有价值，可以发现穿孔周围组织炎症、包块、积液，对于游离气体的显示甚至优于立位胸片。另外，对幽门梗阻也有鉴别诊断的意义。口服造影剂，CT 可能显示出胃壁中断、穿孔周围组织渗出、增厚等。

（四）实验室检查

1. Hp 检测

有 PU 病史者，无论溃疡处于活动还是瘢痕期，均应考虑 Hp 检测，详见本篇第一章。

2. 其他检查

血常规、粪便隐血有助于了解溃疡有无活动出血。

【诊断】

慢性病程，周期性发作，节律性上腹痛，NSAIDs 服药史等是疑诊 PU 的重要病史。胃镜检查可以确诊。不能接受胃镜检查者，上消化道钡剂发现龛影，可以诊断溃疡，但难以区分其良恶性。

【鉴别诊断】

（一）其他引起慢性上腹痛的疾病

PU 诊断确立，但部分病人在 PU 愈合后仍有症状或症状不缓解，应注意诱因是否解除，是否有慢性肝胆胰疾病、功能性消化不良等与 PU 并存。

（二）胃癌

胃镜发现胃溃疡时，应注意与恶性溃疡相鉴别，典型胃癌溃疡形态多不规则，常>2cm，边缘呈结节状，底部凹凸不平、覆污秽状苔。

（三）促胃液素瘤（Zollinger-Ellison syndrome，卓-艾综合征）

促胃液素瘤系一种胃肠胰神经内分泌肿瘤。促胃液素由胃、上段小肠黏膜的

G 细胞分泌，具有促进胃酸分泌、细胞增殖、胃肠运动等作用。促胃液素瘤以多发溃疡、不典型部位、易出现溃疡并发症、对正规抗溃疡药物疗效差，可出现腹泻，高胃酸分泌，血促胃液素水平升高等为特征。促胃液素瘤通常较小，约 80% 位于"促胃液素瘤"三角区内，即胆囊与胆总管汇合点、十二指肠第二部分与第三部分交界处、胰腺颈部与体部交界处组成的三角区内，其他少见的部位包括胃、肝脏、骨骼、心脏、卵巢、淋巴结等；50% 以上的促胃液素瘤为恶性，部分病人发现时已有转移。临床疑诊时，应检测血促胃液素水平；增强 CT 或磁共振扫描有助于发现肿瘤部位。PPI 可减少胃酸分泌、控制症状，应尽可能手术切除肿瘤。

【治疗】

PU 治疗目标为：去除病因，控制症状，促进溃疡愈合、预防复发和避免并发症。

（一）药物治疗

自 20 世纪 70 年代以后，PU 药物治疗经历了 H_2 受体拮抗剂、PPI 和根除 Hp 三次里程碑式的进展，使溃疡愈合率显著提高、并发症发生率显著降低，相应的外科手术明显减少。

1. 抑制胃酸分泌

（1）H_2 受体拮抗剂：是治疗 PU 的主要药物之一，疗效好，用药方便，价格适中，长期使用不良反应少。常用药物有法莫替丁、尼扎替丁、雷尼替丁，治疗 GU 和 DU 的 6 周愈合率分别为 80%~95% 和 90%~95%。

（2）PPI：是治疗消化性溃疡的首选药物。PPI 入血，进入到胃黏膜壁细胞酸分泌小管中，酸性环境下转化为活性结构，与质子泵即 H^+-K^+-ATP 酶结合，抑制该酶的活性、从而抑制胃酸的分泌。PPI 可在 2~3 天内控制溃疡症状，对一些难治性溃疡的疗效优于 H_2 受体拮抗剂，治疗典型的胃和十二指肠溃疡 4 周的愈合率分别为 80%~96% 和 90%~100%。值得注意的是治疗 GU 时，应首先排除溃疡型胃癌的可能，因 PPI 治疗可减轻其症状，掩盖病情。

PPI 是酸依赖性的，酸性胃液中不稳定，口服时不宜破坏药物外裹的保护膜。PPI 的肠衣保护膜在小肠 pH≥6 的情况下被溶解释放，吸收入血。

2. 根除 Hp

PU 不论活动与否，Hp 阳性病人均应根除 Hp，药物选用及疗程见本篇第四章第二节。根除 Hp 可显著降低溃疡的复发率。由于耐药菌株的出现、抗菌药物不良反应、病人依从性差等因素，部分病人胃内的 Hp 难以根除，此时应因人而异制订多种根除 Hp 方案。对有并发症和经常复发的 PU 病人，应追踪抗 Hp 的疗效，一般应在治疗至少 4 周后复检 Hp，避免在应用 PPI 或抗生素期间复检 Hp 出现假阴性结果。

3. 保护胃黏膜

（1）铋剂：这类药物分子量较大，在酸性溶液中呈胶体状，与溃疡基底面的蛋白形成蛋白-铋复合物，覆于溃疡表面，阻隔胃酸、胃蛋白酶对黏膜的侵袭损害。由于 PH 的性价比高和广泛使用，铋剂已不作为 PU 的单独治疗药物。但是，铋剂可通过包裹 Hp 菌体，干扰 Hp 代谢，发挥杀菌作用，被推荐为根除 Hp 的四联药物治疗方案的主要组成之一。服药后常见舌苔和粪便变黑。短期应用本药后血铋浓度（5~14μg/L）在安全阈值之内（50μg/L）。由于肾脏为铋的主要排泄器官，故肾功能不良者应忌用铋剂。

（2）弱碱性抗酸剂：常用铝碳酸镁、磷酸铝、硫糖铝、氢氧化铝凝胶等。这些药物可中和胃酸，起效较快，可短暂缓解疼痛，但很难治愈溃疡，已不作为治疗 PU 的主要或单独药物。这类药物能促进前列腺素合成，增加黏膜血流量、刺激胃黏膜分泌 HCO_3^- 和黏液，碱性抗酸剂目前更多被视为黏膜保护剂。

4. PU 的治疗方案及疗程

为了达到溃疡愈合，抑酸药物的疗程通常为 4~6 周，一般推荐 DU 的 PPI 疗程为 4 周，GU 疗程为 6~8 周。根除 Hp 所需的 1~2 周疗程可重叠在 4~8 周的抑酸药物疗程内，也可在抑酸疗程结束后进行。

5. 维持治疗

GU 愈合后,大多数病人可以停药。但对溃疡多次复发,在去除常见诱因的同时,要进一步查找是否存在其他病因,并给予维持治疗,即较长时间服用维持剂量的 H_2 受体拮抗剂或 PPI;疗程因人而异,短者 3~6 个月,长者 1~2 年,或视具体病情延长用药时间。

(二) 病人教育

适当休息,减轻精神压力;改善进食规律、戒烟、戒酒及少饮浓茶、浓咖啡等。停服不必要的 NSAIDs、其他对胃有刺激或引起恶心、不适的药物,如确有必要服用 NSAIDs 和其他药物,建议和食物一起或餐后服用,或遵医嘱加用保护胃黏膜的药物。

(三) 内镜治疗及外科手术

1. 内镜治疗

根据溃疡出血病灶的内镜下特点选择治疗策略。PU 出血的内镜下治疗,包括溃疡表面喷洒蛋白胶、出血部位注射 1:10000 肾上腺素、出血点钳夹和热凝固术等,有时采取 2 种以上内镜治疗方法联合应用。结合 PPI 持续静脉滴注对 PU 活动性出血止血成功率达 95% 以上。

PU 合并幽门变形或狭窄引起梗阻,可首先选择内镜下治疗,常用方法是内镜下可变气囊扩张术,有的需要反复多次扩张,解除梗阻。

2. 外科治疗

PPI 的广泛应用及内镜治疗技术的不断发展,大多数 PU 及其并发症的治疗已不需要外科手术治疗。但在下列情况时,要考虑手术治疗:①并发消化道大出血经药物、胃镜及血管介入治疗无效时;②急性穿孔、慢性穿透溃疡;③瘢痕性幽门梗阻,内镜治疗无效;④GU 疑有癌变。外科手术不只是单纯切除溃疡病灶,而是通过手术永久地减少胃酸和胃蛋白酶分泌的能力。胃大部切除术和迷走神经切断术曾经是治疗 PU 最常用的两种手术方式,但目前已很少应用。

手术治疗并发症可有:术后胃出血、十二指肠残端破裂、胃肠吻合口破裂或瘘、术后梗阻、倾倒综合征、胆汁反流性胃炎、吻合口溃疡、缺铁性贫血等。

【预后】

有效的药物治疗可使消化性溃疡愈合率达到 95% 以上，青壮年病人 PU 死亡率接近于零，老年病人主要死于严重的并发症，尤其是大出血和急性穿孔，病死率<1%。

第十三章　胃　癌

胃癌是指源于胃黏膜上皮细胞的恶性肿瘤，绝大多数是腺癌。胃癌占胃部恶性肿瘤的95%以上。2014年世界卫生组织（WHO）癌症报告显示60%的胃癌病例分布在发展中国家；就地理位置而言，日本、中国等东亚国家为高发区。近年来我国胃癌发病率有所下降，但死亡率下降并不明显，男性和女性胃癌发病率仍居全部恶性肿瘤的第2位和第5位；病死率分别居第3位和第2位；55~70岁为高发年龄段。

【病因和发病机制】

胃癌的高风险因素包括幽门螺杆菌（Hp）感染、慢性萎缩性胃炎、肠上皮化生、异型增生、腺瘤、残胃、吸烟、遗传［一级亲属中患胃癌、家族性腺瘤性息肉病（FAP）、林奇综合征、P-J综合征、Juvenile息肉病等］。高盐饮食、吸食鼻烟、肥胖（贲门腺癌）、胃溃疡、恶性贫血甚至酗酒、Ménétrier病也可能与胃癌发生相关。而增生性息肉或胃底腺息肉等尚不确定是否与胃癌发生相关。

在Hp感染、不良环境与不健康饮食等多种因素作用下，可由慢性炎症-萎缩性胃炎-萎缩性胃炎伴肠上皮化生-异型增生而逐渐向胃癌演变。在此过程中，胃黏膜细胞增殖和凋亡之间的正常动态平衡被打破。与胃癌发生相关的分子事件包括微卫星不稳定、抑癌基因缺失失活或因高甲基化而失活、某些癌基因（Cox-2、VEGF、c-met、EGFR、Beta-Caterin）扩增等。

（一）感染因素

Hp感染与胃癌有共同的流行病学特点，胃癌高发区人群Hp感染率高；Hp抗体阳性人群发生胃癌的危险性高于阴性人群。1994年WHO的国际癌肿研究机构将Hp感染定为人类Ⅰ类（即肯定的）致癌原。此外，EB病毒和其他感染因素也可能参与胃癌的发生。

（二）环境和饮食因素

第一代到美国的日本移民胃癌发病率下降约 25%，第二代下降约 50%，至第三代发生胃癌的危险性与当地美国居民相当。故环境因素在胃癌发生中起重要作用。此外，火山岩地带、高泥炭土壤、水土含硝酸盐过多、微量元素比例失调或化学污染等可直接或间接经饮食途径参与胃癌的发生。

流行病学研究提示，多吃新鲜水果和蔬菜可降低胃癌的发生。经常食用霉变食品、咸菜、腌制烟熏食品，以及过多摄入食盐，可增加危险性。长期食用含硝酸盐较高的食物后，硝酸盐在胃内被细菌还原成亚硝酸盐，再与胺结合生成致癌物亚硝胺。此外，慢性胃炎及胃部分切除者胃酸分泌减少有利于胃内细菌繁殖。老年人因泌酸腺体萎缩，常有胃酸分泌不足，有利于细菌生长。胃内增加的细菌可促进亚硝酸盐类致癌物质产生，长期作用于胃黏膜将导致癌变。

（三）遗传因素

10% 的胃癌病人有家族史，具有胃癌家族史者，其发病率高于人群 2~3 倍。少数胃癌属"遗传性胃癌综合征"或"遗传性弥漫性胃癌"。浸润型胃癌的家族发病倾向更显著，提示该型胃癌与遗传因素关系更密切。

（四）癌前变化

癌前变化或称胃癌前情况，分为癌前疾病（即癌前状态）和癌前病变。前者是指与胃癌相关的胃良性疾病，有发生胃癌的危险性；后者是指较易转变为癌的病理学变化，主要指异型增生。

1. 肠上皮化生、萎缩性胃炎及异型增生

见慢性胃炎。

2. 胃息肉

占人群的 0.8%~2.4%。50% 为胃底腺息肉、40% 为增生性息肉，而腺瘤仅占 10%。大于 1cm 的胃底腺息肉癌变率小于 1%，罕见癌变的增生性息肉多发生于肠上皮化生和异型增生区域，可形成经典的高分化肠型胃癌。腺瘤则具有较高的癌变率，4 年中可有 11% 病人经过异型增生发展为胃癌。

3. 残胃炎

癌变常发生于良性病变术后 20 年；与 Billroth-I 式相比，Billroth-Ⅱ式胃切除术后癌变率高 4 倍。

4. 胃溃疡

可因溃疡边缘的炎症、糜烂、再生及异型增生所致。

5. Ménétrier 病

病例报道显示该病 15% 与胃癌发生相关。

【病理】

胃癌的好发部位依次为胃窦、贲门、胃体。早期胃癌是指病灶局限且深度不超过黏膜下层的胃癌，不论有无局部淋巴结转移；病理呈高级别上皮内瘤变或腺癌。进展期胃癌深度超过黏膜下层，已侵入肌层者称中期；侵及浆膜或浆膜外者称晚期胃癌。

（一）胃癌的组织病理学

WHO 近年将胃癌分为：腺癌（乳头状腺癌、管状腺癌、黏液腺癌、混合型腺癌、肝样腺癌）、腺鳞癌、髓样癌、印戒细胞癌、鳞状细胞癌和未分化癌等。根据癌细胞分化程度可分为高、中、低分化三大类。

（二）侵袭与转移

胃癌有四种扩散方式：①直接蔓延：侵袭至相邻器官，胃底贲门癌常侵犯食管、肝及大网膜，胃体癌则多侵犯大网膜、肝及胰腺。②淋巴结转移：一般先转移到局部淋巴结，再到远处淋巴结；转移到左锁骨上淋巴结时，称为 Virchow 淋巴结。③血行播散：晚期病人可占 60% 以上。最常转移到肝脏，其次是肺、腹膜、肾上腺，也可转移到肾、脑、骨髓等。④种植转移：癌细胞侵及浆膜层脱落入腹腔，种植于肠壁和盆腔，如种植于卵巢，称为 Krukenberg 瘤；也可在直肠周围形成结节状肿块。

【临床表现】

（一）症状

80%的早期胃癌无症状，部分病人可有消化不良症状。进展期胃癌最常见的症状是体重减轻（约 60%）和上腹痛（50%），另有贫血、食欲缺乏、厌食、乏力。

胃癌发生并发症或转移时可出现一些特殊症状，贲门癌累及食管下段时可出现吞咽困难。并发幽门梗阻时可有恶心呕吐，溃疡型胃癌出血时可引起呕血或黑便，继之出现贫血。胃癌转移至肝脏可引起右上腹痛、黄疸和（或）发热；腹膜播散者常见腹腔积液；极少数转移至肺可引起咳嗽、呃逆、咯血，累及胸膜可产生胸腔积液而发生呼吸困难；侵及胰腺时，可出现背部放射性疼痛。

（二）体征

早期胃癌无明显体征，进展期在上腹部可扪及肿块，有压痛。肿块多位于上腹偏右相当于胃窦处。如肿瘤转移至肝脏可致肝大及黄疸，甚至出现腹腔积液。腹膜有转移时也可发生腹腔积液，移动性浊音阳性。侵犯门静脉或脾静脉时有脾脏增大。有远处淋巴结转移时或可扪及 Virchow 淋巴结，质硬不活动。肛门指检可在直肠膀胱陷凹扪及肿块。

【诊断】

（一）胃镜

胃镜检查结合黏膜活检是目前最可靠的诊断手段。

1. 早期胃癌

可表现为小的息肉样隆起或凹陷；也可呈平坦样，但黏膜粗糙、触之易出血，斑片状充血及糜烂。胃镜下疑诊者，可用亚甲蓝染色，癌性病变处着色，有助于指导活检部位。放大胃镜、窄带光成像和激光共聚焦胃镜能更仔细地观察细微病变,提高早期胃癌的诊断率。由于早期胃癌在胃镜下缺乏特征性,病灶小,易被忽略,需要内镜医生细致地观察,对可疑病变多点活检。

2. 进展期胃癌

胃镜下多可做出拟诊,肿瘤表面常凹凸不平,糜烂,有污秽苔,活检时易出血。也可呈深大溃疡,底部覆有污秽灰白苔,溃疡边缘呈结节状隆起,无聚合皱襞,病变处无蠕动。当癌组织发生于黏膜之下,可在胃壁内向四周弥漫浸润扩散,同时伴有纤维组织增生,当病变累及胃窦,可造成胃流出道狭窄;当其累及全胃,可使整个胃壁增厚、变硬,称为皮革胃。但这种黏膜下弥漫浸润型胃癌相对较少,胃镜下可无明显黏膜病变,甚至普通活检也常呈阴性。对于溃疡性病变,可在其边缘和基底部多点活检,甚至可行大块黏膜切除,提高诊断的阳性率。

胃癌病灶处的超声内镜(EUS)检查可较准确地判断肿瘤侵犯深度,有助于区分早期和进展期胃癌,并了解有无局部淋巴结转移,可作为 CT 检查的重要补充。

(二) 实验室检查

缺铁性贫血较常见,若伴有粪便隐血阳性,提示肿瘤有长期小量出血。血胃蛋白酶原(PG)Ⅰ/Ⅱ显著降低,可能有助于胃癌风险的分层管理;血清肿瘤标志物如 CEA 和 CA19-9 及 CA724 等,可能有助于胃癌早期预警和术后再发的预警,但特异性和灵敏度并不理想。

(三) X 线 (包括CT) 检查

当病人有胃镜检查禁忌证时,X 线钡剂检查可能发现胃内的溃疡及隆起型病灶,分别呈龛影或充盈缺损,但难以鉴别其良恶性;如有黏膜皱襞破坏、消失或中断,邻近胃黏膜僵直,蠕动消失,则胃癌可能性大。CT 技术的进步提高了胃癌临床分期的精确度,其与 PET-CT 检查均有助于肿瘤转移的判断。

【治疗】

早期胃癌无淋巴转移时,可采取内镜治疗;进展期胃癌在无全身转移时,可行手术治疗；肿瘤切除后，应尽可能清除残胃的 Hp 感染。

（一）内镜治疗

早期胃癌可行内镜下黏膜切除术（endoscopic mucosal resection，EMR）或内镜黏膜下剥离术（endoscopic submucosal dissection，ESD）。一般认为 EMR 适应证为：①超声内镜证实的无淋巴结转移的黏膜内胃癌；②不伴有溃疡且<2cm 的 Ⅱa 病灶、<1cm 的 Ⅱb 或 Ⅱc 病灶等。而 ESD 适应证则包括：①无溃疡的任何大小的黏膜内肠型胃癌；②<3cm 的伴有溃疡的黏膜内肠型胃癌；③直径<3cm 的黏膜下层肠型胃癌，而浸润深度<500μm。切除的癌变组织应进行病理检查，如切缘发现癌变或表浅型癌肿侵袭到黏膜下层，需追加手术治疗。

（二）手术治疗

早期胃癌，可行胃部分切除术。进展期胃癌如无远处转移，尽可能根治性切除；伴有远处转移者或伴有梗阻者，则可行姑息性手术，保持消化道通畅。外科手术切除加区域淋巴结清扫是目前治疗进展期胃癌的主要手段。胃切除范围可分为近端胃切除、远端胃切除及全胃切除，切除后分别用 Billroth-Ⅰ、Billmth-n 及 Roux-en-Y 式重建以维持消化道连续性。对那些无法通过手术治愈的病人，特别是有梗阻的病人，部分切除肿瘤后，约 50% 病人的症状可获得缓解。

（三）化学治疗

早期胃癌且不伴有任何转移灶者，术后一般不需要化疗。术前化疗即新辅助化疗可使肿瘤缩小，增加手术根治及治愈机会；术后辅助化疗方式主要包括静脉化疗、腹腔内化疗、持续性腹腔温热灌注和淋巴靶向化疗等。单一药物化疗只适于早期需要化疗的病人或不能承受联合化疗者。常用药物有氟尿嘧啶（5-FU）、替加氟（FT-207）、丝裂霉素（MMC）、多柔比星（ADM）、顺铂（DDP）或卡铂、亚硝脲类（CCNU，MeCCNU）、依托泊苷（VP-16）等。联合化疗多采用 2~3 种联合，以免增加药物毒副作用。化疗失败与癌细胞对化疗药物产生耐药性或多药耐药性有关。

【预后】

胃癌的预后直接与诊断时的分期有关。迄今为止，由于大部分胃癌在确诊时已处于中晚期，5 年生存率约 7%~34%。

【预防】

（1）具有胃癌高风险因素病人，根除 Hp 有助于预防胃癌发生。

（2）应用内镜、PG Ⅰ／Ⅱ等随访高危人群。

（3）阿司匹林、COX-2 抑制剂、他汀类药物、抗氧化剂（包括多种维生素和微量元素硒）和绿茶可能具有一定预防作用。

（4）建立良好的生活习惯，积极治疗癌前疾病。

第十四章　肠结核和结核性腹膜炎

第一节　肠结核

肠结核是结核分枝杆菌引起的肠道慢性特异性感染，常继发于肺结核。近年因人类免疫缺陷病毒感染率增高、免疫抑制剂的广泛使用等原因，部分人群免疫力低下，导致本病的发病有所增加。

【病因和发病机制】

90%以上的肠结核主要由人型结核分枝杆菌引起，多因患开放性肺结核或喉结核而吞下含菌痰液，或常与开放性肺结核病人共餐而忽视餐具消毒等而被感染。该菌为抗酸菌，很少受胃酸影响，可顺利进入肠道，多在回盲部引起病变。这是因为：①含结核分枝杆菌的肠内容物在回盲部停留较久，增加了局部黏膜的感染机会；②该菌易侵犯淋巴组织，而回盲部富有淋巴组织。

少数因饮用未经消毒的带菌牛奶或乳制品而发生牛型结核分枝杆菌肠结核。此外，本病也可由血行播散引起，见于粟粒型肺结核；或由腹（盆）腔内结核病灶直接蔓延引起。

【病理】

肠结核主要位于回盲部，也可累及结直肠。人体对不同数量和毒力结核菌的免疫力和过敏反应程度可导致不同的病理特点。

（一）溃疡型肠结核

肠壁的集合淋巴组织和孤立淋巴滤泡首先受累，充血、水肿，进一步发展为干酪样坏死，并形成边缘不规则、深浅不一的溃疡。病灶可累及周围腹膜或邻近肠系膜淋巴结，引起局限性结核性腹膜炎或淋巴结结核。因病变肠段常与周围组织发生粘连，故多不发生急性穿孔，因慢性穿孔而形成腹腔脓肿或肠瘘亦远较克罗恩病少见。在病变修复过程中，纤维组织增生和瘢痕形成可导致肠管狭窄。因溃疡基底多有闭塞性动脉内膜炎，故较少发生大出血。

（二）增生型肠结核

病变多局限在回盲部，黏膜下层及浆膜层可有大量结核肉芽肿和纤维组织增生，使局部肠壁增厚、僵硬；亦可见瘤样肿块突入肠腔。上述病变均可使肠腔狭窄，引起梗阻。

（三）混合型肠结核

兼有上述两种病变。

【临床表现】

本病一般见于中青年，女性稍多于男性，约为 1.85：1。

（一）腹痛

多位于右下腹或脐周，间歇发作，餐后加重，常伴腹鸣，排便或肛门排气后缓解。其发生可能与进餐引起胃肠反射或肠内容物通过炎性狭窄肠段，引起局部肠痉挛或加重肠梗阻有关。腹部可有压痛，多位于右下腹。

（二）大便习惯改变

溃疡型肠结核常伴腹泻，大便呈糊样，多无脓血，不伴里急后重。有时腹泻与便秘交替。增生型肠结核以便秘为主。

（三）腹部肿块

多位于右下腹，质中、较固定、轻至中度压痛。多见于增生型肠结核；而溃疡型者亦可因病变肠段可和周围肠段、肠系膜淋巴结粘连形成腹块。

（四）全身症状和肠外结核表现

结核毒血症状多见于溃疡型肠结核，为长期不规则低热、盗汗、消瘦、贫血和乏力，如同时有活动性肠外结核也可呈弛张热或稽留热。增生型者全身情况一般较好，无明显结核毒血症状。

并发症以肠梗阻及合并结核性腹膜炎多见，瘘管、腹腔脓肿、肠出血少见。

【实验室和其他检查】

（一）实验室检查

血沉多明显增快，可作为估计结核病活动程度的指标之一。大便中可见少量脓细胞与红细胞。结核菌素试验呈强阳性，或 γ-干扰素释放试验阳性均有助于本病的诊断。

（二）CT 肠道显像

肠结核病变部位通常在回盲部附近，很少累及空肠，节段性改变不如克罗恩病明显，可见腹腔淋巴结中央坏死或钙化等改变。

（三）X 线钡剂灌肠

溃疡型肠结核，钡剂于病变肠段呈现激惹征象，排空很快，充盈不佳，而在病变的上、下肠段则钡剂充盈良好，称为 X 线钡剂激惹征。增生型者肠黏膜呈结节状改变，肠腔变窄、肠段缩短变形、回肠盲肠正常角度消失。

（四）结肠镜

内镜下见回盲部等处黏膜充血、水肿，溃疡形成，大小及形态各异的炎症息肉，肠腔变窄等。病灶处活检，发现肉芽肿、干酪坏死或抗酸杆菌时，可以确诊。

【诊断与鉴别诊断】

以下情况应考虑本病：①中青年病人有肠外结核，主要是肺结核；②有腹痛、腹泻、便秘等消化道症状；右下腹压痛、腹块或原因不明的肠梗阻，伴有发热、盗汗等结核毒血症状；③X线钡剂检查发现跳跃征、溃疡、肠管变形和肠腔狭窄等征象；④结肠镜检查发现主要位于回盲部的炎症、溃疡、炎性息肉或肠腔狭窄；⑤结核菌素试验强阳性 γ-干扰素释放试验阳性。如肠黏膜病理活检发现干酪性肉芽肿，具确诊意义；活检组织中找到抗酸杆菌有助于诊断。对高度怀疑肠结核的病例，如抗结核治疗数周内（2~6周）症状明显改善，2~3个月后结肠镜检查病变明显改善或好转，可做出肠结核的临床诊断。

鉴别诊断需考虑下列有关疾病：

（一）克罗恩病

鉴别要点列于表14-1，鉴别困难者，可先行诊断性抗结核治疗。偶有病人两种疾病可以共存。有手术指征者可行手术探查和病理组织学检查。

表 14-1　肠结核与克罗恩病的鉴别

	肠结核	克罗恩病
肠外结核	多见	一般无
病程	复发不多	病程长，缓解与复发交替
瘘管、腹腔脓肿、肛周病变	少见	可见
病变节段性分布	常无	多节段
溃疡形状	环行、不规则	纵行、裂沟状
结核菌素试验	强阳性	阴性或阳性
抗结核治疗	症状改善，肠道病变好转	无明显改善，肠道病变无好转
抗酸杆菌染色	可阳性	阴性
干酪性肉芽肿	可有	无

（二）右侧结肠癌

本病比肠结核发病年龄大，一般无结核毒血症表现。结肠镜检查及活检较易确诊。

（三）阿米巴病或血吸虫病性肉芽肿

既往有相应感染史，脓血便常见，粪便常规或孵化检查可发现有关病原体。结肠镜检查多有助于鉴别诊断，相应特效治疗有效。

（四）其他

应注意与肠恶性淋巴瘤、伤寒、肠放线菌病等鉴别。

【治疗】

治疗目的是消除症状、改善全身情况、促使病灶愈合及防治并发症。强调早期治疗，因为肠结核早期病变是可逆的。

（一）抗结核化学药物治疗

是本病治疗的关键。药物的选择、用法、疗程详见第二篇第七章。

（二）对症治疗

腹痛可用抗胆碱能药物；摄入不足或腹泻严重者应注意纠正水、电解质与酸碱平衡紊乱；对不完全性肠梗阻病人，需进行胃肠减压。

（三）手术治疗

适应证：①完全性肠梗阻或不完全性肠梗阻内科治疗无效者；②急性肠穿孔，或慢性肠穿孔瘘管形成经内科治疗而未能闭合者；③肠道大量出血经积极抢救不能有效止血者；④诊断困难需开腹探查者。

（四）病人教育

应多休息，避免合并其他感染。加强营养，给予易消化、营养丰富的食物；肠道不全梗阻时，应进食流质或半流质食物；肠梗阻明显时应暂禁食，及时就医。按时服药，坚持全疗程治疗；定期随访，评价疗效，监测药物不良反应。

【预后】

本病的预后取决于早期诊断与及时治疗。当病变尚在渗出性阶段，经治疗后可痊愈，预后良好。

第二节 结核性腹膜炎

结核性腹膜炎是由结核分枝杆菌引起的慢性弥漫性腹膜感染。本病可见于任何年龄，以中青年多见，男女之比约为 1：2。

【病因和发病机制】

本病多继发于肺结核或体内其他部位结核病，主要感染途径以腹腔内的结核病灶直接蔓延为主，少数可由淋巴血行播散引起粟粒型结核性腹膜炎。

【病理】

病理特点可分为渗出、粘连、干酪三种类型，以前两型为多见，且可混合存在。

（一）渗出型

腹膜充血、水肿，表面覆有纤维蛋白渗出物，可伴黄（灰）白色细小及融合之结节。腹腔积液量中等以下，草黄色或淡血性，偶为乳糜性。

（二）粘连型

大量纤维组织增生和蛋白沉积使腹膜、肠系膜明显增厚。肠袢相互粘连可发生肠梗阻。

（三）干酪型

多由渗出型或粘连型演变而来，可兼具上述两型病理特点，并发症常见。以干酪坏死病变为主，坏死的肠系膜淋巴结参与其中，形成结核性脓肿。病灶可向肠管、腹腔或阴道穿破而形成窦道或瘘管。

【临床表现】

因原发病灶与感染途径不同、机体反应性及病理类型的不同而异。多起病缓慢，早期症状轻，不易被发现；少数起病急骤，以急性腹痛或骤起高热为主。

（一）全身症状

结核毒血症常见，主要是低热与中等热，呈弛张热或稽留热，可有盗汗。高热伴有明显毒血症者，主要见于渗出型、干酪型，或见于伴有粟粒型肺结核、干酪样肺炎等严重结核病的病人。后期有营养不良，出现消瘦、水肿、贫血、舌炎、口角炎、维生素 A 缺乏症等。

（二）腹痛

位于脐周、下腹或全腹，持续或阵发性隐痛。偶可表现为急腹症，系因肠系膜淋巴结结核或腹腔内其他结核的干酪性坏死病灶溃破引起，也可由肠结核急性穿孔引起。

（三）腹部触诊

常有揉面感，系腹膜受刺激或因慢性炎症而增厚、腹壁肌张力增高、腹壁与腹内脏器粘连引起的触诊感觉，并非特征性体征。腹部压痛多较轻，如压痛明显且有反跳痛时，提示干酪型结核性腹膜炎。

（四）腹胀、腹腔积液

常有腹胀，伴有腹部膨隆，系结核毒血症或腹膜炎伴有肠功能紊乱所致，不一定有腹腔积液。如有腹腔积液，少量至中量多见。

（五）腹部肿块

多见于粘连型或干酪型，以脐周为主。肿块多由增厚的大网膜、肿大的肠系膜淋巴结、粘连成团的肠曲或干酪样坏死脓性物积聚而成，其大小不一，边缘不整，表面不平，可呈结节感，活动度小，可伴压痛。

（六）其他

腹泻常见，一般 3~4 次/日，大便多呈糊样。多由腹膜炎所致的肠功能紊乱引起，偶可由溃疡型肠结核或干酪样坏死病变引起的肠管内瘘等引起。有时腹泻与便秘交替出现。可并发肠梗阻、肠瘘及腹腔脓肿等。

【实验室和其他检查】

（一）血液检查

可有轻度至中度贫血。有腹腔结核病灶急性扩散或干酪型病人，白细胞计数可增高。病变活动时血沉增快。

（二）结核菌素试验 γ-干扰素释放试验

结核菌素试验强阳性及 7-干扰素释放试验阳性有助于本病诊断。

（三）腹腔积液检查

腹腔积液多为草黄色渗出液，静置后可自然凝固，少数为浑浊或淡血性，偶见乳糜性，比重一般超过 1.018，蛋白质定性试验阳性，定量在 30g/L 以上，白细胞计数超过 $500×10^6/L$，以淋巴细胞或单核细胞为主。但有时因低清蛋白血症，腹腔积液蛋白含量减少，检测血清腹腔积液清蛋白梯度有助于诊断。结核性腹膜炎的腹腔积液腺苷脱氨酶（ADA）活性常增高，但需排除恶性肿瘤，如测定 ADA 同工酶 ADA2 升高则对本病诊断有一定特异性。腹腔积液普通细菌培养结果应为阴性，结核分枝杆菌培养的阳性率很低，取大量腹腔积液浓缩后行结核分枝杆菌培养或动物接种可明显增高阳性率。

（四）腹部影像学检查

超声、CT、磁共振可见增厚的腹膜、腹腔积液、腹腔内包块及瘘管。腹部 X 线平片可见肠系膜淋巴结钙化影。X 线钡剂造影发现肠粘连、肠结核、肠瘘、肠腔外肿块等征象。

（五）腹腔镜检查

适用于腹腔积液较多、诊断有困难者。镜下可见腹膜、网膜、内脏表面有散在或集聚的灰白色结节，浆膜失去正常光泽，腹腔内条索状或幕状粘连；组织病理检查有确诊价值。腹腔镜检查禁用于有广泛腹膜粘连者。

【诊断与鉴别诊断】

（一）诊断

有以下情况应考虑本病：①中青年病人，有结核史，伴有其他器官结核病证据；②长期发热原因不明，伴有腹痛、腹胀、腹腔积液、腹壁柔韧感或腹部包块；③腹腔积液为渗出液，以淋巴细胞为主，普通细菌培养阴性，ADA（尤其是ADA2）明显增高；④X线胃肠钡剂检查发现肠粘连等征象及腹部平片有肠梗阻或散在钙化点；⑤结核菌素试验或γ-干扰素释放试验呈强阳性。

典型病例可做出临床诊断，予抗结核治疗有效，可确诊。不典型病例，在排除禁忌证后，可行腹腔镜检查并取活检。

（二）鉴别诊断

1. 以腹腔积液为主要表现者

（1）腹腔恶性肿瘤：包括腹膜转移癌、恶性淋巴瘤、腹膜间皮瘤等。如腹腔积液找到癌细胞，腹膜转移癌可确诊。原发性肝癌或肝转移癌、恶性淋巴瘤在未有腹膜转移时，腹腔积液细胞学检查为阴性，此时主要依靠腹部超声、CT等检查寻找原发灶。

（2）肝硬化腹腔积液：多为漏出液，且伴失代偿期肝硬化典型表现。合并感染（原发性细菌性腹膜炎）时腹腔积液可为渗出液性质，但腹腔积液细胞以多形核为主，腹腔积液普通细菌培养阳性。如腹腔积液白细胞计数升高但以淋巴细胞为主，普通细菌培养阴性，而有结核病史、接触史或伴有其他器官结核病灶，应注意肝硬化合并结核性腹膜炎的可能。

（3）其他疾病引起的腹腔积液：如慢性胰源性腹腔积液、结缔组织病、缩窄性心包炎等。

2. 以腹块为主要表现者

可由腹块的部位、性状与腹部肿瘤（肝癌、结肠癌、卵巢癌等）及克罗恩病等鉴别。必要时可开腹探查。

3. 以发热为主要表现者

需与引起长期发热的其他疾病鉴别。

4. 以急性腹痛为主要表现者

结核性腹膜炎可因干酪样坏死灶溃破而引起急性腹膜炎，或因肠梗阻而发生急性腹痛，需与其他可引起急腹症的病因鉴别。

【治疗】

及早给予合理、足够疗程的抗结核化学药物治疗，以达到早日康复、避免复发和防止并发症。

（一）抗结核化学药物治疗

对粘连或干酪型病例，由于大量纤维增生，药物不易进入病灶，应联合用药，适当延长疗程。

（二）放腹腔积液

如有大量腹腔积液，可适当放腹腔积液以减轻症状。

（三）手术治疗

适应证包括：①并发完全性或不全性肠梗阻，内科治疗无好转者；②急性肠穿孔，或腹腔脓肿经抗生素治疗未见好转者；③肠瘘经抗结核化疗与加强营养而未能闭合者；④本病诊断有困难，不能排除恶性肿瘤时可开腹探查。

【预防】

对肺、肠、肠系膜淋巴结等结核病的早期诊断与治疗，有助于预防本病。

第十五章　炎症性肠病

炎症性肠病（inflammatory bowel disease，IBD）是一组病因尚未阐明的慢性非特异性肠道炎症性疾病。包括溃疡性结肠炎（ulcerative colitis，UC）和克罗恩病（Crohn disease，CD）。

【病因和发病机制】

病因未明，与环境、遗传及肠道微生态等多因素相互作用导致肠道异常免疫失衡有关。

（一）环境因素

近几十年来，全球 IBD 的发病率持续增高，这一现象首先出现在经济社会高度发达的北美及欧洲。以往该病在我国少见，近十多年明显增多，已成为消化系统常见病，这一疾病谱的变化，提示环境因素发挥了重要作用。至于哪些环境因素发挥了关键作用，目前尚未明了。

（二）遗传因素

IBD 发病具有遗传倾向。IBD 病人一级亲属发病率显著高于普通人群，CD 发病率单卵双胞显著高于双卵双胞。虽然在白种人中发现某些基因（如 NOD2/CARD15）突变与 IBD 发病相关，目前尚未发现与我国 IBD 发病相关的基因，反映了不同种族、人群遗传背景不同。

（三）肠道微生态

IBD 病人的肠道微生态与正常人不同，用转基因或敲除基因方法造成免疫缺陷的 IBD 动物模型必须在肠道微生物存在的前提下才发生炎症反应，抗生素治疗对某些 IBD 病人有效等，说明肠道微生物在 IBD 的发生发展中起重要作用。

（四）免疫失衡

各种因素引起 Th1、Th2 及 Th17 炎症通路激活，炎症因子（如 IL-1、IL-6、IL-8、TNF-α、IL-2、IL-4、IFN-γ 等）分泌增多，炎症因子/抗炎因子失衡，导致肠道黏膜持续炎症，屏障功能伤。

IBD 的发病机制可概括为：环境因素作用于遗传易感者，在肠道微生物参与下引起肠道免疫失衡，损伤肠黏膜屏障，导致肠黏膜持续炎症损伤。

第一节　溃疡性结肠炎

本病可发生在任何年龄，多见于 20~40 岁，亦可见于儿童或老年人。男女发病率无明显差别。近年来我国 UC 患病率明显增加，以轻中度病人占多数，但重症也不少见。

【病理】

病变主要限于大肠黏膜与黏膜下层，呈连续性弥漫性分布。病变多自直肠开始，逆行向近段发展，可累及全结肠甚至末段回肠。活动期时结肠黏膜固有层内弥漫性中性粒细胞、淋巴细胞、浆细胞、嗜酸性粒细胞浸润，可见黏膜糜烂、溃疡及隐窝炎、隐窝脓肿。慢性期时隐窝结构紊乱，腺体萎缩变形、排列紊乱及数目减少，杯状细胞减少，出现潘氏细胞化生及炎性息肉。

由于结肠病变一般限于黏膜与黏膜下层，很少深入肌层，并发结肠穿孔、瘘管或腹腔脓肿少见。少数重症病人病变累及结肠壁全层，可发生中毒性巨结肠。表现为肠壁重度充血、肠腔膨大、肠壁变薄，溃疡累及肌层至浆膜层，可致急性穿孔。病程超过 20 年的病人发生结肠癌的风险较正常人增高 10~15 倍。

【临床表现】

反复发作的腹泻、黏液脓血便及腹痛是 UC 的主要症状。起病多为亚急性，少数急性起病。病程呈慢性经过，发作与缓解交替，少数症状持续并逐渐加重。

病情轻重与病变范围、临床分型及病期等有关。

（一）消化系统表现

1. 腹泻和黏液脓血便

是本病活动期最重要的临床表现。大便次数及便血的程度与病情轻重有关，轻者排便 2~3 次／日，便血轻或无；重者>10 次／日，脓血显见，甚至大量便血。

2. 腹痛

多有轻至中度腹痛，为左下腹或下腹隐痛，亦可累及全腹。常有里急后重，便后腹痛缓解。轻者可无腹痛或仅有腹部不适。重者如并发中毒性巨结肠或炎症波及腹膜，可有持续剧烈腹痛。

3. 其他症状

可有腹胀、食欲不振、恶心、呕吐等。

4. 体征

轻、中度病人仅有左下腹轻压痛，有时可触及痉挛的降结肠或乙状结肠。重型病人可有明显压痛。若出现腹肌紧张、反跳痛、肠鸣音减弱等体征，应注意中毒性巨结肠、肠穿孔等并发症。

（二）全身反应

1. 发热

一般出现在中、重度病人的活动期，呈低至中度，高热多提示病情进展、严重感染或并发症存在。

2. 营养不良

衰弱、消瘦、贫血、低蛋白血症、水与电解质平衡紊乱等多出现在重症或病情持续活动者。

（三）肠外表现

包括外周关节炎、结节性红斑、坏疽性脓皮病、巩膜外层炎、前葡萄膜炎、口腔复发性溃疡等。骶髂关节炎、强直性脊柱炎、原发性硬化性胆管炎及少见的淀粉样变性等，可与 UC 共存，但与 UC 本身的病情变化无关。

（四）临床分型

按其病程、程度、范围及病期进行综合分型：

1. 临床类型

①初发型，指无既往史的首次发作；②慢性复发型，临床上最多见，指缓解后再次出现症状，常表现为发作期与缓解期交替。

2. 疾病分期

分为活动期与缓解期。活动期按严重程度分为轻、中、重度。轻度指排便<4次/日，便血轻或无，脉搏正常，无发热及贫血，血沉<20mm/h。重度指腹泻≥6次/日，明显血便，体温>37.8℃、脉搏>90 次/分，血红蛋白<75%正常值，血沉>30mm/h。介于轻度与重度之间为中度。

3. 病变范围

分为直肠炎、左半结肠炎（病变范围在结肠脾曲以远）及广泛结肠炎（病变累及结肠脾曲以近或全结肠）。

【并发症】

（一）中毒性巨结肠

约 5%的重症 UC 病人可出现中毒性巨结肠。此时结肠病变广泛而严重，肠壁张力减退，结肠蠕动消失，肠内容物与气体大量积聚，致急性结肠扩张，一般以横结肠最为严重。常因低钾、钡剂灌肠、使用抗胆碱能药物或阿片类制剂而诱发。临床表现为病情急剧恶化，毒血症明显，有脱水与电解质平衡紊乱，出现肠型、腹部压痛，肠鸣音消失。血白细胞计数显著升高。X 线腹部平片可见结肠扩大，结肠袋形消失。易引起急性肠穿孔，预后差。

（二）癌变

多见于广泛性结肠炎、病程漫长者。病程>20 年的病人发生结肠癌风险较正常人增高 10~15 倍。

（三）其他并发症

结肠大出血发生率约 3%；肠穿孔多与中毒性巨结肠有关；肠梗阻少见，发生率远低于 CD。

【实验室和其他检查】

（一）血液

贫血、白细胞数增加、血沉加快及 C 反应蛋白增高均提示 UC 处于活动期。怀疑合并巨细胞病毒（cytomegalovirus，CMV）感染时，可行血清 CMV IgM 及 DNA 检测。

（二）粪便

肉眼观常有黏液脓血，显微镜检见红细胞和脓细胞，急性发作期可见巨噬细胞。粪钙卫蛋白增高提示肠黏膜炎症处于活动期。应注意通过粪便病原学检查，排除感染性结肠炎。怀疑合并艰难梭状杆菌感染时可通过培养、毒素检测及核苷酸 PCR 等方法证实。

（三）结肠镜

是本病诊断与鉴别诊断的最重要手段之一。检查时，应尽可能观察全结肠及末段回肠，确定病变范围，必要时取活检。UC 病变呈连续性、弥漫性分布，从直肠开始逆行向近端扩展，内镜下所见黏膜改变有：①黏膜血管纹理模糊、紊乱或消失、充血、水肿、易脆、出血及脓性分泌物附着；②病变明显处见弥漫性糜烂和多发性浅溃疡；③慢性病变常见黏膜粗糙，呈细颗粒状、炎性息肉及桥状黏膜，在反复溃疡愈合、瘢痕形成过程中结肠变形缩短、结肠袋变浅、变钝或消失。

（四）X 线钡剂灌肠

不作为首选检查手段，可作为结肠镜检查有禁忌证或不能完成全结肠检查时的补充。主要 X 线征有：①黏膜粗乱和（或）颗粒样改变；②多发性浅溃疡，表现为管壁边缘毛糙呈毛刺状或锯齿状以及见小龛影，亦可有炎症性息肉而表现为多个小的圆形或卵圆形充盈缺损；③肠管缩短，结肠袋消失，肠壁变硬，可呈铅管状。重度病人不宜做钡剂灌肠检查，以免加重病情或诱发中毒性巨结肠。

【诊断与鉴别诊断】

具有持续或反复发作腹泻和黏液脓血便、腹痛、里急后重，伴有（或不伴）不同程度全身症状者，在排除慢性细菌性痢疾、阿米巴痢疾、慢性血吸虫病、肠结核等感染性结肠炎及结肠 CD、缺血性肠炎、放射性肠炎等基础上，具有上述结肠镜检查重要改变中至少 1 项及黏膜活检组织学所见可以诊断本病。一个完整的诊断应包括其临床类型、临床严重程度、病变范围、病情分期及并发症。

初发病例及临床表现、结肠镜改变不典型者，暂不做出诊断，须随访 3~6 个月，根据病情变化再作出诊断。

本病组织病理改变无特异性，各种病因均可引起类似的肠道炎症改变，故只有在认真排除各种可能有关的病因后才能做出本病诊断。UC 需与下列疾病鉴别：

（一）感染性肠炎

各种细菌感染如志贺菌、沙门菌等，可引起腹泻、黏液脓血便、里急后重等症状，易与 UC 混淆。粪便致病菌培养可分离出致病菌，抗生素可治愈。

（二）阿米巴肠炎

病变主要侵犯右侧结肠，也可累及左侧结肠，结肠溃疡较深，边缘潜行，溃疡间的黏膜多正常。粪便或结肠镜取溃疡渗出物检查可找到溶组织阿米巴滋养体或包囊。血清抗阿米巴抗体阳性。抗阿米巴治疗有效。

（三）血吸虫病

有疫水接触史，常有肝脾大，粪便检查可发现血吸虫卵，孵化毛蚴阳性。结肠镜检查在急性期可见黏膜黄褐色颗粒，活检黏膜压片或组织病理检查发现血吸虫卵。血清血吸虫抗体检测亦有助于鉴别。

（四）CD

少数情况下，临床上会遇到两病一时难以鉴别者，此时可诊断为结肠炎分型待定。如手术切除全结肠后组织学检查仍不能鉴别者，则诊断为未定型结肠炎。

（五）大肠癌

多见于中年以后，直肠癌病人经直肠指检常可触到肿块，结肠镜及活检可确诊。须注意 UC 也可发生结肠癌变。

（六）肠易激综合征

粪便可有黏液但无脓血，显微镜检查正常，隐血试验阴性，粪钙卫蛋白浓度正常。结肠镜检查无器质性病变证据。

（七）其他

需与其他感染性肠炎（如抗生素相关性肠炎、肠结核、真菌性肠炎等）、缺血性结肠炎、放射性肠炎、过敏性紫癜、胶原性结肠炎、结肠息肉病、结肠憩室炎以及 HIV 感染合并的结肠炎等鉴别。

【治疗】

目标是诱导并维持症状缓解以及黏膜愈合，防治并发症，改善病人生存质量。根据病情严重程度、病变部位选择合适的治疗药物。

（一）控制炎症反应

1. 氨基水杨酸制剂

包括 5-氨基水杨酸（5-ASA）制剂和柳氮磺吡啶（SASP），用于轻、中度 UC 的诱导缓解及维持治疗。诱导治疗期 5-ASA 3~4g/d 口服，症状缓解后相同剂量或减量维持治疗。5-ASA 灌肠剂适用于病变局限在直肠及乙状结肠者，栓剂适用于病变局限在直肠者。SASP 疗效与 5-ASA 相似，但不良反应远较 5-ASA 多见。

2. 糖皮质激素

用于对 5 - ASA 疗效不佳的中度及重度病人的首选治疗。口服泼尼松 0.75~1mg/（kg·d），重度病人也可根据具体情况先予静脉滴注，如氢化可的松 200~300mg/d 和甲泼尼龙 40~60mg/d。症状好转后再改为甲泼尼龙口服。糖皮质激素只用于活动期的诱导缓解，症状控制后应予逐渐减量至停药，不宜长期使用。减量期间加用免疫抑制剂或 5-ASA 维持治疗。

激素无效指相当于泼尼松 0.75mg/（kg·d）治疗超过 4 周，疾病仍处于活动期。激素依赖指：①虽能维持缓解，但激素治疗 3 个月后，泼尼松仍不能减量至 10mg/d；②在停用激素 3 个月内复发。

重度 UC 静脉使用糖皮质激素治疗无效时，可应用环孢素 2~4mg/（kg·d）静脉滴注作为补救治疗，大部分病人可取得暂时缓解而避免急症手术。近年来，生物制剂如抗肿瘤坏死因子-α（TNF-α）英夫利昔单抗在重度 UC 的诱导缓解及补救治疗方面取得进展。

3. 免疫抑制剂

用于 5-ASA 维持治疗疗效不佳、症状反复发作及激素依赖者的维持治疗。由于起效慢，不单独作为活动期诱导治疗。常用制剂有硫唑嘌呤及巯嘌呤，常见不良反应是胃肠道症状及骨髓抑制，使用期间应定期监测血白细胞计数。不耐受者可选用甲氨蝶呤。维持治疗的疗程根据具体病情决定，通常不少于 4 年。

（二）对症治疗

及时纠正水、电解质平衡紊乱；严重贫血者可输血，低蛋白血症者应补充清蛋白。病情严重应禁食，并予完全胃肠外营养治疗。

对腹痛、腹泻的对症治疗，慎重使用抗胆碱能药物或止泻药如地芬诺酯（苯乙哌啶）或洛哌丁胺。在重症病人应禁用，因有诱发中毒性巨结肠的危险。

抗生素治疗对一般病例并无指征。对重症有继发感染者，应积极抗菌治疗，静脉给予广谱抗生素。艰难梭状杆菌及巨细胞病毒感染常发生于长期使用激素或免疫抑制剂的病人，导致症状复发或加重，应及时予以监测及治疗。

（三）病人教育

（1）活动期病人应有充分休息，调节好情绪，避免心理压力过大。

（2）急性活动期可给予流质或半流质饮食，病情好转后改为富营养、易消化的少渣饮食，不宜过于辛辣。注重饮食卫生，避免肠道感染性疾病。

（3）按医嘱服药及定期医疗随访，不要擅自停药。反复病情活动者，应有长期服药的心理准备。

（四）手术治疗

紧急手术指征为：并发大出血、肠穿孔及中毒性巨结肠经积极内科治疗无效者。择期手术指征：①并发结肠癌变；②内科治疗效果不理想、药物副反应大不能耐受者、严重影响病人生存质量者。一般采用全结肠切除加回肠肛门小袋吻合术。

【预后】

本病呈慢性过程，大部分病人反复发作，轻度及长期缓解者预后较好。有并发症如感染、中毒性巨结肠、老年病人预后不良，但近年由于治疗水平提高，病死率已明显下降。慢性持续活动或反复发作频繁，预后较差，但如能合理选择手术治疗，亦可望恢复。病程漫长者癌变危险性增加，应注意随访。病程 8~10 年及以上的广泛结肠炎和病程 15 年以上的左半结肠炎病人，应行监测性结肠镜检查，每 2 年一次。

第二节　　克罗恩病

克罗恩病是一种慢性炎性肉芽肿性疾病，多见于末段回肠和邻近结肠，但从口腔至肛门各段消化道均可受累，呈节段性分布。以腹痛、腹泻、体重下降为主要临床表现，常有发热、疲乏等全身表现，肛周脓肿或瘘管等局部表现，以及关节、皮肤、眼、口腔黏膜等肠外损害。

青少年多见，发病高峰年龄为 18~35 岁，男女患病率相近。

【病理】

克罗恩病大体形态特点为：①病变呈节段性；②病变黏膜呈纵行溃疡及鹅卵石样外观，早期可呈鹅口疮溃疡；③病变累及肠壁全层，肠壁增厚变硬，肠腔狭窄。溃疡穿孔引起局部脓肿，或穿透至其他肠段、器官、腹壁，形成内瘘或外瘘。肠壁浆膜纤维素渗出、慢性穿孔均可引起肠粘连。

克罗恩病的组织学特点为：①非干酪性肉芽肿，由类上皮细胞和多核巨细胞构成，可发生在肠壁各层和局部淋巴结；②裂隙溃疡，呈缝隙状，可深达黏膜下层、肌层甚至浆膜层；③肠壁各层炎症，伴固有膜底部和黏膜下层淋巴细胞聚集、黏膜下层增宽、淋巴管扩张及神经节炎等。

【临床表现】

起病大多隐匿、缓慢，从发病早期症状至确诊有时需数个月至数年。病程呈慢性、长短不等的活动期与缓解期交替，迁延不愈。少数急性起病，可表现为急腹症，部分病人可误诊为急性阑尾炎。腹痛、腹泻和体重下降是本病的主要临床表现。但本病的临床表现复杂多变，与临床类型、病变部位、病期及并发症有关。

(一) 消化系统表现

1. 腹痛

为最常见症状。多位于右下腹或脐周，间歇性发作。体检常有腹部压痛，部位多在右下腹。出现持续性腹痛和明显压痛，提示炎症波及腹膜或腹腔内脓肿形成。

2. 腹泻

粪便多为糊状，可有血便，但次数增多及黏液脓血便通常没有 UC 明显。病变累及下段结肠或肛门直肠者，可有黏液血便及里急后重。

3. 腹部包块

见于 10%~20% 病人，由于肠粘连、肠壁增厚、肠系膜淋巴结肿大、内瘘或局部脓肿形成所致。多位于右下腹与脐周。

4. 瘘管形成

是 CD 较为常见且较为特异的临床表现，因透壁性炎性病变穿透肠壁全层至肠外组织或器官而成。分内瘘和外瘘，前者可通向其他肠段、肠系膜、膀胱、输尿管、阴道、腹膜后等处，后者通向腹壁或肛周皮肤。肠段之间内瘘形成可致腹泻加重及营养不良。肠瘘通向的组织与器官因粪便污染可致继发性感染。外瘘或通向膀胱、阴道的内瘘均可见粪便与气体排出。

5. 肛门周围病变

包括肛门周围瘘管、脓肿及肛裂等病变。有时肛周病变可为本病的首发症状。

（二）全身表现

本病全身表现较多且较明显，主要有：

1. 发热

与肠道炎症活动及继发感染有关。间歇性低热或中度热常见，少数病人以发热为主要症状，甚至较长时间不明原因发热之后才出现消化道症状。出现高热时应注意合并感染或脓肿形成。

2. 营养障碍

由慢性腹泻、食欲减退及慢性消耗等因素所致。主要表现为体重下降，可有贫血、低蛋白血症和维生素缺乏等表现。青春期前发病者常有生长发育迟滞。

（三）肠外表现

本病肠外表现与 UC 的肠外表现相似，但发生率较高，以口腔黏膜溃疡、皮肤结节性红斑、关节炎及眼病为常见。

（四）临床分型

有助于全面估计病情和预后，制订治疗方案。

1. 临床类型

依疾病行为（B）可分为非狭窄非穿透型（B_1）、狭窄型（B_2）和穿透型（B_3）以及伴有肛周病变（P）。各型可有交叉或互相转化。

2. 病变部位（L）

可分为回肠末段（L_1、结肠（L_2）、回结肠（L_3）和上消化道（L_4）。

3. 严重程度

根据主要临床表现的程度及并发症计算 CD 活动指数（CDAI），用于区分疾病活动期与缓解期、估计病情严重程度（轻、中、重）和评定疗效。

【并发症】

肠梗阻最常见，其次是腹腔脓肿，偶可并发急性穿孔或大量便血。炎症迁延不愈者癌变风险增加。

【实验室和其他检查】

（一）实验室检查

详见本章第一节。

（二）内镜检查

结肠镜应作为 CD 的常规首选检查，镜检应达末端回肠。镜下一般表现为节段性、非对称性的各种黏膜炎症，其中具有特征性的表现为非连续性病变、纵行溃疡和卵石样外观。胶囊内镜适用于怀疑小肠 CD 者，检查前应先排除肠腔狭窄，以免增加胶囊滞留的风险。小肠镜适用于病变局限于小肠，其他检查手段无法诊断、特别是需要取组织学活检者。

（三）影像学检查

CT 或磁共振肠道显像（CT/MR entemgraphy，CTE/MRE）可反映肠壁的炎症改变、病变分布的部位和范围、狭窄的存在、肠腔外并发症如瘘管形成、腹腔脓肿或蜂窝织炎等，可作为小肠 CD 的常规检查。活动期 CD 典型的 CTE 表现为肠壁明显增厚、肠黏膜明显强化伴有肠壁分层改变，黏膜内环和浆膜外环明显强化，呈"靶征"或"双晕征"；肠系膜血管增多、扩张、扭曲，呈"木梳征"；相应系膜脂肪密度增高、模糊；肠系膜淋巴结肿大等。盆腔磁共振有助于确定肛周病变的位置和范围、了解瘘管类型及其与周围组织的解剖关系。

胃肠钡剂造影及钡剂灌肠检查阳性率比较低，已被内镜及 CTE/MRE 所代替。对于条件有限的单位仍可作为 CD 的检查手段。可见肠黏膜皱襞粗乱、纵行性溃疡或裂沟、鹅卵石征、假息肉、多发性狭窄或肠壁僵硬、瘘管形成、肠管假憩室样扩张等征象，病变呈节段性分布特性。

腹部超声检查对发现瘘管、脓肿和炎性包块具有一定价值，可用于指导腹腔脓肿的穿刺引流。

【诊断与鉴别诊断】

对慢性起病，反复腹痛、腹泻、体重下降，特别是伴有肠梗阻、腹部压痛、腹块、肠瘘、肛周病变、发热等表现者，应考虑本病。世界卫生组织提出的 CD 诊断要点列于表 15-1。对初诊的不典型病例，应通过随访观察，逐渐明确诊断。

表 15-1　CD 诊断要点

	临床	影像	内镜	活检	切除标本
1. 非连续性或节段性病变	+	+		+	
2. 卵石样黏膜或纵行溃疡		+		+	
3. 全壁性炎症反应改变	+（腹块）	+（狭窄）	+（狭窄）		+
4. 非干酪性肉芽肿				+	+

续　表

	临床	影像	内镜	活检	切除标本
5. 裂沟、瘘管	+	+			+
6. 肛门部病变	+			+	+

注：具有上述 1、2、3 者为疑诊；再加上 4、5、6 三者之一可确诊；具备第 4 项者，只要再加上 1、2、3 三者之二亦可确诊

CD 需与各种肠道感染性或非感染性炎症疾病及肠道肿瘤鉴别；急性发作时须除外阑尾炎；慢性过程中常需与肠结核、肠淋巴瘤进行鉴别；病变仅累及结肠者应与 UC 进行鉴别。

（一）肠结核

鉴别要点见有关章节内容。

（二）肠淋巴瘤

临床表现为非特异性的胃肠道症状，如腹痛、腹部包块、体重下降、肠梗阻、消化道出血等较为多见，发热少见，与 CD 鉴别有一定困难。如 X 线检查见一肠段内广泛侵蚀、呈较大的指压痕或充盈缺损，超声或 CT 检查肠壁明显增厚、腹腔淋巴结肿大，有利于淋巴瘤的诊断。淋巴瘤一般进展较快。小肠镜下活检或必要时手术探查可获病理确诊。

（三）急性阑尾炎

腹泻少见，常有转移性右下腹痛，压痛限于麦氏点，血常规检查白细胞计数增高更为显著，可资鉴别，但有时需开腹探查才能明确诊断。

（四）其他

如血吸虫病、阿米巴肠炎、其他感染性肠炎（耶尔森菌、空肠弯曲菌、艰难梭菌等感染）、贝赫切特病、药物性肠病（如 NSAIDs 所致）、嗜酸性粒细胞性肠炎、缺血性肠炎、放射性肠炎、胶原性结肠炎、各种肠道恶性肿瘤以及各种原因引起的肠梗阻，在鉴别诊断中均需考虑。

【治疗】

CD 治疗目标为诱导和维持缓解，预防并发症，改善生存质量。治疗的关键环节是黏膜愈合。通常需要药物维持治疗以预防复发。

（一）控制炎症反应

1. 活动期

（1）氨基水杨酸类：对 CD 疗效有限，仅适用于病变局限在回肠末段或结肠的轻症病人。如症状不能控制、疾病进展，应及时改用其他治疗方法。

（2）糖皮质激素：对控制疾病活动有较好疗效，适用于各型中至重度病人以及对 5-ASA 无效的轻度病人。部分病人表现为激素无效或依赖（减量或停药短期内复发），对这些病人应考虑加用免疫抑制剂。病变局限在回肠末端、回盲部或升结肠的轻至中度病人可考虑使用局部作用的激素布地奈德，口服剂量每次 3mg，3 次/日。

（3）免疫抑制剂：硫唑嘌呤或巯嘌呤适用于激素治疗无效或对激素依赖的病人，标准剂量为硫唑嘌呤 1.5～2.5mg/（kg·d）或巯嘌呤 0.75～1.5mg/（kg·d），该类药显效时间约需 3~6 个月。不良反应主要是白细胞减少等骨髓抑制表现，应用时应严密监测。对硫唑嘌呤或巯嘌呤不耐受者可试换用甲氨蝶呤。

（4）抗菌药物：主要用于并发感染的治疗，如合并腹腔脓肿或肛周脓肿的治疗，在充分引流的前提下使用抗生素。常用有硝基咪唑类及喹诺酮类药物，也可根据药敏选用抗生素。

（5）生物制剂：近年针对 IBD 炎症通路的各种生物制剂在治疗 IBD 取得良好疗效。抗 TNF-α 的单克隆抗体如英夫利昔单抗及阿达木单抗对传统治疗无效的活动性 CD 有效，可用于 CD 的诱导缓解与维持治疗。其他生物制剂如阻断淋巴细胞迁移的维多珠单抗及拮抗 IL-12/IL-23 与受体结合的尤特克单抗也被证实有良好疗效。

（6）全肠内营养：对于常规药物治疗效果欠佳或不能耐受者，特别是青少年病人，全肠内要素饮食对控制症状，降低炎症反应有帮助。

2. 缓解期

5-ASA 仅用于症状轻且病变局限的 CD 的维持治疗。硫唑嘌呤或巯嘌呤是常用的维持治疗药物，剂量与活动期相同。使用英夫利昔单抗取得缓解者，推荐继续使用以维持缓解，也可在病情缓解后改用免疫抑制剂维持治疗。维持缓解治疗用药时间可至 4 年以上。

（二）对症治疗

纠正水、电解质平衡紊乱；贫血者可输血，低蛋白血症者输注人血白蛋白。重症病人酌用要素饮食及营养支持治疗。全肠内要素饮食除营养支持外，还有助于诱导缓解。

腹痛、腹泻必要时可酌情使用抗胆碱能药物或止泻药，合并感染者静脉途径给予广谱抗生素。

（三）手术治疗

因手术后复发率高，故手术适应证主要是针对并发症，包括肠梗阻、腹腔脓肿、急性穿孔、不能控制的大量出血及癌变。瘘管的治疗比较复杂，需内外科医生密切配合，根据具体情况决定个体化治疗方法，包括内科治疗与手术治疗。对于病变局限且已经切除者，术后可定期随访。大多数病人需使用药物预防复发，常用药物为硫唑嘌呤或巯嘌呤。对易于复发的高危病人可考虑使用英夫利昔单抗。预防用药推荐在术后 2 周开始，持续时间不少于 4 年。

（四）病人教育

必须戒烟。

【预后】

本病经治疗可好转，部分病人也可自行缓解。但多数病人反复发作，迁延不愈，其中部分病人在其病程中因出现并发症而需手术治疗。

第十六章　结直肠癌

结直肠癌即大肠癌，包括结肠癌和直肠癌，通常指结直肠腺癌，约占全部结直肠恶性肿瘤的 95%。结直肠癌是全球常见的恶性肿瘤之一，如在美国近年其新发病例和病死人数在所有恶性肿瘤中位居第三。而在我国，其发病率和病死率均居全部恶性肿瘤的第 3~5 位，2015 年新发生 36.7 万例；东南沿海地区发病率高于西北部，城市高于农村，男性高于女性。

【病因和发病机制】

（一）环境因素

过多摄入高脂肪或红肉、膳食纤维不足等是重要因素。近年发现肠道微生态（肠菌等微生物及其代谢产物）紊乱（包括具核梭杆菌等致病菌的肠黏膜聚集）参与结直肠癌的发生发展。

（二）遗传因素

从遗传学观点，可将结直肠癌分为遗传性（家族性）和非遗传性（散发性）。前者包括家族性腺瘤性息肉病（familial adenomatous polyposis，FAP）和遗传性非息肉病结直肠癌（hereditary nonpolyposis colorectalcancer，HNPCC），现国际上称为林奇综合征。后者主要是由环境因素引起基因突变，但即使是散发性结直肠癌，遗传因素在其发生中亦起重要作用。

（三）高危因素

1. 结直肠腺瘤

是结直肠癌最主要的癌前疾病。具备以下三项条件之一者即为高危腺瘤：①腺瘤直径≥10mm；②绒毛状腺瘤或混合性腺瘤而绒毛状结构超过 25%；③伴有高级别上皮内瘤变。

2. 炎症性肠病

特别是溃疡性结肠炎可发生癌变，多见于幼年起病、病变范围广而病程长或伴有原发性硬化性胆管炎者。

3. 其他高危人群或高危因素

除前述情况外，还包括：①大便隐血阳性；②有结直肠癌家族史；③本人有癌症史；④长期吸烟、过度摄入酒精、肥胖、少活动、年龄>50岁；⑤符合下列6项之任2项者：慢性腹泻、慢性便秘、黏液血便、慢性阑尾炎或阑尾切除史、慢性胆囊炎或胆囊切除史、长期精神压抑；⑥有盆腔放疗史者。

结直肠癌发生的途径有3条：腺瘤—腺癌途径（含锯齿状途径）、从无到有途径和炎症—癌症途径，其中最主要的是腺瘤—腺癌途径。

【病理】

据我国有关资料分析，国人结直肠癌中直肠癌的比例较欧美为高；但近年国内右半结肠癌发病率有增高趋势，而直肠癌发病率下降。

（一）病理形态

早期结直肠癌是指癌瘤局限于结直肠黏膜及黏膜下层，进展期结直肠癌则为肿瘤已侵入固有肌层。进展期结直肠癌病理大体分为肿块型、浸润型和溃疡型3型。

（二）组织学分类

常见的组织学类型有腺癌、腺鳞癌、梭形细胞癌、鳞状细胞癌和未分化癌等；腺癌最多见，其又包括筛状粉刺型腺癌、髓样癌、微乳头癌、黏液腺癌、锯齿状腺癌和印戒细胞癌等6个变型。

（三）临床病理分期

采用美国癌症联合委员会（AJCC）/国际抗癌联盟（UICC）提出的结直肠

癌 TNM 分期系统，对结直肠癌进行病理学分期。改良的 Dukes 分期法将结直肠癌分为 A、B、C、D 四期。

（四）转移途径

本病的转移途径包括：①直接蔓延；②淋巴转移；③血行播散。

【临床表现】

本病男性发病率高于女性。我国结直肠肿瘤（包括结直肠癌和腺瘤）发病率从 50 岁开始明显上升，75—80 岁达到高峰，然后缓慢下降。但 30 岁以下的青年结直肠癌并非罕见。

结直肠癌起病隐匿，早期常仅见粪便隐血阳性，随后可出现下列临床表现。

（一）排便习惯与粪便性状改变

常为本病最早出现的症状。多表现为血便或粪便隐血阳性，出血量多少与肿瘤大小、溃疡深度等因素相关。有时表现为顽固性便秘，大便形状变细。也可表现为腹泻，或腹泻与便秘交替，粪质无明显黏液脓血，多见于右侧结直肠癌。

（二）腹痛

多见于右侧结直肠癌。表现为右腹钝痛，或同时涉及右上腹、中上腹。因病变可使胃结肠反射加强，可出现餐后腹痛。结直肠癌并发肠梗阻时腹痛加重或为阵发性绞痛。

（三）直肠及腹部肿块

多数直肠癌病人经指检可发现直肠肿块，质地坚硬，表面呈结节状，局部肠腔狭窄，指检后的指套上可有血性黏液。腹部肿块提示已届中晚期，其位置则取决于癌的部位。

（四）全身情况

可有贫血、低热，多见于右侧结直肠癌。晚期病人有进行性消瘦、恶病质、腹腔积液等。右侧结直肠癌以全身症状、贫血和腹部包块为主要表现；左侧结直肠癌则以便血、腹泻、便秘和肠梗阻等症状为主。并发症见于晚期，主要有肠梗阻、肠出血及癌肿腹腔转移引起的相关并发症。

【实验室和其他检查】

（一）粪便隐血

粪便隐血试验对本病的诊断虽无特异性，亦非确诊手段，但方法简便易行，可作为普查筛检或早期诊断的线索。

（二）结肠镜

对结直肠癌具确诊价值。通过结肠镜能直接观察全结直肠肠壁、肠腔改变，并确定肿瘤的部位、大小，初步判断浸润范围，取活检可获确诊。早期结直肠癌的内镜下形态分为隆起型和平坦型。

结肠镜下黏膜染色可显著提高微小病变尤其是平坦型病变的发现率。采用染色放大结肠镜技术结合腺管开口分型有助于判断病变性质和浸润深度。超声内镜技术有助于判断结直肠癌的浸润深度，对结直肠癌的 T 分期准确性较高，有助于判定是否适合内镜下治疗。

（三）X 线钡剂灌肠

可作为结直肠肿瘤的辅助检查，但其诊断价值不如结肠镜检查。目前仅用于不愿肠镜检查、肠镜检查有禁忌或肠腔狭窄肠镜难以通过但需窥视狭窄近端结肠者。钡剂灌肠可发现结肠充盈缺损、肠腔狭窄、黏膜皱襞破坏等征象，显示癌肿部位和范围。

（四）CT 结肠成像

主要用于了解结直肠癌肠壁和肠外浸润及转移情况，有助于进行临床分期，以制订治疗方案，对术后随访亦有价值。但对早期诊断价值有限，且不能对病变活检，对细小或扁平病变存在假阴性、因粪便可出现假阳性等。

【诊断与鉴别诊断】

有高危因素的个体出现排便习惯与粪便性状改变、腹痛、贫血等症状时，应及早进行结肠镜检查。诊断主要依赖结肠镜检查和黏膜活检病理检查。早期结直肠癌病灶局限且深度不超过黏膜下层，不论有无局部淋巴结转移；病理呈高级别上皮内瘤变或腺癌。

右侧结直肠癌应注意和肠阿米巴病、肠结核、血吸虫病、阑尾病变、克罗恩病等鉴别。左侧结直肠癌则需与痔、功能性便秘、慢性细菌性痢疾、血吸虫病、溃疡性结肠炎、克罗恩病、直肠结肠息肉、憩室炎等鉴别。对年龄较大者近期出现下消化道症状或症状发生改变，切勿未经肠镜检查就轻易做出功能性疾病的诊断，以免漏诊结直肠癌。

【治疗】

治疗关键在于早期发现与早期诊断，以利于根治。

（一）外科治疗

本病唯一根治方法是癌肿早期切除。对已有广泛癌转移者，如病变肠段已不能切除，可进行姑息手术缓解肠梗阻。对原发性肿瘤已行根治性切除、无肝外病变证据的肝转移病人，也可行肝叶切除术。

鉴于部分结直肠癌病人术前未能完成全结肠检查，存在第二处原发结直肠癌（异时癌）的风险，对这些病人推荐术后 3~6 个月即行首次结肠镜检查。

（二）结肠镜治疗

结直肠腺瘤癌变和黏膜内的早期癌可经结肠镜用高频电凝切除、黏膜切除术（EMR）或内镜黏膜下剥离术（ESD），回收切除后的病变组织做病理检查，如癌未累及基底部则可认为治疗完成；如累及根部，则需追加手术，彻底切除有癌组织的部分。

对左半结肠癌形成肠梗阻者，可在内镜下安置支架，解除梗阻，一方面缓解症状，更重要的是有利于减少术中污染，增加Ⅰ期吻合的概率。

（三）化疗

结直肠癌对化疗一般不敏感，早期癌根治后一般不需化疗。中晚期癌术后常用化疗作为辅助治疗。新辅助化疗可降低肿瘤临床分期，有助于手术切除肿瘤。氟尿嘧啶（5-FU）、亚叶酸（LV）、奥沙利铂（三药组成 mFOLFOX6 方案）是常用的化疗药物。

（四）放射治疗

主要用于直肠癌，术前放疗可提高手术切除率和降低术后复发率；术后放疗仅用于手术未能根治或术后局部复发者。术前与术后放疗相结合的"三明治疗法"，可降低Ⅱ期或Ⅲ期直肠癌和直肠乙状结肠癌病人局部复发风险，提高肿瘤过大、肿瘤已固定于盆腔器官病人的肿瘤切除率。

（五）免疫靶向治疗

抑制人类血管内皮生长因子（VEGF）的单克隆抗体（如贝伐单抗）、抑制表皮生长因子受体（EGFR）的单克隆抗体（如西妥昔单抗）可调控肿瘤生长的关键环节。该两种药物均已被批准用于晚期结直肠癌的治疗。

【预后】

预后取决于临床分期、病理组织学情况、早期诊断和手术能否根治等因素。外生性肿瘤和息肉样肿瘤病人的预后比溃疡性肿瘤和浸润性肿瘤要好；手术病理分期穿透肠壁的肿瘤侵袭的深度以及周围淋巴结扩散的程度是影响病人预后的重要因素；分化程度低的肿瘤比分化良好的肿瘤预后要差。

【预防】

结直肠癌具有明确的癌前疾病，且其发展到中晚期癌有相对较长时间，这为有效预防提供了机会。

首先，针对高危人群进行筛查以及早发现病变。通过问卷调查和粪便隐血试验等筛出高危者再行进一步检查，包括肛门指诊、乙状结肠镜和全结肠镜检查等。

其次，针对腺瘤一级预防和腺瘤内镜下摘除后的二级预防，可采取下列措施：①生活方式调整：加强体育锻炼，改善饮食结构，增加膳食纤维摄入，戒烟。②化学预防：高危人群（>50 岁，特别是男性、有结直肠肿瘤或其他癌家族史、吸烟、超重，或有胆囊手术史、血吸虫病史等），可考虑用阿司匹林或 COX-2 抑制剂（如塞来昔布）进行预防，但长期使用需注意药物不良反应。对于低血浆叶酸者，补充叶酸可预防腺瘤初次发生（而非腺瘤摘除后再发）；钙剂和维生素 D 则可预防腺瘤摘除后再发。③定期结肠镜检查：结肠镜下摘除结直肠腺瘤可预防结直肠癌发生，内镜术后仍需视病人情况定期复查肠镜，以及时切除再发腺瘤。④积极治疗炎症性肠病：控制病变范围和程度，促进黏膜愈合，有利于减少癌变。

第十七章　脂肪性肝病

脂肪性肝病（fatty liver disease，FLD）是以肝细胞脂肪过度贮积和脂肪变性为特征的临床病理综合征。肥胖、饮酒、糖尿病、营养不良、部分药物、妊娠以及感染等是 FLD 发生的危险因素。根据组织学特征，将 FLD 分为脂肪肝和脂肪性肝炎；根据有无长期过量饮酒的病因，又分为非酒精性脂肪性肝病和酒精性脂肪性肝病。

第一节　非酒精性脂肪性肝病

非酒精性脂肪性肝病（non-alcoholic fatty liver disease，NAFLD）是指除外酒精和其他明确的肝损害因素所致的，以肝脏脂肪变性为主要特征的临床病理综合征，包括非酒精性脂肪肝（non-alcoholic fatty liver，NAFL）也称单纯性脂肪肝，以及由其演变的脂肪性肝炎（non-alcoholic steatohepatitis，NASH）、脂肪性肝纤维化、肝硬化甚至肝癌。NAFLD 现已成为西方国家和我国最常见的肝脏疾病。

【病因和发病机制】

NAFLD 的病因较多，高能量饮食、含糖饮料、久坐少动等生活方式，肥胖、2 型糖尿病、高脂血症、代谢综合征等单独或共同成为 NAFLD 的易感因素。

"多重打击"学说可以解释部分 NAFLD 的发病机制。第一次打击主要是肥胖、2 型糖尿病、高脂血症等伴随的胰岛素抵抗，引起肝细胞内脂质过量沉积；第二次打击是脂质过量沉积的肝细胞发生氧化应激和脂质过氧化，导致线粒体功能障碍、炎症因子的产生，肝星状细胞的激活，从而产生肝细胞的炎症、坏死；内质网应激、肝纤维化也加重疾病的进展；肠道菌群紊乱也与 NAFLD 的发生相关，如高脂饮食会减少菌群多样性，减低普氏菌属数量，增加厚壁菌门与拟杆菌门的比率，升高了肠道能量的吸收效率；此外，遗传背景、慢性心理应激、免疫功能紊乱，在 NAFLD 的发生发展中也有一定的作用。

【病理】

NAFLD 的病理改变以大泡性或大泡性为主的肝细胞脂肪变性为特征。根据肝内脂肪变、炎症和纤维化的程度，将 NAFLD 分为单纯性脂肪性肝病、脂肪性肝炎，后者可进展为病变程度更为严重的脂肪性肝纤维化、肝硬化甚至肝癌。

单纯性脂肪性肝病：肝小叶内>30%的肝细胞发生脂肪变，以大泡性脂肪变性为主，根据脂肪变性在肝脏累及的范围，可将脂肪性肝病分为轻、中、重三型。不伴有肝细胞的炎症、坏死及纤维化。

脂肪性肝炎（NASH）：腺泡 3 区出现气球样肝细胞，腺泡点灶状坏死，门管区炎症伴（或）门管区周围炎症。腺泡 3 区出现窦周/细胞周纤维化，可扩展到门管区及其周围，出现局灶性或广泛的桥接纤维化。

【临床表现】

NAFLD 起病隐匿，发病缓慢，常无症状。少数病人可有乏力、右上腹轻度不适、肝区隐痛或上腹胀痛等非特异症状。严重 NASH 可出现黄疸、食欲缺乏、恶心、呕吐等症状，部分病人可有肝大。NAFLD 发展至肝硬化失代偿期，临床表现与其他原因所致肝硬化相似。

【实验室和其他检查】

（一）实验室检查

单纯性脂肪性肝病时，肝功能基本正常，或有 γ-谷氨酰转肽酶（γ-GT）轻度升高；NASH 时，多见血清转氨酶和 γ-GT 水平升高，通常以 ALT 升高为主。部分病人血脂、尿酸、转铁蛋白和空腹血糖升高或糖耐量异常。

（二）影像学检查

超声诊断脂肪性肝病的准确率高达 70%~80% 左右；利用超声在脂肪组织中传播出现显著衰减的特征，也可定量肝脂肪变程度。CT 平扫肝脏密度普遍降低，肝/脾 CT 平扫密度比值≤1 可明确脂肪性肝病的诊断，根据肝/脾 CT 密度比值还可判断脂肪性肝病的程度。质子磁共振波谱是无创定量肝脏脂肪的最优方法。

（三）病理学检查

肝穿刺活组织检查是确诊 NAFLD 的主要方法，对鉴别局灶性脂肪性肝病与肝肿瘤、某些少见疾病如血色病、胆固醇酯贮积病和糖原贮积病等有重要意义，也是判断预后的最敏感和特异的方法。

【诊断与鉴别诊断】

临床诊断标准为：凡具备下列第 1~5 项和第 6 或第 7 项中任何一项者即可诊断为 NAFLD。①有易患因素：肥胖、2 型糖尿病、高脂血症等。②无饮酒史或饮酒折合乙醇量男性每周<140g，女性每周<70g。③除外病毒性肝炎、药物性肝病、全胃肠外营养、肝豆状核变性和自身免疫性肝病等可导致脂肪肝的特定疾病。④除原发疾病的临床表现外，可有乏力、肝区隐痛、肝脾大等症状及体征。⑤血清转氨酶或 γ-GT、转铁蛋白升高。⑥符合脂肪性肝病的影像学诊断标准。⑦肝组织学改变符合脂肪性肝病的病理学诊断标准。

【治疗】

（一）病因治疗

针对病因的治疗，如治疗糖尿病、高脂血症，对多数单纯性脂肪性肝病和 NASH 有效。生活方式的改变，如健康饮食、体育运动，在 NAFLD 的治疗中至关重要。对于肥胖的 NAFLD 病人，减重 3%~5% 可改善肝脂肪变，减重 7%~10% 能够改善肝脏酶学和组织学的异常。

（二）药物治疗

单纯性脂肪性肝病一般无须药物治疗，通过改变生活方式即可。对于 NASH 特别是合并进展性肝纤维化病人，使用维生素 E、甘草酸制剂、多烯磷脂酰胆碱等，可减轻脂质过氧化。胰岛素受体增敏剂如二甲双胍、吡格列酮可用于合并 2 型糖尿病的 NAFLD 病人；伴有血脂高的 NAFLD 可在综合治疗的基础上应用降血脂药物，但需要检测肝功能，必要时联合用保肝药；肠道益生菌，可减少内毒素的产生和能量的过度吸收。

（三）其他治疗

对改变生活方式和药物治疗无反应者，可通过减重手术进行治疗。对 NASH 伴有严重代谢综合征病人，也可行粪菌移植。

（四）病人教育

1. 控制饮食、增加运动，是治疗肥胖相关 NAFLD 的最佳措施。减肥过程中应使体重平稳下降，注意监测体重及肝功能。

2. 注意纠正营养失衡，禁酒，不宜乱服药，在服降血脂药物期间应遵医嘱定期复查肝功能。

【预后】

单纯性脂肪性肝病如积极治疗，可完全恢复。脂肪性肝炎如能及早发现、积极治疗，多数能逆转。部分脂肪性肝炎可发展为肝硬化甚至肝癌，其预后与病毒性肝炎后肝硬化、酒精性肝硬化相似。

第二节　　酒精性肝病

酒精性肝病（alcoholic liver disease，ALD）是由于大量饮酒所致的肝脏疾病。其疾病谱包括酒精性肝炎、酒精性脂肪肝、酒精性肝纤维化和肝硬化，可发展至肝癌。本病在欧美国家多见，近年我国的发病率也有上升，我国部分地区成人的酒精性肝病患病率为 4%~6%。

【病因和发病机制】

乙醇损害肝脏可能涉及下列多种机制：①乙醇的中间代谢物乙醛是高度反应活性分子，能与蛋白质结合形成乙醛-蛋白加合物，后者不仅对肝细胞有直接损伤作用，而且可以作为新抗原诱导细胞及体液免疫反应，导致肝细胞受免疫反应的攻击；②乙醇代谢的耗氧过程导致小叶中央区缺氧；③乙醇在肝细胞微粒体的乙醇氧化途径中产生活性氧，导致肝损伤；④大量饮酒可致肠道菌群失调、肠道屏障功能受损，引起肠源性内毒素血症，加重肝脏损伤；⑤长期大量饮酒病人血液中酒精浓度过高，肝内血管收缩、血流和氧供减少，且酒精代谢时氧耗增加，导致肝脏微循环障碍和低氧血症，肝功能进一步恶化。

增加酒精性肝病发生的危险因素有：①饮酒量及时间：一般认为，短期反复大量饮酒可发生酒精性肝炎；平均每日乙醇摄入 40g，>5 年可发展为慢性酒精性肝病；②遗传易感因素：被认为与酒精性肝病的发生密切相关，但具体的遗传标记尚未确定；③性别：同样的酒摄入量女性比男性易患酒精性肝病，与女性体内乙醇脱氢酶（ADH）含量较低有关；④其他肝病：如 HBV 或 HCV 感染可增加酒精性肝病发生的危险性，并可使酒精性肝损害加重；⑤肥胖：是酒精性肝病的独立危险因素；⑥营养不良。

【病理】

酒精性肝病病理学改变主要为大泡性或大泡性为主伴小泡性的混合性肝细胞脂肪变性。依据病变肝组织是否伴有炎症反应和纤维化，可分为酒精性脂肪肝、酒精性肝炎、酒精性肝纤维化和酒精性肝硬化。

酒精性脂肪肝：乙醇所致肝损害首先表现为肝细胞脂肪变性，轻者散在单个肝细胞或小片状肝细胞受累，主要分布在小叶中央区，进一步发展呈弥漫分布。根据脂肪变性范围可分为轻、中和重度。肝细胞无炎症、坏死，小叶结构完整。

酒精性肝炎、肝纤维化：肝细胞坏死、中性粒细胞浸润、小叶中央区肝细胞内出现酒精性透明小体（Mallory 小体）为酒精性肝炎的特征，严重的出现融合性坏死和（或）桥接坏死。窦周/细胞周纤维化和中央静脉周围纤维化，可扩展到门管区，中央静脉周围硬化性玻璃样坏死，局灶性或广泛的门管区星芒状纤维化，严重的出现局灶性或广泛的桥接纤维化。

酒精性肝硬化：肝小叶结构完全毁损，代之以假小叶形成和广泛纤维化，大体形态为小结节性肝硬化。根据纤维间隔是否有界面性肝炎，分为活动性和静止性。

【临床表现】

临床表现一般与饮酒的量和嗜酒的时间长短有关，病人可在长时间内没有任何肝脏的症状和体征。

酒精性肝炎临床表现与组织学损害程度相关。常发生在近期（数小时至数周）大量饮酒后，出现全身不适、食欲缺乏、恶心呕吐、乏力、肝区疼痛等症状。可有低热，黄疸，肝大并有触痛。严重者可发生急性肝衰竭。

酒精性脂肪肝常无症状或症状轻微，可有乏力、食欲缺乏、右上腹隐痛或不适，肝脏有不同程度的肿大。

酒精性肝硬化临床表现与其他原因引起的肝硬化相似，可伴有慢性酒精中毒的表现，如精神神经症状、慢性胰腺炎等。

部分嗜酒者停止饮酒后可出现戒断症状，表现为四肢发抖、出汗、失眠、兴奋、躁动、乱语；戒断症状严重者如果不及时抢救，也可能会导致死亡。

【实验室和其他检查】

（一）实验室检查

酒精性脂肪肝可有血清 AST、ALT 轻度升高。酒精性肝炎 AST 升高比 ALT 升高明显，AST/ALT 常大于 2，但 AST 和 ALT 值很少大于 500U/L，否则，应考虑是否合并有其他原因引起的肝损害。γ-GT 常升高，TB、PT 和平均红细胞容积（MCV）等指标也可有不同程度的改变，联合检测有助于诊断酒精性肝病。

（二）影像学检查

B超检查可见肝实质脂肪浸润改变，多伴有肝脏体积增大。CT平扫检查可准确显示肝脏形态改变及分辨密度变化。

（三）病理学检查

肝活组织检查是确定酒精性肝病及分期分级的可靠方法，是判断其严重程度和预后的重要依据。但很难与其他病因引起的肝损害鉴别。

【诊断与鉴别诊断】

饮酒史是诊断酒精性肝病的必备依据，应详细询问病人饮酒的种类、每日摄入量、持续饮酒时间和饮酒方式等。目前酒精摄入的安全阈值尚有争议。我国现有的酒精性肝病诊断标准为：长期饮酒史（>5年），折合酒精量男性≥40g/d，女性≥20g/d；或2周内有大量饮酒史，折合酒精量>80g/d。酒精量换算公式为：酒精量（g）=饮酒量（ml）×酒精含量（%）×0.8。

酒精性肝病的诊断思路为：①是否存在肝病；②肝病是否与饮酒有关；③是否合并其他肝病；④如确定为酒精性肝病，则其临床病理属哪一阶段；可根据饮酒史、临床表现及有关实验室及其他检查进行分析，必要时可肝穿刺活检组织学检查。

本病应与非酒精性脂肪性肝病、病毒性肝炎、药物性肝损害、自身免疫性肝病等其他肝病及其他原因引起的肝硬化进行鉴别。酒精性肝病和慢性病毒性肝炎关系密切，慢性乙型、丙型肝炎病人对酒敏感度增高，容易发生酒精性肝病；反之，酒精性肝病病人对病毒性肝炎易感性也增加。

【治疗】

（一）病人教育

戒酒是治疗酒精性肝病病人最重要的措施。戒酒能显著改善各个阶段病人的组织学改变和生存率，并可减轻门静脉压力及减缓向肝硬化发展的进程。因此，对酒精性肝病病人，应劝其及早戒酒。

（二）营养支持

长期嗜酒者，酒精取代了食物所提供的热量，故蛋白质和维生素摄入不足而引起营养不良。所以酒精性肝病病人需要良好的营养支持，在戒酒的基础上应给予高热量、高蛋白、低脂饮食，并补充多种维生素（如维生素 B、C、K 及叶酸）。

（三）药物治疗

多烯磷脂酰胆碱可稳定肝窦内皮细胞膜和肝细胞膜，降低脂质过氧化，减轻肝细胞脂肪变性及其伴随的炎症和纤维化。美他多辛可加快乙醇代谢。N-乙酰半胱氨酸能补充细胞内谷胱甘肽，具有抗氧化作用。糖皮质激素用于治疗酒精性肝病尚有争论，但对重症酒精性肝炎可缓解症状，改善生化指标。其他药物，如S-腺苷蛋氨酸、甘草酸制剂也有一定疗效。酒精戒断症状严重者，除对症处理外，可考虑应用纳洛酮、苯二氮䓬类镇静剂，医护人员和家人要给予鼓励和关心，帮助病人戒酒。

（四）肝移植

严重酒精性肝硬化病人可考虑肝移植，但要求病人肝移植前戒酒 3~6 个月，并且无严重的其他脏器的酒精性损害。

【预后】

酒精性脂肪肝一般预后良好，戒酒后可部分恢复。酒精性肝炎如能及时治疗和戒酒，大多可恢复。若不戒酒，酒精性脂肪肝可直接或经酒精性肝炎阶段发展为酒精性肝硬化。主要死亡原因为肝衰竭及肝硬化相关并发症。

第十八章 原发性肾小球疾病

第一节 肾小球疾病概述

肾小球疾病是一组以血尿、蛋白尿、水肿、高血压、肾功能损害等为主要临床表现，病变通常累及双侧肾小球的常见疾病。其病因、发病机制、病理改变、病程和预后不尽相同。根据病因可分为原发性、继发性和遗传性三大类。原发性肾小球疾病系指病因不明者；继发性肾小球疾病系指继发于全身性疾病的肾小球损害，如狼疮肾炎、糖尿病肾病等；遗传性肾小球疾病为遗传基因突变所致的肾小球疾病，如 Alport 综合征等。

本章主要介绍原发性肾小球疾病，目前仍是我国终末期肾病最主要的病因。

【原发性肾小球疾病的分类】

原发性肾小球疾病可按临床和病理分型。

（一）临床分型

原发性肾小球疾病的临床分型是根据临床表现分为相应的临床综合征，一种综合征常包括多种不同类型的疾病或病理改变。

（1）急性肾小球肾炎。

（2）急进性肾小球肾炎。

（3）慢性肾小球肾炎。

（4）无症状性血尿和（或）蛋白尿。

（5）肾病综合征。

（二）病理分型

肾小球疾病病理分型的基本原则是依据病变的性质和病变累及的范围。根据病变累及的范围可分为局灶性（累及肾小球数<50%）和弥漫性病变（累及肾小球数≥50%）；根据病变累及的面积分为节段性（累及血管祥面积<50%）和球性病变（累及血管祥的面积≥50%）。

1. 肾小球轻微病变

包括微小病变型肾病（minimal change disease，MCD）。

2. 局灶节段性肾小球病变

包括局灶节段性肾小球硬化（focal segmental glomerulosclerosis，FSGS）和局灶性肾小球肾炎。

3. 弥漫性肾小球肾炎

（1）膜性肾病（membranousnephropathy，MN）。

（2）增生性肾炎：①系膜增生性肾小球肾炎；②毛细血管内增生性肾小球肾炎；③系膜毛细血管性肾小球肾炎，包括膜增生性肾小球肾炎（membrano-proliferative glomerulonephritis，MPGN）Ⅰ型和Ⅲ型；④致密物沉积性肾小球肾炎，又称为膜增生性肾小球肾炎Ⅱ型；⑤新月体性肾小球肾炎。

（3）硬化性肾小球肾炎。

4. 未分类的肾小球肾炎

肾小球疾病的临床和病理类型之间存在一定联系，但两者之间没有必然的对应关系，即相同的临床表现可来源于不同的病理类型，而同一病理类型又可呈现不同的临床表现。因此，肾活检是确定肾小球疾病病理类型和病变程度的必需手段，而正确的病理诊断又必须与临床密切结合。

【发病机制】

原发性肾小球疾病的发病机制尚未完全明确。多数肾小球疾病是免疫介导性炎症疾病。一般认为，免疫反应是肾小球疾病的始动机制，在此基础上炎症介质

（如补体、细胞因子、活性氧等）参与，最后导致肾小球损伤并产生临床症状。在肾小球疾病的慢性进展过程中也有非免疫、非炎症机制参与。此外，遗传因素在肾小球疾病的易感性、疾病的严重性和治疗反应方面起重要作用。

（一）免疫反应

包括体液免疫和细胞免疫。体液免疫如循环免疫复合物（circulating immune complex，CIC）、原位免疫复合物以及自身抗体在肾小球疾病发病机制中的作用已得到公认；细胞免疫在某些类型肾小球疾病中的作用也得到了重视。

1. 体液免疫

（1）循环免疫复合物沉积：某些外源性抗原（如致肾炎链球菌的某些成分）或内源性抗原（如 DNA 的降解产物）可刺激机体产生相应抗体，在血液循环中形成 CIC，并在某些情况下沉积于肾小球或为肾小球所捕捉，激活相关的炎症介质而致肾小球损伤。多个抗原抗体分子形成网络样结构、单核-巨噬细胞系统吞噬功能和（或）肾小球系膜清除功能降低、补体成分或功能缺陷等原因使 CIC 易沉积于肾小球而致病。CIC 在肾小球内的沉积主要位于系膜区和（或）内皮下。典型的肾小球疾病有急性肾小球肾炎、系膜毛细血管性肾小球肾炎等。

（2）原位免疫复合物形成：系指血液循环中游离抗体（或抗原）与肾小球固有抗原［如肾小球基底膜（GBM）抗原或足细胞的抗原］或种植于肾小球的外源性抗原（或抗体）相结合，在肾脏局部形成免疫复合物，并导致肾脏损伤。原位免疫复合物的沉积主要位于 GBM 上皮细胞侧。除经典的抗 GBM 肾炎外，特发性膜性肾病（idiopathic membranous nephropathy，IMN）也是一种主要由原位免疫复合物介导的疾病。肾小球足细胞上的 M 型磷脂酶 A_2 受体是 IMN 的主要抗原，循环中抗磷脂酶 A_2 受体特异性抗体与其相结合形成原位免疫复合物，激活补体导致足细胞损伤，导致蛋白尿。

（3）自身抗体：自身抗体如抗中性粒细胞胞浆抗体（ANCA）可以通过与中性粒细胞、血管内皮细胞以及补体活化的相互作用引起肾小球的免疫炎症反应，导致典型的寡免疫复合物沉积性肾小球肾炎。

2. 细胞免疫

细胞免疫在肾小球肾炎发病机制中的作用已为许多学者所重视。肾炎动物模型及部分人类肾小球肾炎均提供了细胞免疫的证据。急进性肾小球肾炎早期肾小球内常可发现较多的单核-巨噬细胞浸润；在微小病变型肾病，肾小球内没有体液免疫参与的证据，而主要表现为 T 细胞功能异常，且体外培养发现本病病人淋巴细胞可释放血管通透性因子，导致肾小球足细胞足突融合。至于细胞免疫是否直接导致肾小球肾炎还缺乏足够证据。

（二）炎症反应

免疫反应需引起炎症反应才能导致肾小球损伤及其临床症状。炎症介导系统可分成炎症细胞和炎症介质两大类，炎症细胞可产生炎症介质，炎症介质又可趋化、激活炎症细胞，各种炎症介质间又相互促进或制约，形成一个十分复杂的网络关系。

1. 炎症细胞

主要包括中性粒细胞、单核-巨噬细胞、致敏 T 淋巴细胞、嗜酸性粒细胞及血小板等。炎症细胞可产生多种炎症介质，造成肾小球炎症病变。近年发现肾小球固有细胞（如系膜细胞、内皮细胞和足细胞）具有多种免疫球蛋白和炎症介质的受体，也能分泌多种炎症介质和细胞外基质（ECM），它们在免疫介导性肾小球炎症中并非单纯的无辜受害者，而有时是主动参与者，肾小球细胞的自分泌、旁分泌在肾小球疾病发生、发展中具有重要意义。

2. 炎症介质

近年发现，一系列具有致炎作用的炎症介质在肾小球疾病发病机制中发挥了重要作用。炎症介质可通过收缩或舒张血管影响肾脏局部的血流动力学，可分别作用于肾小球及间质小管等不同细胞，通过影响细胞的增殖、自分泌和旁分泌，影响 ECM 的聚集和降解，从而介导炎症损伤及其硬化病变。

（三）非免疫因素

免疫介导性炎症在肾小球病致病中起主要作用和（或）起始作用，在慢性进展过程中存在着非免疫机制参与，主要包括肾小球毛细血管内高压力、蛋白尿、高脂血症等，这些因素有时成为病变持续、恶化的重要原因。肾实质损害后，剩余的健存肾单位可产生血流动力学变化，导致肾小球毛细血管内压力增高，促进肾小球硬化。此外，大量蛋白尿是肾小球病变进展的独立致病因素，高脂血症也是加重肾小球损伤的重要因素之一。

【临床表现】

（一）蛋白尿

正常的肾小球滤过膜允许分子量小于 2 万~4 万道尔顿的蛋白质顺利通过，因此，肾小球滤过的原尿中主要为小分子蛋白质（如溶菌酶、β_2-微球蛋白、轻链蛋白等），白蛋白（分子量 6.9 万道尔顿）及分子量更大的免疫球蛋白含量较少。经肾小球滤过的原尿中 95% 以上的蛋白质被近曲小管重吸收，故正常人终尿中蛋白质含量极低（<150mg/d），其中约一半蛋白成分来自远曲小管和髓袢升支分泌的 Tamm-Horsfall 蛋白及尿道其他组织蛋白；另一半蛋白成分为白蛋白、免疫球蛋白、轻链、微球蛋白和多种酶等血浆蛋白。正常人尿中因蛋白质含量低，临床上尿常规蛋白定性试验不能测出。当尿蛋白超过 150mg/d，尿蛋白定性阳性，称为蛋白尿。若尿蛋白量>3.5g/d，则称为大量蛋白尿。

肾小球滤过膜由肾小球毛细血管内皮细胞、基底膜和脏层上皮细胞（足细胞）所构成，滤过膜屏障作用包括：①分子屏障：肾小球滤过膜仅允许较小的蛋白质分子通过；②电荷屏障：内皮及足细胞膜含涎蛋白，而基底膜含硫酸类肝素，使肾小球滤过膜带负电荷，通过同性电荷相斥原理，阻止带负电荷的血浆蛋白（如白蛋白）滤过。上述任一屏障的损伤均可引起蛋白尿，肾小球性蛋白尿常以白蛋白为主。光镜下肾小球结构正常的微小病变型肾病病人大量蛋白尿主要为电荷屏障损伤所致；当分子屏障被破坏时，尿中还可出现除白蛋白以外更大分子的血浆蛋白，如免疫球蛋白、C3 等，提示肾小球滤过膜有较严重的结构损伤。

（二）血尿

离心后尿沉渣镜检每高倍视野红细胞超过 3 个为显微镜下血尿，1L 尿中含

1ml 血即呈现肉眼血尿。肾小球疾病特别是肾小球肾炎，其血尿常为无痛性、全程性血尿，可呈镜下或肉眼血尿，持续性或间发性。血尿可分为单纯性血尿，也可伴蛋白尿、管型尿，如血尿病人伴较大量蛋白尿和（或）管型尿（特别是红细胞管型），多提示为肾小球源性血尿。

以下两项检查帮助区分血尿来源：①新鲜尿沉渣相差显微镜检查：变形红细胞尿为肾小球源性，均一形态正常红细胞尿为非肾小球源性。但是当肾小球病变严重时（如新月体形成）也可出现均一形态正常的红细胞尿。②尿红细胞容积分布曲线：肾小球源性血尿常呈非对称曲线，其峰值红细胞容积小于静脉峰值红细胞容积；非肾小球源性血床常呈对称性曲线，其峰值红细胞容积大于静脉峰值红细胞容积。

肾小球源性血尿产生的主要原因为 GBM 断裂，红细胞通过该裂缝时受血管内压力挤压受损，受损的红细胞之后通过肾小管各段又受不同渗透压和 pH 作用，呈现变形红细胞血尿，红细胞容积变小，甚至破裂。

（三）水肿

肾性水肿的基本病理生理改变为水、钠潴留。肾小球疾病时水肿可分为两大类：①肾病性水肿：主要由于长期、大量蛋白尿造成血浆蛋白过低，血浆胶体渗透压降低，液体从血管内渗入组织间隙，产生水肿；同时，由于有效血容量减少，刺激肾素-血管紧张素-醛固酮系统激活、抗利尿激素分泌增加，肾小管重吸收水、钠增多，进一步加重水肿。此外，近年的研究提示，某些原发于远端肾单位的水、钠潴留因素可能在肾病性水肿上起一定作用，这种作用独立于肾素-血管紧张素-醛固酮系统。②肾炎性水肿：主要是由于肾小球滤过率下降，而肾小管重吸收功能基本正常造成"球-管失衡"和肾小球滤过分数（肾小球滤过率/肾血浆流量）下降，导致水、钠潴留。肾炎性水肿时，血容量常增加，伴肾素-血管紧张素-醛固酮系统活性抑制、抗利尿激素分泌减少，因高血压、毛细血管通透性增加等因素而使水肿持续和加重。肾病性水肿组织间隙蛋白含量低，水肿多从下肢部位开始；而肾炎性水肿组织间隙蛋白含量高，水肿多从眼睑、颜面部开始。

（四）高血压

肾小球疾病常伴高血压，慢性肾衰竭病人90%出现高血压。持续存在的高血压会加速肾功能恶化。肾小球疾病高血压的发生机制：①水、钠潴留：血容量增加引起容量依赖性高血压；②肾素分泌增多：肾实质缺血刺激肾素-血管紧张素分泌增加，小动脉收缩，外周阻力增加，引起肾素依赖性高血压；③肾内降压物质分泌减少：肾实质损害时，肾内前列腺素系统、激肽释放酶-激肽系统等降压物质生成减少，也是肾性高血压的原因之一。此外，一些其他因素如心房利钠肽、交感神经系统和其他内分泌激素等均直接或间接地参与肾性高血压的发生。肾小球疾病所致的高血压多数为容量依赖型，少数为肾素依赖型。但两型高血压常混合存在，有时很难截然分开。

（五）肾功能异常

部分急性肾小球肾炎可有一过性的氮质血症或急性肾损伤，急进性肾小球肾炎常出现肾功能急剧恶化；慢性肾小球肾炎病人随着病程进展，常出现不同程度的肾功能损害，部分病人最终进展至终末期肾病。

第二节　急性肾小球肾炎

急性肾小球肾炎简称急性肾炎（AGN），是以急性肾炎综合征为主要临床表现的一组疾病。临床特点为急性起病，表现为血尿、蛋白尿、水肿和高血压，可伴有一过性肾功能不全。多见于链球菌感染后，其他细菌、病毒及寄生虫感染亦可引起。本节主要介绍链球菌感染后急性肾小球肾炎。

【病因和发病机制】

本病主要为β-溶血性链球菌"致肾炎菌株"感染所致，如扁桃体炎、猩红热和脓疱疮等。本病系感染诱发的免疫反应所致。针对链球菌致病抗原如蛋白酶外毒素 B 等的抗体可能与肾小球内成分发生交叉反应、循环或原位免疫复合物沉积诱发补体异常活化等均可能参与致病，导致肾小球内炎症细胞浸润。

【病理表现】

肾脏体积可增大。光镜下见弥漫性肾小球毛细血管内皮细胞及系膜细胞增生，急性期可伴有中性粒细胞和单核细胞浸润。病变严重时，毛细血管袢管腔狭窄或闭塞。肾间质水肿及灶状炎症细胞浸润。免疫病理 IgG 及 C3 呈粗颗粒状沿肾小球毛细血管壁和（或）系膜区沉积。电镜见肾小球上皮细胞下有驼峰状电子致密物沉积。

【临床表现和实验室检查】

多见于儿童，男性略多。常于感染后 2 周起病，相当于抗原免疫后产生抗体的时间。本病起病急，轻者呈亚临床型（仅尿常规及血清 C3 异常）；典型者呈急性肾炎综合征表现，重症者可发生急性肾损伤。临床均有肾小球源性血尿，约30%为肉眼血尿。可伴有轻、中度蛋白尿，少数可呈肾病综合征范围的蛋白尿。80%的病人可有晨起眼睑及下肢水肿，可有一过性高血压。少数重症病人可发生充血性心力衰竭，常与水、钠潴留有关。

起病初期血清 C3 及总补体下降，8 周内逐渐恢复正常，对本病具有诊断意义。病人血清抗链球菌溶血素"O"滴度升高，提示近期内曾有过链球菌感染。

【诊断与鉴别诊断】

链球菌感染后 1~3 周发生急性肾炎综合征，伴血清 C3 一过性下降，可临床诊断急性肾炎。若血肌酐持续升高或 2 个月病情尚未见好转应及时肾穿刺活检，以明确诊断。

本病需要与其他表现为急性肾炎综合征的肾小球疾病鉴别。①其他病原体感染后的急性肾炎：应寻找其他病原菌感染的证据，病毒感染后常不伴血清补体降低，少有水肿和高血压，肾功能一般正常，临床过程自限。②膜增生性肾小球肾炎（MPGN）：临床上常伴肾病综合征，50%~70%病人有持续性低补体血症，8

周内不恢复。③IgA 肾病：部分病人有前驱感染，通常在感染后数小时至数日内出现肉眼血尿，部分病人血清 IgA 升高，血清 C3 一般正常，病情无自愈倾向。

当临床诊断困难时，急性肾炎综合征病人需考虑进行肾活检以明确诊断、指导治疗。肾活检的指征为：①少尿 1 周以上或进行性尿量减少伴肾功能恶化者；②病程超过 2 个月而无好转趋势者；③急性肾炎综合征伴肾病综合征者。

【治疗】

支持及对症治疗为主。急性期卧床休息，静待肉眼血尿消失、水肿消退及血压恢复正常。同时限盐、利尿消肿以降血压和预防心脑血管并发症的发生。

本病急性肾炎发作时感染灶多数已经得到控制，如无现症感染证据，不需要使用抗生素。反复发作慢性扁桃体炎，病情稳定后可考虑扁桃体切除。

【预后】

本病为自限性疾病，多数病人预后良好。6%～18%病例遗留尿异常和（或）高血压而转为"慢性"，或于"临床痊愈"多年后又出现肾小球肾炎表现。一般认为老年、持续高血压、大量蛋白尿或肾功能不全者预后较差，散发者较流行者预后差。

第三节　急进性肾小球肾炎

急进性肾小球肾炎（rapidly progressive glomerulonephritis，RPGN）即急进性肾炎，是在急性肾炎综合征基础上，肾功能快速进展，病理类型为新月体肾炎的一组疾病。

【病因和发病机制】

根据免疫病理 RPGN 可分为 3 型，每型病因和发病机制各异：①Ⅰ型，又称抗肾小球基底膜（GBM）型，因抗 GBM 抗体与 GBM 抗原结合诱发补体活化而致病。②Ⅱ型，又称免疫复合物型，因循环免疫复合物在肾小球沉积或原位免疫复合物形成而致病。③Ⅲ型，为少免疫沉积型，肾小球内无或仅微量免疫球蛋白沉积。多与 ANCA 相关小血管炎相关。

约半数 RPGW 病人有前驱上呼吸道感染病史。接触某些有机化学溶剂、碳氢化合物如汽油，可能与 RPGN Ⅰ 型密切相关。丙硫氧嘧啶（PTU）和肼屈嗪等可引起 RPGN Ⅲ 型。

【病理】

肾脏体积常增大。病理类型为新月体肾炎。光镜下多数（50% 以上）肾小球大新月体形成（占肾小球囊腔 50% 以上），病变早期为细胞新月体，后期为纤维新月体。另外，Ⅱ型常伴有肾小球毛细血管内皮细胞和系膜细胞增生，Ⅰ型和Ⅲ型可见肾小球节段性纤维素样坏死。免疫病理学检查是分型的主要依据，Ⅰ型 IgG 及 C3 呈线条状沿肾小球毛细血管壁分布；Ⅱ型 IgG 及 C3 呈颗粒状或团块状沉积于系膜区及毛细血管壁；Ⅲ型肾小球内无或仅有微量免疫沉积物。电镜下Ⅱ型可见电子致密物在系膜区和内皮下沉积，Ⅰ型和Ⅲ型无电子致密物。

【临床表现和实验室检查】

我国以Ⅱ型略为多见。Ⅰ型好发于中青年，Ⅲ型常见于中老年病人，男性略多。

多数病人起病急，病情可急骤进展。在急性肾炎综合征基础上，早期出现少尿或无尿，肾功能快速进展乃至尿毒症。病人可伴有不同程度贫血，Ⅱ型约半数伴肾病综合征，Ⅲ型常有发热、乏力、体重下降等系统性血管炎的表现。

免疫学检查主要有抗 GBM 抗体阳性（Ⅰ型）和 ANCA 阳性（Ⅲ型）。此外，Ⅱ型病人的血液循环免疫复合物及冷球蛋白可呈阳性，并可伴血清 C3 降低。

【诊断与鉴别诊断】

急性肾炎综合征伴肾功能急剧恶化均应怀疑本病，并及时肾活检以明确诊断。

急进性肾炎应与下列疾病鉴别。

（一）引起急性肾损伤的非肾小球疾病

1. 急性肾小管坏死

常有明确的肾缺血（如休克、脱水）和中毒（如肾毒性抗生素）等诱因，实验室检查以肾小管损害为主（尿钠增加、低比重尿及低渗透压尿）。

2. 急性过敏性间质性肾炎

常有用药史，部分病人有药物过敏反应（低热、皮疹等、血和尿嗜酸性粒细胞增加），必要时肾活检确诊。

3. 梗阻性肾病

常突发无尿，影像学检查可协助确诊。

（二）引起急进性肾炎综合征的其他肾小球疾病

1. 继发性急进性肾炎

肺出血肾炎综合征、系统性红斑狼疮（SLE）、过敏性紫癜肾炎均可引起新月体肾炎，依据系统受累的临床表现和特异性实验室检查可资鉴别。

2. 原发性肾小球疾病

重症急性肾炎或重症膜增生性肾炎也可发生急性肾损伤，但肾脏病理不一定为新月体肾炎，肾活检可明确诊断。

【治疗】

应及时明确病因诊断和免疫病理分型，尽早开始强化免疫抑制治疗。

（一）强化疗法

1. 血浆置换疗法

每日或隔日 1 次，每次置换血浆 2~4L，直到血清自身抗体（如抗 GBM 抗体、ANCA）转阴，一般需 7 次以上。适用于Ⅰ型和Ⅲ型。此外，对于肺出血的病人，首选血浆置换。

1. 甲泼尼龙冲击

甲泼尼龙 0.5~1.0g 静脉滴注，每日或隔日 1 次，3 次为一疗程。一般 1~3 个疗程。该疗法主要适用Ⅱ、Ⅲ型。

上述强化疗法需配合糖皮质激素［口服泼尼松 1 mg/（kg·d），6~8 周后渐减］及细胞毒药物［环磷酰胺口服 2~3mg/（kg·d），或静脉滴注每个月0.6~0.8g，累积量一般不超过 8g］。

（二）支持对症治疗

凡是达到透析指征者，应及时透析。对强化治疗无效的晚期病例或肾功能已无法逆转者，则有赖于长期维持透析。肾移植应在病情静止半年，特别是Ⅰ型病人血中抗 GBM 抗体需转阴后半年进行。

【预后】

及时明确的诊断和早期强化治疗，可改善预后。影响预后的主要因素：①免疫病理类型型较好，Ⅰ型差，Ⅱ型居中；②早期强化治疗：少尿、血肌酐>600μmol/L，病理显示广泛慢性病变时预后差；③老年病人预后相对较差。

第四节　IgA 肾病

IgA 肾病（IgA nephropathy）是指肾小球系膜区以 IgA 或 IgA 沉积为主的肾小球疾病，是目前世界范围内最常见的原发性肾小球疾病。IgA 肾病的发病有明显的地域差别，在欧洲和亚洲占原发性肾小球疾病的 15%~40%，是我国最常见的肾小球疾病，也是终末期肾病（ESRD）的重要病因。IgA 肾病可发生于任何年龄，但以 20~30 岁男性为多见。

【病因和发病机制】

IgA 肾病的发病机制目前尚不完全清楚。由于 IgA 肾病免疫荧光检查以 IgA 和 C3 在系膜区的沉积为主，提示本病可能是由于循环中的免疫复合物在肾脏内沉积，激活补体而致肾损害。大多数 IgA 肾病病人及其直系亲属循环中存在着铰链区半乳糖缺陷的 IgA 分子，而且主要是多聚 IgA_1。目前研究认为，感染等二次"打击"刺激自身抗体的产生，免疫复合物形成并沉积于肾小球产生炎症反应，继而刺激系膜细胞增殖和系膜外基质集聚等，最终导致肾小球硬化和间质纤维化。

【病理】

IgA 肾病的主要病理特点是肾小球系膜细胞增生和基质增多。病理变化多种多样，病变程度轻重不一，可涉及肾小球肾炎几乎所有的病理类型，如系膜增生性肾小球肾炎、轻微病变型、局灶增生性肾小球肾炎、毛细血管内增生性肾小球肾炎、新月体肾小球肾炎、局灶节段性肾小球硬化和增生硬化性肾小球肾炎等。IgA 肾病目前广泛采用牛津分型，具体包括：系膜细胞增生（MO/1）、内皮细胞增生（EO/1）、节段性硬化或粘连（SO/1）及肾小管萎缩或肾间质纤维化（TO/1/2）、细胞或细胞纤维性新月体（CO/1/2）等 5 项主要病理指标。免疫荧光可见系膜区 IgA 为主的颗粒样或团块样沉积，伴或不伴毛细血管袢分布，常伴 C3 的沉积，但 C1q 少见。也可有 IgG、IgM 沉积，与 IgA 的分布相似，但强度较弱。电镜下可见系膜区电子致密物呈团块状沉积。

【临床表现】

IgA 肾病起病隐匿，常表现为无症状性血尿，伴或不伴蛋白尿，往往体检时发现。有些病人起病前数小时或数日内有上呼吸道或消化道感染等前驱症状，主要表现为发作性的肉眼血尿，可持续数小时或数日，肉眼血尿常为无痛性，可伴蛋白尿，多见于儿童和年轻人。全身症状轻重不一，可表现为全身不适、乏力和肌肉疼痛等。

20%~50%病人有高血压，少数病人可发生恶性高血压。部分病人表现为肾病综合征及不同程度的肾功能损害。

【实验室检查】

尿液检查可表现为镜下血尿或肉眼血尿，以畸形红细胞为主；约60%的病人伴有不同程度蛋白尿，有些病人可表现为肾病综合征（>3.5g/d）。

30%~50%病人伴有血 IgA 增高，但与疾病的严重程度及病程不相关。血清补体水平多数正常。

【诊断与鉴别诊断】

年轻病人出现镜下血尿和（或）蛋白尿，尤其是与上呼吸道感染有关的血尿，临床上应考虑 IgA 肾病的可能。本病的确诊有赖于肾活检免疫病理检查。IgA 肾病主要应与下列疾病相鉴别：

（一）急性链球菌感染后肾炎

此病潜伏期较长（7~21 天），有自愈倾向。IgA 肾病潜伏期短，呈反复发作，结合实验室检查（如 IgA 肾病可有血 IgA 水平增高，而急性链球菌感染后肾炎常有血 C3 水平的动态变化、ASO 阳性等），尤其是肾活检可资鉴别。

（二）非 IgA 系膜增生性肾炎

与 IgA 肾病极为相似，确诊有赖于肾活检。

（三）其他继发性系膜 IgA 沉积

如紫癜性肾炎、慢性肝病肾损害等，相应的病史及实验室检查可资鉴别。

（四）薄基底膜肾病

临床表现为持续性镜下血尿，多有阳性家族史，肾活检免疫荧光检查 IgA 阴性，电镜可见肾小球基底膜弥漫变薄。

（五）泌尿系统感染

易与尿中红细胞、白细胞增多的 IgA 肾病病人混淆，但泌尿系统感染常有尿频、尿急、尿痛、发热、腰痛等症状，尿培养阳性，而 IgA 肾病病人反复中段尿细菌培养阴性，抗生素治疗无效。

【治疗】

本病的临床表现、病理改变和预后差异较大，治疗需根据不同的临床表现、病理类型等综合制订合理的治疗方案。

（一）单纯镜下血尿

此类病人一般预后较好，大多数病人肾功能可长期维持在正常范围，一般无特殊治疗，但需要定期监测尿蛋白和肾功能。但需注意避免过度劳累、预防感染和避免使用肾毒性药物。

（二）反复发作性肉眼血尿

对于感染后反复出现肉眼血尿或尿检异常加重的病人，应积极控制感染，选用无肾毒性的抗生素，如青霉素 80 万单位，肌内注射，2 次/天；或口服红霉素、头孢菌素等；慢性扁桃体炎反复发作的病人，建议行扁桃体切除。

（三）伴蛋白尿

建议选用 ACEI 或 ARB 治疗并逐渐增加至可耐受的剂量，尽量将尿蛋白控制在<0.5g/d，延缓肾功能进展。经过 3~6 个月优化支持治疗（包括服 ACEI/ARB 和控制血压）后，如尿蛋白仍持续>1g/d 且 GFR>50ml/（min·1.73m²）的病人，可给予糖皮质激素治疗，每日泼尼松 0.6~1.0mg/kg，4~8 周后逐渐减量，总疗程 6~12 个月。对于免疫抑制剂（如环磷酰胺、硫唑嘌呤、吗替麦考酚酯等）的获益仍存在争议。大量蛋白尿长期得不到控制者，预后较差，常进展至终末期肾衰竭。

（四）肾病综合征

病理改变较轻者，如表现为微小病变型，可选用激素或联合应用细胞毒药物

（详细治疗见本章第五节"肾病综合征"），常可获较好疗效；如病理改变较重，疗效常较差，尤其是合并大量蛋白尿且难以控制的病人，肾脏损害呈持续性进展，预后差。

（五）急性肾衰竭

IgA 肾病表现为急性肾衰竭，主要为新月体肾炎或伴毛细血管袢坏死以及红细胞管型阻塞肾小管所致。若肾活检提示为细胞性新月体肾炎，临床上常呈肾功能急剧恶化，应及时给予大剂量激素和细胞毒药物强化治疗。若病人已达到透析指征，应给予透析治疗。

（六）高血压

控制血压可保护肾功能，延缓慢性肾脏疾病的进展。临床研究表明，ACEI或 ARB 可良好地控制 IgA 肾病病人的血压，减少蛋白尿。

（七）其他

若 IgA 肾病病人的诱因同某些食品引起的黏膜免疫反应有关，则应避免这些食物的摄入。有学者认为富含 ω-3 多聚不饱和脂肪酸的鱼油对 IgA 肾病有益，但其确切疗效还有待进一步的大规模多中心临床研究证实。病情较轻的 IgA 肾病病人一般可耐受妊娠，但若合并持续的重度高血压、肾小球滤过率<60ml/min 或肾组织病理检查严重的肾血管或间质病变者，则不宜妊娠。

【预后】

IgA 肾病 10 年肾脏存活率为 80%~85%，20 年约为 65%，但是个体差异很大，有些病人长期预后良好，但有些病人快速进展至肾衰竭。疾病预后不良的指标包括持续难以控制的高血压和蛋白尿（尤其是蛋白尿持续>1g/d）；肾功能损害；肾活检病理表现为肾小球硬化、间质纤维化和肾小管萎缩，或伴大量新月体形成。

第五节　肾病综合征

肾病综合征（nephrotic syndrome，NS）的诊断标准是：①大量蛋白尿（>3.5g/d）；②低白蛋白血症（血清白蛋白<30g/L）水肿；④高脂血症。其中前两项为诊断的必备条件。

【病因】

NS 按病因可分为原发性和继发性两大类。原发性 NS 表现为不同类型的病理改变，常见的有：①微小病变型肾病；②系膜增生性肾小球肾炎；③局灶节段性肾小球硬化；④膜性肾病；⑤系膜毛细血管性肾小球肾炎。

【病理生理】

（一）大量蛋白尿

在正常生理情况下，肾小球滤过膜具有分子屏障及电荷屏障作用，这些屏障作用受损致使原尿中蛋白含量增多，当其增多明显超过近端肾小管回吸收量时，形成大量蛋白尿。在此基础上，凡是增加肾小球内压力及导致高灌注、高滤过的因素（如高血压、高蛋白饮食或大量输注血浆蛋白）均可加重尿蛋白的排出。尿液中主要含白蛋白和与白蛋白近似分子量的蛋白。大分子蛋白如纤维蛋白原、α_1 和 α_2-巨球蛋白等，因其无法通过肾小球滤过膜，从而在血浆中的浓度保持不变。

（二）低白蛋白血症

肾病综合征时大量白蛋白从尿中丢失，促进肝脏代偿性合成白蛋白增加，同时由于近端肾小管摄取滤过蛋白增多，也使肾小管分解蛋白增加。当肝脏白蛋白合成增加不足以克服丢失和分解时，则出现低白蛋白血症。此外，肾病综合征病人因胃肠道黏膜水肿导致食欲减退、蛋白质摄入不足、吸收不良或丢失，进一步加重低蛋白血症。长期大量的蛋白丢失会导致病人营养不良和生长发育迟缓。

除血浆白蛋白减少外，血浆的某些免疫球蛋白（如 IgG）和补体成分、抗凝及纤溶因子、金属结合蛋白及内分泌激素结合蛋白也可减少，尤其是肾小球病理改变严重，大量蛋白尿和非选择性蛋白尿时更为显著。少数病人在临床上表现为甲状腺功能减退，但会随着肾病综合征的缓解而恢复。病人易发生感染、高凝状态、微量元素缺乏、内分泌紊乱和免疫功能低下等并发症。

（三）水肿

低白蛋白血症引起血浆胶体渗透压下降，使水分从血管腔内进入组织间隙，是造成肾病综合征水肿的主要原因。此外，部分病人有效循环血容量不足，激活肾素-血管紧张素-醛固酮系统，促进水钠潴留。而在静水压正常、渗透压减低的末梢毛细血管，发生跨毛细血管性液体渗漏和水肿。也有研究发现，部分 NS 病人的血容量并不减少甚或增加，血浆肾素水平正常或下降，提示 NS 病人的水钠潴留并不依赖于肾素-血管紧张素-醛固酮系统的激活，而是肾脏原发水钠潴留的结果。

（四）高脂血症

病人表现为高胆固醇血症和（或）高甘油三酯血症，并可伴有低密度脂蛋白（LDL）、极低密度脂蛋白（VLDL）及脂蛋白 a［Lp（a）］的升高，高密度脂蛋白（HDL）正常或降低。高脂血症发生的主要原因是肝脏脂蛋白合成的增加和外周组织利用及分解减少。高胆固醇血症的发生与肝脏合成过多富含胆固醇和载脂蛋白 B 的 LDL 及 LDL 受体缺陷致 LDL 清除减少有关。高甘油三酯血症在 NS 中也很常见，其产生的原因更多是由于分解减少而非合成增多。

【病理类型及其临床特征】

（一）微小病变型肾病

光镜下肾小球无明显病变，近端肾小管上皮细胞可见脂肪变性。免疫病理检查阴性。电镜下的特征性改变是广泛的肾小球脏层上皮细胞足突融合。

微小病变型肾病占儿童原发性肾病综合征的 80%～90%，占成人原发性肾病综合征的 5%～10%。部分药物性肾损害（如非甾体类抗炎药、锂制剂等）和肿瘤（如霍奇金淋巴瘤等）也可有类似改变。本病男性多于女性，儿童发病率高，成人发病率相对降低，但 60 岁后发病率又呈现一小高峰，60 岁以上的病人，高血压和肾功能损害较为多见。典型的临床表现为肾病综合征，约的病人有镜下血尿。

30%～40%病人可在发病后数个月内自发缓解。90%病例对糖皮质激素治疗敏感，治疗两周左右开始利尿，尿蛋白可在数周内迅速减少至阴性，血清白蛋白逐渐恢复正常水平，最终可达临床完全缓解，但本病复发率高达 60%。若反复发作或长期大量蛋白尿未得到控制，可发生病理类型的转变，预后欠佳。一般认为，成人的治疗缓解率和缓解后复发率均较儿童低。

（二）系膜增生性肾小球肾炎

光镜下可见肾小球系膜细胞和系膜基质弥漫增生，依其增生程度可分为轻、中、重度。免疫病理检查可将本组疾病分为 IgA 肾病及非 IgA 系膜增生性肾小球肾炎。前者以 IgA 沉积为主，后者以 IgG 或 IgM 沉积为主，常伴有 C3 于肾小球系膜区或系膜区及毛细血管壁呈颗粒状沉积。电镜下显示系膜增生，在系膜区可见到电子致密物。

本病在我国发病率高，约占原发性肾病综合征的 30%，显著高于西方国家。本病男性多于女性，好发于青少年。约 50%病人有前驱感染，可于上呼吸道感染后急性起病，甚至表现为急性肾炎综合征。部分病人为隐匿起病。本组疾病中，非 IgA 系膜增生性肾小球肾炎病人约 50%表现为肾病综合征，70%伴有血尿；IgA 肾病病人几乎均有血尿，约 15%表现为肾病综合征。

多数病人对激素和细胞毒药物有良好的反应，50%以上的病人经激素治疗后可获完全缓解。其治疗效果与病理改变的轻重程度有关，病理改变轻者疗效较好，病理改变重者则疗效较差。

（三）局灶节段性肾小球硬化（FSGS）

光镜下可见病变呈局灶、节段分布，表现为受累节段的硬化（系膜基质增多、毛细血管闭塞、球囊粘连等），相应的肾小管萎缩、肾间质纤维化。免疫荧光显示 IgM 和 C3 在肾小球受累节段呈团块状沉积。电镜下可见肾小球上皮细胞足突广泛融合、基底膜塌陷，系膜基质增多，电子致密物沉积。

根据硬化部位及细胞增殖的特点，局灶节段性肾小球硬化可分为以下 5 种亚型：①经典型：硬化部位主要位于血管极周围的毛细血管袢；②塌陷型：外周毛细血管袢皱缩、塌陷，呈节段或球性分布，显著的足细胞增生肥大和空泡变性；③顶端型：硬化部位主要位于尿极；④细胞型：局灶性系膜细胞和内皮细胞增生同时可有足细胞增生、肥大和空泡变性；⑤非特异型：无法归属上述亚型，硬化可发生于任何部位，常有系膜细胞及基质增生。其中非特异型最为常见，占半数以上。

该类型占原发性肾病综合征的 20%～25%。以青少年多见，男性多于女性，多为隐匿起病，部分病例可由微小病变型肾病转变而来。大量蛋白尿及肾病综合征为其主要临床特点（发生率可达 50%～75%），约 3/4 病人伴有血尿，部分可见肉眼血尿。本病确诊时约半数病人有高血压，约 30% 有肾功能损害。

多数顶端型 FSGS 糖皮质激素治疗有效，预后良好。塌陷型治疗反应差，进展快，多于 2 年内进入终末期肾病。其余各型的预后介于两者之间。过去认为 FSGS 对糖皮质激素治疗效果很差，近年研究表明 50% 病人治疗有效，只是起效较慢，平均缓解期为 4 个月。肾病综合征能否缓解与预后密切相关，缓解者预后好，不缓解者 6～10 年超过半数进入终末期肾病。

（四）膜性肾病（MN）

光镜下可见肾小球弥漫性病变，早期仅于肾小球基底膜上皮侧见少量散在分布的嗜复红小颗粒（Masson 染色）；进而有钉突形成（嗜银染色），基底膜逐渐增厚。免疫荧光检查可见 IgG 和 C3 细颗粒状沿肾小球毛细血管壁沉积。电镜下早期可见 GBM 上皮侧有排列整齐的电子致密物，常伴有广泛足突融合。

本病好发于中老年，男性多见，发病高峰年龄为 50～60 岁。通常起病隐匿，70%～80% 的病人表现为肾病综合征，约 30% 伴有镜下血尿，一般无肉眼血尿。常在发病 5～10 年后逐渐出现肾功能损害。本病易发生血栓栓塞并发症，肾静脉血栓发生率可高达 40%~50%。因此，膜性肾病病人如有突发性腰痛或肋腹痛，伴血尿、蛋白尿加重，肾功能损害，应注意肾静脉血栓形成。如有突发性胸痛，呼吸困难，应注意肺栓塞。

膜性肾病约占我国原发性肾病综合征的 20%。有 20%~35% 病人的临床表现可自发缓解。60%~70% 的早期膜性肾病病人（尚未出现钉突）经糖皮质激素和细胞毒药物治疗后可达临床缓解。但随疾病逐渐进展，病理变化加重，疗效则较差。本病多呈缓慢进展，中国、日本的研究显示，10 年肾脏存活率为 80%~90%，明显较西方国家预后好。

（五）系膜毛细血管性肾小球肾炎

光镜下较常见的病理改变为系膜细胞和系膜基质弥漫重度增生，并可插入到肾小球基底膜（GBM）和内皮细胞之间，使毛细血管袢呈"双轨征"。免疫病理检查常见 IgG 和 C3 呈颗粒状系膜区及毛细血管壁沉积。电镜下系膜区和内皮下可见电子致密物沉积。

该病理类型占我国原发性肾病综合征的 10%~20%。本病好发于青少年，男女比例大致相等。1/4~1/3 病人常在上呼吸道感染后表现为急性肾炎综合征；50%~60% 病人表现为肾病综合征，几乎所有病人均伴有血尿，其中少数为发作性肉眼血尿；其余少数病人表现为无症状性血尿和蛋白尿。肾功能损害、高血压及贫血出现早，病情多持续进展。50%~70% 病例的血清 C3 持续降低，对提示本病有重要意义。

本病目前尚无有效的治疗方法，激素和细胞毒药物仅在部分儿童病例有效，在成年人治疗效果不理想。有学者认为使用抗凝药，如双嘧达莫、阿司匹林、吲哚布芬等对肾功能有一定的保护作用。本病预后较差，病情持续进行性发展，约 50% 的病人在 10 年内发展至终末期肾衰竭。肾移植术后常复发。

【并发症】

（一）感染

感染是肾病综合征病人常见并发症，与蛋白质营养不良、免疫功能紊乱及应用糖皮质激素治疗有关。常见感染部位为呼吸道、泌尿道及皮肤等。感染是肾病综合征的常见并发症，由于使用糖皮质激素，其感染的临床症状常不明显；感染是导致肾病综合征复发和疗效不佳的主要原因，应予以高度重视。

(二) 血栓和栓塞

由于血液浓缩（有效血容量减少）及高脂血症造成血液黏稠度增加。此外，因某些蛋白质从尿中丢失，肝代偿性合成蛋白增加，引起机体凝血、抗凝和纤溶系统失衡；加之肾病综合征时血小板过度激活、应用利尿剂和糖皮质激素等进一步加重高凝状态。因此，肾病综合征容易发生血栓、栓塞并发症，其中以背静脉血栓最为常见，发生率 10%~50%，其中 3/4 病例因慢性形成，临床并无症状；此外，肺血管、下肢静脉、下腔静脉、冠状血管和脑血管血栓或栓塞并不少见，是直接影响肾病综合征治疗效果和预后的重要原因，应予以高度重视。

(三) 急性肾损伤

因有效血容量不足而致肾血流量下降，可诱发肾前性氮质血症。经扩容、利尿后可得到恢复。少数病例可出现急性肾损 3. 伤，尤以微小病变型肾病者居多，发生多无明显诱因，表现为少尿甚或无尿，扩容利尿无效。肾活检病理检查显示肾小球病变轻微，肾间质弥漫重度水肿，肾小管可为正常或部分细胞变性、坏死，肾小管腔内有大量蛋白管型。该急性肾损伤的机制不明，推测与肾间质高度水肿压迫肾小管和大量管型堵塞肾小管有关，即上述变化形成肾小管腔内高压，引起肾小球滤过率骤然减少，又可诱发肾小管上皮细胞损伤、坏死，从而导致急性肾损伤。

(四) 蛋白质及脂肪代谢紊乱

长期低蛋白血症可导致营养不良、小儿生长发育迟缓；免疫球蛋白减少造成机体免疫力低下，易致感染；金属结合蛋白丢失可使微量元素（铁、铜、锌等）缺乏；内分泌激素结合蛋白不足可诱发内分泌紊乱（如低 T_3 综合征等）；药物结合蛋白减少可能影响某些药物的药代动力学（使血浆游离药物浓度增加、排泄加速），影响药物疗效。高脂血症增加血液黏稠度，促进血栓、栓塞并发症的发生，还将增加心血管系统并发症，并可促进肾小球硬化和肾小管-间质病变的发生，促进肾脏病变的慢性进展。

【诊断与鉴别诊断】

诊断包括 3 方面：①明确是否为肾病综合征；②确认病因：必须首先除外继发性病因和遗传性疾病，才能诊断为原发性肾病综合征；最好能进行肾活检，做出病理诊断；③判定有无并发症。

需进行鉴别诊断的主要包括以下疾病。

（一）乙型肝炎病毒相关性肾炎

多见于儿童及青少年，临床主要表现为蛋白尿或肾病综合征，常见的病理类型为膜性肾病，其次为系膜毛细血管性肾小球肾炎等。主要诊断依据包括：①血清乙型肝炎病毒抗原阳性；②有肾小球肾炎临床表现，并除外其他继发性肾小球肾炎；③肾活检组织中找到乙型肝炎病毒抗原。我国为乙型肝炎高发区，对有乙型肝炎病人，儿童及青少年蛋白尿或肾病综合征病人，尤其是膜性肾病，应认真鉴别和排除。

（二）狼疮肾炎

以育龄期女性多见，常有发热、皮疹、关节痛等多系统受损表现，血清抗核抗体、抗 dsDNA 抗体、抗 SM 抗体阳性，补体 C3 下降，肾活检免疫病理呈"满堂亮"。

（三）过敏性紫癜肾炎

好发于青少年，有典型的皮肤紫癜，常伴关节痛、腹痛及黑便，多在皮疹出现后 1~4 周出现血尿和（或）蛋白尿，典型皮疹有助于鉴别诊断。

（四）糖尿病肾病

好发于中老年，肾病综合征常见于病程 10 年以上的糖尿病病人。早期可发现尿微量白蛋白排出增加，以后逐渐发展成大量蛋白尿、甚至肾病综合征的表现。糖尿病病史及特征性眼底改变有助于鉴别诊断。

（五）肾淀粉样变性

好发于中老年，肾淀粉样变性是全身多器官受累的一部分。原发性淀粉样变性主要累及心、肾、消化道（包括舌）、皮肤和神经；继发性淀粉样变性常继发于慢性化脓性感染、结核、恶性肿瘤等疾病，主要累及肾、肝和脾等器官。肾受累时体积增大，常呈肾病综合征。常需肾活检确诊，肾活检组织刚果红染色淀粉样物质呈砖红色，偏光显微镜下呈绿色双折射光特征。

（六）骨髓瘤性肾病

好发于中老年人，男性多见，病人可有多发性骨髓瘤的特征性临床表现，如骨痛、血清单株球蛋白增高、蛋白电泳带及尿本周蛋白阳性，骨髓象显示浆细胞异常增生（占有核细胞的 15% 以上），并伴有质的改变。多发性骨髓瘤累及肾小球时可出现肾病综合征。上述骨髓瘤特征性表现有利于鉴别诊断。

【治疗】

（一）一般治疗

应适当注意休息，避免到公共场所和预防感染。病情稳定者应适当活动，以防止静脉血栓形成。

给予正常量 $0.8 \sim 1.0 g/(kg \cdot d)$ 的优质蛋白（富含必需氨基酸的动物蛋白）饮食。热量要保证充分，每日不应少于 $126 \sim 147 kJ/kg$（$30 \sim 35 kcal/kg$）。尽管病人丢失大量尿蛋白，但由于高蛋白饮食增加肾小球高滤过，加重蛋白尿并促进肾脏病变进展，故不主张病人摄入高蛋白饮食。

水肿时应低盐（$<3g/d$）饮食。为减轻高脂血症，应少进富含饱和脂肪酸（动物油脂）的饮食，而多吃富含多聚不饱和脂肪酸（如植物油、鱼油）及富含可溶性纤维（如燕麦、米糠及豆类）的饮食。

（二）对症治疗

1. 利尿消肿

对肾病综合征病人利尿治疗的原则是不宜过快过猛，以免造成血容量不足、加重血液高黏滞倾向，诱发血栓、栓塞并发症。

（1）噻嗪类利尿剂：主要作用于髓袢升支厚壁段和远曲小管前段，通过抑制钠和氯的重吸收，增加钾的排泄而利尿。常用氢氯噻嗪 25mg，每日 3 次口服。长期服用应防止低钾、低钠血症。

（2）袢利尿剂：主要作用于髓袢升支，对钠、氯和钾的重吸收具有强力的抑制作用。常用呋塞米（速尿）20～120mg/d，分次口服或静脉注射。在渗透性利尿剂应用后随即给药效果更好。应用袢利尿剂时需谨防低钠血症及低钾低氯性碱中毒。

（3）潴钾利尿剂：主要作用于远曲小管后段，排钠、排氯，但潴钾，适用于低钾血症的病人。单独使用时利尿作用不显著，可与噻嗪类利尿剂合用。常用醛固酮拮抗剂螺内酯 20mg，每日 3 次。长期服用需防止高钾血症，对肾功能不全病人应慎用。

（4）渗透性利尿剂：通过提高血浆胶体渗透压，使组织中水分重吸收入血，同时在肾小管腔内形成高渗状态，减少水、钠的重吸收而达到利尿目的。可选择低分子右旋糖酐等。但在尿量＜400ml/d 的病人应慎用，因为此类药物易与 Tamm-Horsefall 糖蛋白和尿中的白蛋白在肾小管管腔内形成管型而堵塞肾小管，并由于其高渗作用导致肾小管上皮细胞变性、坏死，导致急性肾损伤。

（5）提高血浆胶体渗透压：血浆或白蛋白等静脉输注可提高血浆胶体渗透压，促进组织中水分回吸收并利尿，如继而用呋塞米 60～120mg 加于葡萄糖溶液中缓慢静脉滴注，通常能获得良好的利尿效果。多用于低血容量或利尿剂抵抗、严重低蛋白血症的病人。由于输入的白蛋白可引起肾小球高滤过及肾小管高代谢造成肾小球脏层及肾小管上皮细胞损伤，现多数学者认为，非必要时不宜多使用。

2. 减少尿蛋白

持续性大量蛋白尿本身可导致肾小球高滤过、加重肾小管-间质损伤、促进肾小球硬化，是影响肾小球疾病预后的重要因素。已证实减少尿蛋白可以有效延缓肾功能的恶化。

血管紧张素转换酶抑制剂（ACEI）或血管紧张素Ⅱ受体阻滞剂（ARB），除有效控制高血压外，均可通过降低肾小球内压和直接影响肾小球基底膜对大分子的通透性，有不依赖于降低全身血压的减少尿蛋白作用。用 ACEI 或 ARB 降低尿蛋白时，所用剂量一般比常规降压剂量大，才能获得良好疗效。

（三）免疫抑制治疗

糖皮质激素和细胞毒药物仍然是治疗肾病综合征的主要药物，原则上应根据肾活检病理结果选择治疗药物及确定疗程。

1. 糖皮质激素（以下简称激素）

通过抑制免疫炎症反应，抑制醛固酮和抗利尿激素分泌，影响肾小球基底膜通透性等综合作用而发挥其利尿、消除尿蛋白的疗效。使用原则为：①起始足量：常用药物为泼尼松 1mg/（kg·d），口服 8 周，必要时可延长至 12 周；②缓慢减药；足量治疗后每 2~3 周减原用量的 10%，当减至 20mg/d 时病情易复发，应更加缓慢减量；③长期维持：最后以最小有效剂量（10mg/d）再维持半年左右。激素可采取全日量顿服，维持用药期间两日量隔日一次顿服，以减轻激素的副作用。水肿严重、有肝功能损害或泼尼松疗效不佳时，应更换为甲泼尼龙（等剂量）口服或静脉滴注。因地塞米松半衰期长，副作用大，现已少用。

根据病人对糖皮质激素的治疗反应，可将其分为"激素敏感型"（用药 8~12 周内肾病综合征缓解）、"激素依赖型"（激素减药到一定程度即复发）和"激素抵抗型"（常规激素治疗无效）3 类。

长期应用激素的病人可出现感染、药物性糖尿病、骨质疏松等副作用，少数病例还可能发生股骨头无菌性缺血性坏死，需加强监测，及时处理。

2. 细胞毒药物

这类药物可用于"激素依赖型"或"激素抵抗型"的病人，协同激素治疗。若无激素禁忌，一般不作为首选或单独治疗用药。

（1）环磷酰胺：是国内外最常用的细胞毒药物，在体内被肝细胞微粒体羟化，代谢产物具有较强的免疫抑制作用。应用剂量为 2mg/（kg.d），分 1~2 次口服；或 200mg，隔日静脉注射累积量达 6~8g 后停药。主要副作用为骨髓抑制及肝损害，并可出现性腺抑制（尤其是男性）、脱发、胃肠道反应及出血性膀胱炎。

（2）苯丁酸氮芥：苯丁酸氮芥 2mg，每日 3 次口服，共服用 3 个月，由于毒副作用及疗效欠佳，目前已少使用。

3. 钙调神经蛋白抑制剂

环孢素（cyclosporinA，CsA）属钙调神经蛋白抑制剂，能选择性抑制 T 辅助细胞及 T 细胞毒效应细胞，已作为二线药物用于治疗激素及细胞毒药物无效的难治性肾病综合征。常用量为 3~5mg/（kg·d），分 2 次空腹口服，服药期间需监测并维持其血浓度谷值为 100~200ng/ml。服药 2~3 个月后缓慢减量，疗程至少 1 年。副作用有肝肾毒性、高血压、高尿酸血症、多毛及牙龈增生等。停药后易复发，使其广泛应用受到限制。他克莫司（tacrolimus，FK506）也属钙调神经蛋白抑制剂，但肾毒性副作用小于环孢素。成人起始治疗剂量为 0.05mg/（kg·d），血药浓度保持在 5~8ng/ml，疗程为 6~12 个月。

4. 吗替麦考酚酯

吗替麦考酚酯（mycophendatemofetil，MMF）在体内代谢为霉酚酸，后者为次黄嘌呤单核苷酸脱氢酶抑制剂，抑制鸟嘌呤核苷酸的经典合成途径，故而选择性抑制 T、B 淋巴细胞增殖及抗体形成达到治疗目的。常用量为 1.5~2g/d，分 2 次口服，疗程 3~6 个月，减量维持半年。已广泛用于肾移植后排斥反应，副作用相对较小。近年一些报道表明，该药对部分难治性肾病综合征有效，尽管尚缺乏大宗病例的前瞻对照研究结果，但已受到重视。

应用激素及细胞毒药物治疗肾病综合征可有多种方案，原则上应以增强疗效的同时最大限度地减少副作用为宜。对于是否应用激素治疗、疗程长短以及是否应该使用细胞毒药物等，应结合病人肾小球病理类型、年龄、肾功能和有否相对禁忌证等情况不同而区别对待，制订个体化治疗方案。

（四）并发症防治

肾病综合征的并发症是影响病人长期预后的重要因素，应积极防治。

1. 感染

通常在激素治疗时无须应用抗生素预防感染，否则不仅达不到预防目的，反而可能诱发真菌二重感染。免疫增强剂（如胸腺素、转移因子及左旋咪唑等）能否预防感染尚不完全肯定。一旦发现感染，应及时选用对致病菌敏感、强效且无肾毒性的抗生素积极治疗，有明确感染灶者应尽快去除。严重感染难控制时应考虑减少或停用激素，但需视病人具体情况决定。

2. 血栓及栓塞并发症

一般认为，当血浆白蛋白低于 20g/L 时，提示存在高凝状态，即应开始预防性抗凝治疗。可给予肝素钠 1875~3750U 皮下注射，每 6 小时 1 次；或选用低分子量肝素 4000~5000U 皮下注射，每日 1~2 次，维持试管法凝血时间于正常 1 倍；也可服用华法林，维持凝血酶原时间国际标准化比值（INR）于 1.5~2.5。抗凝同时可辅以抗血小板药，如双嘧达莫 300~400mg/d，分 3~4 次口服，或阿司匹林 75~100mg/d，口服。对已发生血栓、栓塞者应尽早（6 小时内效果最佳，但 3 天内仍可望有效）给予尿激酶或链激酶全身或局部溶栓，同时配合抗凝治疗，抗凝药一般应持续应用半年以上。抗凝及溶栓治疗时均应避免药物过量导致出血。

3. 急性肾损伤

肾病综合征并发急性肾损伤如处理不当可危及病人生命，若及时给予正确处理，大多数病人可望恢复。可采取以下措施：①袢利尿剂：对袢利尿剂仍有效者应予以较大剂量，以冲刷阻塞的肾小管管型；②血液透析：利尿无效并已达到透析指征者，应给血液透析以维持生命，并在补充血浆制品后适当脱水，以减轻肾间质水肿；③原发病治疗：因其病理类型多为微小病变型肾病，应予以积极治疗；④碱化尿液：可口服碳酸氢钠碱化尿液，以减少管型形成。

4. 蛋白质及脂肪代谢紊乱

在肾病综合征缓解前常难以完全纠正代谢紊乱，但应调整饮食中蛋白和脂肪的量与结构（如前所述），力争将代谢紊乱的影响减少到最低限度。目前，不少药物可用于治疗蛋白质及脂肪代谢紊乱，如 ACEI 及血管紧张素 Ⅱ 受体拮抗剂均可减少尿蛋白；中药黄芪（30~60g/d，煎服）可促进肝脏白蛋白合成，并可能兼有减轻高脂血症的作用。降脂药物可选择降胆固醇为主的羟甲基戊二酰辅酶 A 还原酶抑制剂（HMG-CoA），如洛伐他汀等他汀类药物；或降甘油三酯为主的氯贝丁酯类，如非诺贝特等。肾病综合征缓解后高脂血症可自然缓解，则无须再继续药物治疗。

【预后】

影响肾病综合征预后的因素主要有：①病理类型：微小病变型肾病和轻度系膜增生性肾小球肾炎预后较好，系膜毛细血管性肾炎、FSGS 及重度系膜增生性肾小球肾炎预后较差。早期膜性肾病也有一定的缓解率，晚期则难以缓解。②临床表现：大量蛋白尿、严重高血压及肾功能损害者预后较差。③激素治疗效果：激素敏感者预后相对较好，激素抵抗者预后差。④并发症：反复感染导致肾病综合征经常复发者预后差。

第六节　无症状性血尿和（或）蛋白尿

无症状性血尿和（或）蛋白尿（asymptomatic hematuria and/or proteinuria）既往国内称为隐匿型肾小球肾炎（latent glomerulonephritis），系指仅表现为肾小球源性血尿和（或）轻至中度蛋白尿，不伴水肿、高血压及肾功能损害的一组肾小球疾病，通常通过实验室检查发现并诊断。

【病理】

本组疾病可由多种病理类型的原发性肾小球疾病所致，但病理改变多较轻。如可见于轻微病变性肾小球肾炎（肾小球中仅有节段性系膜细胞及基质增生）、轻度系膜增生性肾小球肾炎及局灶节段性肾小球肾炎（局灶性肾小球病，病变肾小球内节段性内皮及系膜细胞增生）等病理类型。

【临床表现】

临床多无症状，常因发作性肉眼血尿或体检提示镜下血尿或蛋白尿而发现，无水肿、高血压和肾功能损害；部分病人可于高热或剧烈运动后出现一过性血尿，短时间内消失。反复发作的单纯性血尿，尤其是和上呼吸道感染密切相关者应注意 IgA 肾病的可能。

【实验室检查】

尿液分析可有镜下血尿和（或）蛋白尿（尿蛋白 > 0.5g/24h，但通常 < 2.0g/24h，以白蛋白为主）；相差显微镜尿红细胞形态检查和（或）尿红细胞容积分布曲线测定可判定血尿性质为肾小球源性血尿。免疫学检查抗核抗体、抗双链 DNA 抗体、免疫球蛋白、补体等均正常。部分 IgA 肾病病人可有血 IgA 水平的升高；肾功能及影像学检查如 B 超、静脉肾盂造影、CT 或 MRI 等常无异常发现。

单纯血尿者，有 5%～15% 的病人肾活检后仍不能确诊，对于此类病人不一定行肾活检。血尿伴蛋白尿病人的病情及预后一般较单纯性血尿病人稍重，且临床上无法鉴别为 IgA 肾病或其他肾病，建议行肾穿刺活检评估病情和协助治疗。如病人随访中出现血尿、蛋白尿加重和（或）肾功能恶化，应尽快做肾活检明确诊断。

【诊断与鉴别诊断】

无症状性血尿和（或）蛋白尿临床上无特殊症状，易被忽略，故应加强临床随访。此外，尚需排除其他原因所致的可能。

对单纯性血尿病人（仅有血尿而无蛋白尿），需做相差显微镜尿红细胞形态检查和（或）尿红细胞容积分布曲线测定，来鉴别血尿来源。首先应除外由于尿路疾病（如尿路结石、肿瘤或炎症）所致的血尿，通常尿红细胞位相和泌尿系统超声可协助鉴别。如确定为肾小球源性血尿，又无水肿、高血压及肾功能减退时，即应考虑诊断此病。以反复发作的单纯性血尿为表现者多为 IgA 肾病，尤其上呼吸道感染后肉眼血尿者。需注意的是，诊断本病前必须小心除外其他肾小球疾病的可能，如全身性疾病（ANCA 相关性血管炎、狼疮肾炎、过敏性紫癜肾炎等）、Alport 综合征、薄基底膜肾病及非典型的急性肾炎恢复期等。依据临床表现、家族史和实验室检查予以鉴别，必要时需依赖肾活检方能确诊。

同时伴有肾小球源性血尿和蛋白尿者，多属本病，排除继发性因素后可诊断。

对无症状单纯蛋白尿者，需做尿蛋白定量和尿蛋白成分分析、尿蛋白电泳以区分蛋白尿性质，必要时应做尿本周蛋白检查及血清蛋白免疫电泳。尤其是病人尿常规中蛋白定性试验时提示蛋白量不多，但 24 小时尿蛋白定量出现大量蛋白尿时，需高度注意单克隆免疫球蛋白增多症的可能。在做出诊断前还必须排除假性蛋白尿（如肿瘤引起大量血尿时）、溢出性蛋.白尿、功能性蛋白尿（仅发生于剧烈运动、发热或寒冷时）、体位性蛋白尿（见于青少年，直立时脊柱前凸所致，卧床后蛋白尿消失）等性质蛋白尿，需注意排除左肾静脉压迫综合征，以及其他继发性肾小球疾病（如糖尿病肾病、肾淀粉样变、多发性骨髓瘤等）。必要时行肾活检确诊。

【治疗】

尿蛋白定量<1.0g/d，以白蛋白为主而无血尿者，称为单纯性蛋白尿，一般预后良好，很少发生肾功能损害。但近年的研究显示，有小部分尿蛋白在 0.5~1.0g/d 的病人，肾活检病理改变并不轻，应引起重视。

在未明确病因之前无须给予特异的治疗，但应注意避免加重肾损害的因素。由于病人蛋白尿较轻，不必使用激素和细胞毒药物，也不必使用过多的中草药，以免用药不慎反致肾功能损害。治疗原则包括：①对病人进行定期检查和追踪（每3~6个月1次），监测尿常规、肾功能和血压的变化，女性病人在妊娠前及怀孕期间更需加强监测；②保护肾功能、避免肾损伤的因素；③对、伴血尿的蛋白尿病人，或单纯尿蛋白明显增多（尤其>1.0g/d）者，建议考虑使用 ACEI/

ARB 类药物治疗，治疗时需监测血压；④对合并慢性扁桃体炎反复发作，尤其是与血尿、蛋白尿发生密切相关的病人，可待急性期过后行扁桃体切除术；⑤随访中如出现高血压或肾功能损害，按慢性肾小球肾炎治疗；⑥可适当用中医药辨证施治，但需避免肾毒性中药。

【预后】

无症状性血尿和（或）蛋白尿可长期迁延，预后较好，也可时轻时重；大多数病人的肾功能可长期维持稳定，少数病人自动痊愈，有部分病人尿蛋白增多，出现高血压和肾功能损害。

第七节　慢性肾小球肾炎

慢性肾小球肾炎简称慢性肾炎，以蛋白尿、雄尿、高血压和水肿为基本临床表现，起病方式各有不同，病情迁延并呈缓慢进展，可有不同程度的肾功能损害，部分病人最终将发展至终末期肾衰竭。

【病因和发病机制】

绝大多数慢性肾炎由不同病因的原发性肾小球疾病发展而来，仅有少数慢性肾炎是由急性肾炎发展所致（直接迁延或临床痊愈若干年后再现）。慢性肾炎的病因、发病机制和病理类型不尽相同，但起始因素多为免疫介导炎症。此外，高血压、大量蛋白尿、高血脂等非免疫非炎症因素也起到重要作用。

【病理】

慢性肾炎可见于多种肾脏病理类型，主要为系膜增生性肾小球肾炎（包括 IgA 和非 IgA 系膜增生性肾小球肾炎）、系膜毛细血管性肾小球肾炎、膜性肾病及局灶节段性肾小球硬化等。病变进展至晚期，肾脏体积缩小、肾皮质变薄，所有病理类型均可进展为程度不等的肾小球硬化，相应肾单位的肾小管萎缩、肾间质纤维化。

【临床表现和实验室检查】

慢性肾炎可发生于任何年龄，但以中青年为主，男性多见。多数起病缓慢、隐匿。早期病人可无特殊症状，病人可有乏力、疲倦、腰部疼痛和食欲缺乏；水肿可有可无，一般不严重。

实验室检查多为轻度尿异常，尿蛋白常在 1~3g/d，尿沉渣镜检红细胞可增多，可见管型。尿相差显微镜尿红细胞形态检查和（或）尿红细胞容积分布曲线测定可判定血尿性质为肾小球源性血尿血压可正常或轻度升高。肾功能正常或轻度受损（肌酐清除率下降），这种情况可持续数年，甚至数十年，肾功能逐渐恶化并出现相应的临床表现（如贫血、血压增高等），最后进入终末期肾衰竭。

有的病人除上述慢性肾炎的一般表现外，血压（特别是舒张压）持续性中等以上程度升高，甚至出现恶性高血压，严重者可有眼底出血、渗出，甚至视盘水肿。如血压控制不好，肾功能恶化较快，预后较差。另外，部分病人可因感染、劳累呈急性发作，或用肾毒性药物后病情急骤恶化，经及时去除诱因和适当治疗后病情可一定程度缓解，但也可能由此而进入不可逆的慢性肾衰竭。多数慢性肾炎病人肾功能呈慢性渐进性损害，肾脏病理类型是决定肾功能进展快慢的重要因素（如系膜毛细血管性肾小球肾炎进展较快，膜性肾病进展较慢），但也与治疗是否合理等相关。

慢性肾炎临床表现呈多样性，个体间差异较大，故要特别注意因某一表现突出而易造成误诊。如慢性肾炎高血压突出而易误诊为原发性高血压，增生性肾炎（如系膜毛细血管性肾小球肾炎、IgA 肾病等）感染后急性发作时易误诊为急性肾炎，应予以注意。

B 型超声波检查早期肾脏大小正常，晚期可出现双肾对称性缩小、皮质变薄。肾脏活体组织检查可表现为原发病的病理改变，对于指导治疗和估计预后具有重要价值。

【诊断与鉴别诊断】

病人尿检异常（蛋白尿、血尿）、伴或不伴水肿及高血压病史达 3 个月以上，无论有无肾功能损害均应考虑此病，在除外继发性肾小球肾炎及遗传性肾小球肾炎后，临床上可诊断为慢性肾炎。

慢性肾炎主要应与下列疾病鉴别。

（一）继发性肾小球疾病

如狼疮肾炎、过敏性紫癜肾炎、糖尿病肾病等，依据相应的病史、临床表现及特异性实验室检查，一般不难鉴别。

（二）Alport 综合征

常起病于青少年，常有家族史（多为 X 连锁显性遗传），病人可有眼（球形晶状体等）、耳（神经性耳聋）、肾（血尿，轻至中度蛋白尿及进行性肾功能损害）异常。

（三）其他原发性肾小球疾病

①无症状性血尿和（或）蛋白尿：临床上轻型慢性肾炎应与无症状性血尿和（或）蛋白尿相鉴别，后者主要表现为无症状性血尿和（或）蛋白尿，无水肿、高血压和肾功能减退；②感染后急性肾炎：有前驱感染并以急性发作起病的慢性肾炎需与此病相鉴别。两者的潜伏期不同，血清 C3 的动态变化有助鉴别；此外，疾病的转归不同，慢性肾炎无自愈倾向，呈慢性进展，可资鉴别。

（四）原发性高血压肾损害

呈血压明显增高的慢性肾炎需与原发性高血压引起的继发性肾损害（即良性小动脉性肾硬化症）鉴别，后者先有较长期高血压病史，其后再出现肾损害，临床上远曲小管功能损伤（如尿浓缩功能减退、夜尿增多）多较肾小球功能损伤早，尿改变轻微（微量至轻度蛋白尿<2.0g/24h，以中、小分子蛋白为主，可有轻度镜下血尿），常有高血压的其他靶器官（心、脑）并发症和眼底改变。

（五）慢性肾盂肾炎和梗阻性肾病

慢性肾盂肾炎多有反复发作的泌尿系统感染史，并有影像学及肾功能异常，尿沉渣中常有白细胞，尿细菌学检查阳性可资鉴别。梗阻性肾病多有泌尿系统梗阻的病史，慢性者影像学常有多发性肾结石、肾盂扩张并积水、肾脏萎缩等征象。

【治疗】

慢性肾炎的治疗应以防止或延缓肾功能进行性恶化、改善或缓解临床症状及防治心脑血管并发症为主要目的。

（一）积极控制高血压和减少尿蛋白

高血压和蛋白尿是加速肾小球硬化、促进肾功能恶化的重要因素，积极控制高血压和减少蛋白尿是两个重要的环节。高血压的治疗目标：力争把血压控制在理想水平（<130/80mmHg）。尿蛋白的治疗目标：争取减少至<1g/d。

慢性肾炎常有水、钠潴留引起的容量依赖性高血压，故高血压病人应限盐（<6g/d）；可选用噻嗪类利尿剂，如氢氯噻嗪 12.5~25mg/d。Ccr<30ml/min 时，噻嗪类无效应改用袢利尿剂，一般不宜过多和长久使用。

其他降压药如 ACEI 或 ARB 类药物、β 受体阻断剂、α 受体阻断剂及血管扩张药等亦可应用。如无禁忌证，应尽量首选具有肾脏保护作用的降压药如 ACEI 和 ARB 类药物。血压控制欠佳时，可联合使用多种抗高血压药物将血压控制到靶目标值。多数学者认为肾病病人的血压应较一般病人控制更严格，蛋白尿 ≥ 1.0g/24h，血压应控制在 125/75mmHg；如果蛋白尿 ≤ 1.0g/24h，血压应控制在 130/80mmHg。

多年研究证实，ACEI 或 ARB 除具有降低血压作用外，还有减少蛋白尿和延缓肾功能恶化的肾脏保护作用。后两种作用除通过对肾小球血流动力学的特殊调节作用（扩张入球和出球小动脉，但对出球小动脉扩张作用大于入球小动脉），降低肾小球内高压、高灌注和高滤过，并能通过非血流动力学作用（如抑制细胞因子、减少细胞外基质的蓄积）起到减缓肾小球硬化的发展和肾脏保护作用，为治疗慢性肾炎高血压和（或）蛋白尿的首选药物。通常要达到减少蛋白尿的目的，应用剂量需高于常规的降压剂量。肾功能损害的病人应用 ACEI 或 ARB 要防止高血钾，血肌酐>264μmoll/L（3mg/dl）时务必在严密观察下谨慎使用，少数病人应用 ACEI 有持续性干咳的副作用。掌握好适应证和应用方法，监测血肌酐、血钾，防止严重副作用尤为重要。

（二）限制食物中蛋白及磷的入量

肾功能不全病人应限制蛋白及磷的入量，根据肾功能的状况给予优质低蛋白饮食 [0.6~1.0g/（kg·d）]，同时控制饮食中磷的摄入。在进食低蛋白饮食时，应适当增加碳水化合物的摄入以满足机体生理代谢所需要的热量，防止负氮平衡。在低蛋白饮食 2 周后可使用必需氨基酸或 α-酮酸 [0.1~0.2g/（kg·d）]。

（三）糖皮质激素和细胞毒药物

一般不主张积极应用，但是如果病人肾功能正常或仅轻度受损，病理类型较轻（如轻度系膜增生性肾炎、早期膜性肾病等），而且尿蛋白较多，无禁忌证者可试用，但无效者则应及时逐步撤去。

（四）避免加重肾脏损害的因素

感染、劳累、妊娠及肾毒性药物（如氨基苷类抗生素、含马兜铃酸的中药如关木通、广防己等）均可能损伤肾脏，导致肾功能恶化，应予以避免。

【预后】

慢性肾炎病情迁延，病变均为缓慢进展，最终进展至慢性肾衰竭。病变进展速度个体差异很大，主要取决于肾脏病理类型和严重程度、是否采取有效的延缓肾功能进展的措施、治疗是否恰当及是否避免各种危险因素等。

第十九章　继发性肾病

继发性肾病指肾外疾病，特别是系统性疾病导致的肾损害。近年来由于生活方式改变、人口老龄化及环境因素等，继发性肾病患病率有增加趋势。本章介绍狼疮肾炎、糖尿病肾病、血管炎肾损害和高尿酸肾损害。

第一节　狼疮肾炎

狼疮肾炎是系统性红斑狼疮（SLE）的肾脏损害。约50%以上SLE病人有肾损害的临床表现，肾活检则显示肾脏受累几乎为100%。狼疮肾炎是我国终末期肾衰竭的重要原因之一。

【发病机制】

免疫复合物形成与沉积是引起狼疮肾炎的主要机制。循环中抗dsDNA等自身抗体与相应抗原结合形成免疫复合物后，沉积于肾小球；或循环中抗dsDNA抗体直接与沉积于肾脏的抗原相结合；或循环中自身抗体与肾小球内在抗原结合形成原位免疫复合物。沉积的免疫复合物激活补体，引起炎症细胞浸润、凝血因子活化及炎症介质释放，导致肾脏损伤。

【病理】

狼疮肾炎病理表现多样，2003年国际肾脏病协会（ISN）及肾脏病理学会工作组（RPS）进行了狼疮肾炎的病理分型。

【临床表现】

狼疮肾炎的肾脏表现差异大，可为无症状性蛋白尿和（或）血尿，或表现为高血压、肾病综合征、急性肾炎综合征等。病情可逐渐进展为慢性肾脏病，晚期发生尿毒症。

蛋白尿最为常见，轻重不一，大量蛋白尿乃至肾病综合征可见于弥漫增生性和（或）膜性狼疮肾炎。多数病人有镜下血尿，肉眼血尿主要见于祥坏死和新月体形成的病人。病人可出现高血压，存在肾血管病变时更常见，甚至发生恶性高血压。

急性肾损伤可见于弥漫增生性狼疮肾炎，包括严重的毛细血管内增生性病变和（或）局灶坏死性新月体肾炎；也可见于血管炎和血栓性微血管病。血清抗磷脂抗体阳性病人易并发血栓，加剧肾功能恶化。

【实验室和其他检查】

尿蛋白和尿红细胞的变化、补体水平、某些自身抗体滴度与狼疮肾炎的活动和缓解密切相关。肾活检病理改变及狼疮活跃程度对狼疮肾炎的诊断、治疗和判断预后有较大价值。

【诊断与鉴别诊断】

在 SLE 基础上，有肾脏损害表现，如持续性蛋白尿（>0.5g/d，或>+++）、血尿或管型尿（可为红细胞或颗粒管型等），则可诊断为狼疮肾炎。狼疮肾炎易误诊为原发性肾小球疾病，通过检查有无多系统、多器官受累表现，血清 ANA、抗 dsDNA 抗体、抗 Sm 抗体阳性等可资鉴别。

【治疗】

狼疮肾炎的治疗方案以控制病情活动、阻止肾脏病变进展为主要目的。应根据临床表现、病理特征及疾病活动程度制订个体化治疗方案。

病理表现为Ⅰ型或Ⅱ型者：尿蛋白<3g/d，根据肾外表现决定糖皮质激素和免疫抑制剂治疗；尿蛋白>3g/d，糖皮质激素或钙调磷酸酶抑制剂治疗，同微小病变肾病。

增生性狼疮肾炎：无临床和严重组织学病变活动的Ⅲ型病人，可给予对症治疗或小剂量糖皮质激素和（或）环磷酰胺。弥漫增殖性（Ⅳ型）和严重蝗灶增殖性（Ⅲ型）狼疮肾炎则应给予积极的免疫抑制治疗。病情活动者应先给予诱导疗法，待病情稳定后转入维持治疗。诱导治疗一般为泼尼松 1mg/（kg·d），疗程 4~6 周，以控制炎症反应，此后逐渐减量，直至 5~10mg/d 维持；同时合用免疫抑制治疗，如环磷酰胺静脉疗法（每个月 0.5~1g/m²，共 6 次；或者每 2 周 0.4g，共 6 次），或者吗替麦考酚酯（1.5~2.0g/d，分 2 次口服）。维持治疗多采用硫唑嘌呤 1~2mg/（kg·d）或吗替麦考酚酯（0.5~1.0g/d）。肾活检有大量细胞性新月体或纤维素样坏死病变，以及肾外病情活动严重者也可使用甲泼尼龙 15mg/（kg·d）静脉冲击疗法，1 次/日，3 次为一疗程。

膜性狼疮肾炎（Ⅴ型）：表现为非肾病水平蛋白尿的单纯膜性狼疮肾炎病人仅需要降蛋白及降压治疗，根据肾外表现决定糖皮质激素和免疫抑制剂疗法。表现为肾病水平蛋白尿者，糖皮质激素联合免疫抑制剂治疗，如泼尼松 1mg/（kg·d）联合环磷酰胺或吗替麦考酚酯、环孢素或他克莫司。

膜性狼疮肾炎病人合并增生性狼疮肾炎则按照后者治疗。

【预后】

狼疮肾炎治疗后可长期缓解，但药物减量或停药后易复发，且病情逐渐加重。近年来由于对狼疮肾炎诊断水平的提高，轻型病例的早期发现以及免疫抑制药物的合理应用，预后明显改善，10 年存活率已提高到 80%~90%。

第二节　糖尿病肾病

糖尿病肾病（diabetic nephropathy，DN）是糖尿病最常见的微血管并发症之一。无论是 1 型还是 2 型糖尿病，30%~40% 的病人可出现肾脏损害，而 2 型糖尿病中约 5% 的病人在确诊糖尿病时就已存在糖尿病肾病。

【发病机制】

(一) 糖代谢异常

在糖尿病状态下，全身脏器出现糖代谢障碍，其中肾脏、神经、眼等组织/器官糖代谢明显增强，此时约 50% 的葡萄糖在肾脏代谢，一方面降低了机体发生酮症酸中毒、高渗性昏迷的风险；另一方面也加重了肾脏的糖负荷。肾脏葡萄糖代谢增加的原因包括：①肾细胞葡萄糖转运体 1 （Glut1）活性增强以及肾组织细胞胰岛素受体的数目、亲和力增加；②细胞内高糖引起各种损伤介质如 IGF-1、TGF-β、Ang Ⅱ 等产生过多，又促进 Glut1 的活性增强，使更多葡萄糖进入细胞内；③高血糖导致活性氧产生增加；④多元醇途径的活化，二酰甘油-蛋白激酶 C （PKC）途径激活，氨基己糖途径改变；⑤蛋白质非酶糖基化（蛋白质糖基化终末产物）增加。

(二) 肾脏血流动力学改变

肾小球高灌注、高跨膜压和高滤过在糖尿病肾病的发生中起关键作用。肾小球体积增大、毛细血管表面积增加，导致肾小球血流量及毛细血管压力升高、蛋白尿生成。

(三) 氧化应激

糖尿病状态下，葡萄糖自身氧化造成线粒体超负荷，导致活性氧（ROS）产生过多；另一方面机体抗氧化能力下降，细胞内抗氧化的 NADPH 量不足。ROS 可诱导多种损伤介质，促进肾小球细胞外基质合成增多、降解减少，导致小球纤维化；ROS 也可以造成上皮细胞黏附性消失，小管基底膜破坏和间质细胞浸润增加，导致小管间质纤维化。

(四) 免疫炎症因素

天然免疫中补体系统和模式识别受体之间存在复杂的交互作用网络，可能在糖尿病肾病的发病机制中发挥了重要作用。此外，单核-巨噬细胞和肥大细胞，各种转录因子、趋化分子、黏附分子、炎症因子以及糖基化代谢终产物等均可能参与了致病机制。巨噬细胞和肿瘤坏死因子 α 有可能成为重要的干预靶点。

（五）遗传因素

目前认为糖尿病肾病是一种多基因病，遗传因素在决定糖尿病肾病易感性方面起着重要作用。

【病理】

光镜下早期可见肾小球肥大，肾小球基底膜轻度增厚，系膜区轻度增宽。随着病情进展，肾小球基底膜弥漫增厚，基质增生，形成典型的 K-W 结节，称为结节性肾小球硬化症。部分病人无明显结节，称为弥漫性肾小球硬化症。并常可见内皮下纤维蛋白帽、球囊滴、小动脉透明样变，伴随肾小管萎缩、近端肾小管上皮细胞空泡变性、肾乳头坏死及间质炎症细胞浸润等。

免疫荧光检查可见 IgG 沿肾小球毛细血管袢和肾小管基底膜弥漫线状沉积，还可伴有 IgM、补体 C3 等沉积。

电镜下，早期肾小球基底膜不规则增厚，系膜区扩大，基质增多，晚期则形成结节状，这与光镜下所见的 K-W 结节吻合。渗出性病灶可显示为微细颗粒状电子致密物，还可见足突融合等。

【临床表现与分期】

主要表现为不同程度蛋白尿及肾功能的进行性减退。由于 1 型糖尿病发病起始较明确，与 2 型糖尿病相比，高血压、动脉粥样硬化等的并发症较少，目前根据 1 型糖尿病的临床过程予以分期。

Ⅰ期：临床无肾病表现，仅有血流动力学改变，此时肾小球滤过率（GFR）升高，肾脏体积增大，小球和小管肥大。在运动、应急、血糖控制不良时可有一过性微量蛋白尿。

Ⅱ期：持续性微量白蛋白尿，GFR 正常或升高，临床无症状。肾脏病理肾小球/肾小管基底膜增厚、系膜区增宽等。

Ⅲ期：蛋白尿/白蛋白尿明显增加（尿白蛋白排泄率>200mg/24h，蛋白尿>

0.5g/24h)，可有轻度高血压，GFR下降，但血肌酐正常。肾脏病理出现局灶/弥漫性硬化，K-W结节，入/出球小动脉透明样变等。

Ⅳ期：大量蛋白尿，可达肾病综合征程度。

Ⅴ期：肾功能持续减退直至终末期肾脏病。

2型糖尿病肾损害的过程与1型糖尿病基本相似，只是高血压出现早、发生率更高，其他并发症更多。

糖尿病肾病的其他临床表现尚可有：Ⅳ型肾小管酸中毒，特别是在RAS抑制的情况下更要谨慎；易发生尿路感染；单侧/双侧肾动脉狭窄；梗阻性肾病（神经源性膀胱）；肾乳头坏死等。

【诊断与鉴别诊断】

1型糖尿病发病后5年和2型糖尿病确诊时，出现持续微量白蛋白尿，就应怀疑糖尿病肾病。如病程更长，临床逐渐出现蛋白尿，甚至出现大量蛋白尿或肾病综合征，同时合并有糖尿病的其他并发症，如糖尿病眼底病变，就应考虑糖尿病肾病。

如果出现下列情况：①无糖尿病视网膜病变；②急性肾损伤；③短期内蛋白尿明显增加；④无高血压；⑤肾小球源性血尿，应考虑糖尿病合并其他慢性肾脏病，建议肾活检确诊。

【治疗】

包括早期干预各种危险因素和终末期肾脏病的肾脏替代治疗。

（一）饮食治疗

早期应限制蛋白质摄入量。对于肾功能正常病人，给予蛋白质0.8g/（kg·d）。对已有肾功能不全病人给予蛋白质0.6g/（kg·d），以优质蛋白为主。透析病人、儿童及孕妇不宜过度限制蛋白质摄入。为防止营养不良的发生，应保证给予足够的热量。

（二）控制血糖

糖尿病肾病病人糖化血红蛋白应控制在 7% 左右。临床常用的口服降糖药物包括六大类：①磺酰脲类；②双胍类；③噻唑烷二酮类；④α-葡萄糖苷酶抑制剂；⑤格列奈类；⑥二肽基肽酶-4 抑制剂。对于肾功能正常的病人，降糖药的使用主要根据病人胰岛的功能、血糖增高的特点以及是否存在肥胖来选择。肾功能异常时，谨慎乃至避免使用磺酰脲类和双胍类药物，应选用较少经肾排泄的药物，如阿卡波糖、吡格列酮等，但磺酰脲类中的格列喹酮仍可使用。中晚期病人建议停用所有口服降糖药，使用胰岛素。

（三）控制血压

应将血压控制在 ≤130/80mmHg。以血管紧张素转换酶抑制剂（ACEI）/血管紧张素 II 受体阻滞剂（ARB）作为首选药物。血压控制不佳的病人，可加用钙通道阻滞剂、利尿剂、β 受体拮抗剂等。应用 ACEI/ARB 要观察病人肾功能，血清钾及血容量的变化，伴肾动脉狭窄者慎用。

（四）调脂治疗

目标为：总胆固醇<4.5mmol/L，LDL<2.5mmol/L，TG<l.5mmol/L，高密度脂蛋白胆固醇>1.1mmol/L。

血清总胆固醇增高为主者，首选他汀类降脂药物。甘油三酯增高为主者选用纤维酸衍生物类药物治疗。同时配合饮食治疗，少食动物脂肪，多食富含多聚不饱和脂肪酸的食物。

（五）并发症治疗

对并发高血压、动脉粥样硬化、心脑血管病、其他微血管病等的病人应给予相应处理，保护肾功能。尽量避免使用肾毒性药物。

（六）透析和移植

当 GFR<15ml/min，或伴有不易控制的心力衰竭、严重胃肠道症状、高血压等，应根据条件选用透析、肾移植或胰肾联合移植。

【预后】

糖尿病肾病预后不佳。影响预后的因素主要包括糖尿病类型、蛋白尿程度、肾功能和肾外心脑血管合并症等病变的严重性。

参考文献

[1]　中国医师协会急诊医师分会.急性中毒诊断与治疗中国专家共识[J].中华急诊医学杂志,2016,25(11):1361-1375.

[2]　中国医师协会急诊医师分会.急性百草枯中毒诊治专家共识(2013)[J].中国急救医学,2013,33(6):484-489.

[3]　张之南,沈悌.血液病诊断及疗效标准[M].3版.北京:科学出版社,2007.

[4]　林果为,王吉耀,葛均波.实用内科学[M].15版.北京:人民卫生出版社,2017.

[5]　王振义,李家增,阮长耿.血栓与止血基础理论与临床[M].3版.上海:上海科学技术出版社,2004.

[6]　林果为,王吉耀,葛均波.实用内科学[M].15版.北京:人民卫生出版社,2017.

[7]　陈家伦.临床内分泌学[M].上海:上海科学技术出版社,2011.

[8]　廖二元.内分泌代谢病学[M].3版.北京:人民卫生出版社,2012.

[9]　中华医学会神经外科学分会,中华医学会妇产科学分会,中华医学会内分泌学分会.高催乳素血症诊疗共识[J].中华医学杂志,2011,91(3):147-154.

[10]　中华医学会内分泌学分会,中华医学会神经外科学分会,中国垂体腺瘤协助组.中国肢端肥大症诊治指南[J].中国实用内科杂志,2013,33(7):519-524.

[11]　《中国成人血脂异常防治指南》修订联合委员会.中国成人血脂异常防治指南(2016年修订版)[J].中国循环杂志,2016,31(10):937-953.

[12]　中华医学会内分泌学分会肥胖学组.中国成人肥胖症防治专家共识.中华内分泌代谢杂志,2011,27(9):711-717.